实用中草药地理

主　编　林国胜　李绪松
副主编　杜凤仪　王贺孔

U0333811

 中国协和医科大学出版社

北京

图书在版编目（CIP）数据

实用中草药地理 / 林国胜，李绪松主编 .— 北京：
中国协和医科大学出版社， 2023.2
ISBN 978-7-5679-2144-3

Ⅰ . ①实… Ⅱ . ①林… ②李… Ⅲ . ①中草药—基本
知识 Ⅳ . ① R28

中国版本图书馆 CIP 数据核字（2023）第 005822 号

实用中草药地理

主　　编：林国胜　李绪松
责任编辑：高淑英
封面设计：刘戈宁

出版发行：**中国协和医科大学出版社**
（北京市东城区东单三条 9 号　邮编 100730　电话 010 65260431）

网　　址：www.pumcp.com
经　　销：新华书店总店北京发行所
印　　刷：永清县晔盛亚胶印有限公司

开　　本：710mm×1000mm　1/16
印　　张：22.25
字　　数：300 千字
版　　次：2023 年 2 月第 1 版
印　　次：2023 年 2 月第 1 次印刷
定　　价：78.00 元

ISBN 978-7-5679-2144-3

编者名单

主　　编　林国胜　李绪松

副 主 编　杜凤仪　王贺孔

编　　者　林国胜　杜凤仪　李绪松　刘亦祥　王贺孔

　　　　　冯玉生　曹阜飞　李义欢　王小强　吴志君

前　言

　　小时候梅县老家的邻居罗伯悬壶济世，治病救人，行医数十年，中医中药修为颇高，四野八乡里声望甚隆。而我总角之年有幸承蒙罗伯垂爱，闲暇之时便师从罗伯学习些许中医中药知识——不仅是书面学习，更有背上箩筐随罗伯上山采草药以及分拣洗晒炮制中药之类的实践——此亦可称之为启蒙吧。之后，我考入大学地理专业学习，专业课程颇多，其中《植物地理学》作为必修专业课给我带来了深刻的影响。天下植物，种类繁多，数不胜数，而源自少年经历的对中草药的热爱一直鼓励着我，于是学习中我便对中草药植物分类、用途、中草药植物形态特征描述、分布特点、适应环境多作扩展学习，刨根问底，由是一览中草药世界里的万般斑斓与精彩。

　　中医药是中华先祖留给我们后人的一份丰厚的医疗科技遗产，是中华传统文化中最有价值、最有代表性的精华内容之一，也是中华文化软实力的重要组成部分，是中华文化瑰宝。而从教数十年来，我发现中医中药的知识传授几乎不与学生的日常学习关联，于学生而言，中医中草药似乎一直是停留于天方夜谭般的"神农尝百草"等故事之中，于是我便产生了地理、生物有机融合渗透中医中草药教育的想法。适逢我与同事们申报了一个《高中跨学科融合教育的探索》课题，同时所在单位中山市第二中学也开发了《神农本草园》中草药认识、栽培的劳动校本课程，因此，我们便潜心编写这本《实用中草药地理》。力求让学生在学习中渗透些中医中草药基础知识教育，得以了解我们身边的中草药，使中医中草药不再停留于天方夜谭故事里，激发起学生们对中医中草药文化的兴趣，使中草药文化变得可亲、可敬、可碰、可触，从而使传承和弘扬中医中草药文化可操作化，为中华传统中医中草药文化在历史长河里的熠熠生辉贡献我们的努力！

全书收录了318种常见中草药，各按植物识别、药源、性味归经、功效、分布顺序进行介绍，每种中草药介绍中还配了药源植物和中药实物图各一幅或两幅，图文并茂，生动有趣，亦方便学生户外实习时按图索骥，对照学习和鉴别。

本书部分编写资料的来源于《中华本草》《中药大辞典》《全国中草药汇编》《本草纲目》，最后由中山市中医院中医博士李绪松主任医师进行校订。

本书受众面甚广，适合爱好中医中药、生物、地理的大中小学生参考阅读。希望这本书对提高读者中医中药认识外，还对培养学生生物学科、地理学科素养也起到一定的作用，从而也使学生更加自觉爱护植物、爱护保护自然环境。

由于编者水平所限，加之时间仓促，疏漏和不足之处一定存在，欢迎读者批评指正，以便再版时予以修正。

衷心感谢为本书编写和出版提供帮助的领导、同事、亲友！

非医药专业人士使用本书所介绍中药，请听从专业医生指导，不随意使用。

林国胜

2022.05

目 录

第五部分　利水渗湿类

第六部分　利湿退黄药

第七部分　温里药

第八部分　理气药

第九部分　消食药

第十部分　驱虫药

第十一部分　止血类

第十二部分　活血化瘀类

第十三部分　化痰止咳平喘类

第十四部分　安神药

第十五部分　平肝息风类

一、平抑肝阳药

二、息风止痉药

第十六部分　开窍药

第十七部分　补虚类

第十八部分　收涩类

第十九部分　涌吐药

第二十部分　攻毒杀虫止痒药

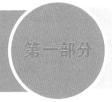第一部分

解表类

一、发散风寒药

1. 桂枝

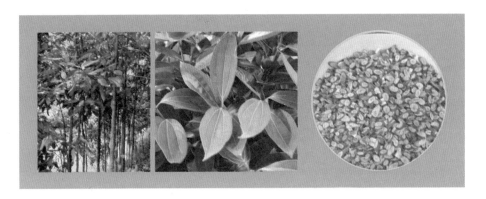

【别名】桂枝尖、柳桂、桂尖、嫩桂枝。

【药源】肉桂的干燥嫩枝。春、夏二季采收，除去叶，切成薄片或小段晒干或阴干。

【植物识别】肉桂又名玉桂、牡桂〔学名：*Cinnamomum cassia* Presl.〕，是樟科樟属植物，中等大乔木，味芳香。褐灰色树皮。圆柱形枝条，褐黑色，有纵向细条纹，略被短柔毛，宽卵形顶芽芽鳞，密被黄灰色短绒毛。互生叶革质，绿色，近披针形至长椭圆形，边缘软骨质，内卷，上面绿色，有光泽，无毛，下面浅绿色，晦暗，疏被黄色短绒毛；圆锥花序腋生或近顶生，长8～15cm，三级分枝，分枝末端为3花的聚伞花序，花浅黄色，长约4.5mm；果椭圆形，成熟时黑紫色，无毛。花

期6~8月，果期10~12月。

【性味归经】 桂枝味辛、甘，性温。归心、肺、膀胱经。

【功效】 具有发汗解肌，温通经脉，助阳化气，平冲降气的功效。常用于风寒感冒，脘腹冷痛，血寒经闭，关节痹痛，水肿，心悸等。

【地理分布】 生于热带及亚热带常绿阔叶林中，但多人为栽培。分布在福建、广东、海南、云南、广西等地，尤以广西栽培为多，大多为纯人工林。

2. 紫苏叶

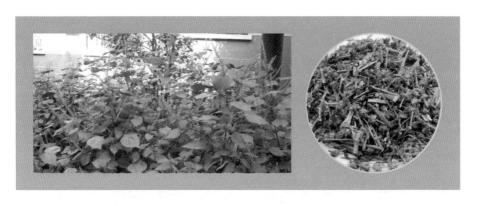

【别名】 赤苏、白苏、桂荏。

【药源】 紫苏的干燥叶（或带嫩枝）。夏季枝叶茂盛时收采，除去杂质，晒干。

【植物识别】 紫苏〔学名：*Perilla frutescens*（L.）Britt. L.〕，为唇形科紫苏属植物，一年生草本，株高60~150cm，有特异芳香。茎四棱形，直立，紫色、绿紫色或绿色；有长柔毛，以茎节部较密。单叶对生，叶片圆卵形或宽卵形，长7~20cm，宽5~15cm，先端渐尖或尾状尖，基部广楔形或圆形，边缘具粗锯齿，两面紫色，或面青背紫，或两面绿色，上面被疏柔毛，下面脉上被贴生柔毛。轮伞花序2花，组成顶生和腋生的假总状花序；每花有1苞片，苞片卵圆形，先端渐尖；花萼钟状，内面喉部具疏柔毛环，结果时增大；花冠紫红色成粉红色至白色。小坚果近球形，灰白色或棕褐色。花期5~8月，果期8~10月。用种子繁殖，3~4月播种。

【性味归经】味辛，温。归肺、脾经。

【功效】解表散寒，行气和胃。用于缓解风寒感冒，咳嗽呕恶，妊娠呕吐，鱼蟹中毒。

【地理分布】野生或栽培，分布几乎遍布全国。紫苏适应性很强，对土壤要求不高，排水良好的沙质壤土、壤土、黏壤土皆宜，在房前屋后、沟边地边肥沃的土壤上栽培，幼林果树旁亦能栽种。

3. 生姜

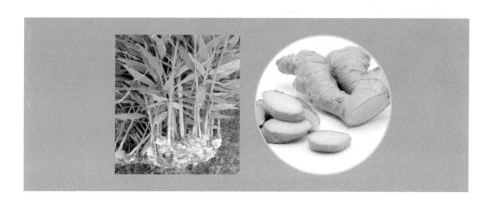

【别名】白姜、川姜。

【药源】姜的新鲜根茎。秋、冬二季采挖，除去泥沙及须根，切成厚片使用。

【植物识别】姜〔学名：*Zingiber officinale* Rosc.〕为姜科姜属植物，多年生草本，有辛辣味及芳香味。株高0.5~1.0m，根茎肥厚，多分枝。叶互生，叶片披针形或线状披针形，无毛，无柄；叶舌膜质，长2~4mm。总花梗长达22cm，穗状花序椭球状；苞片卵形，长约2.6cm，淡绿色或边缘淡黄色，顶端有小尖头；花萼管长约1cm，花冠黄绿色，管长2.0~2.5cm，裂片披针形，长不及2cm；唇瓣中央裂片长圆状倒卵形，短于花冠裂片，有紫红色条纹及淡黄色斑点，侧裂片卵形，长约6mm；

雄蕊暗紫色，花药长约9mm；药隔附属体钻状，长约7mm。花期在秋季，果期冬季，种子黑色。

【性味归经】 味辛，微温。归肺，脾，胃经。

【功效】 解表散寒，温中止呕，化痰止咳。用于风寒感冒，胃寒呕吐，寒痰咳嗽。

【地理分布】 喜肥沃排水良好的沙质土壤，在我国中部、东南部至西南部各地广为栽培。

4. 荆芥

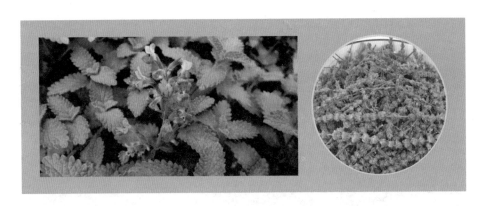

【别名】 假苏、四棱杆蒿、香荆荠、线荠。

【药源】 荆芥干燥地上部分。夏、秋二季花开到顶、穗绿时采割，除去杂质，晒干。

【植物识别】 荆芥〔学名：*Nepeta cataria* L.〕，属唇形科荆芥属植物，多年生草本，具芳香。茎直立，基部木质化，多分枝，被白色短柔毛。叶卵状至三角状心脏形，草质，上面黄绿色，被极短硬毛，下面略发白，被短柔毛但在脉上较密。花序为聚伞状，下部的腋生，上部的组成连续或间断的、较疏松或极密集的顶生分枝圆锥花序，聚伞花序呈二歧状分枝。花萼管状，花冠白色，下唇有紫点，外被白色柔毛。子房无毛。小坚果卵形灰褐色。花期秋季，果期秋末冬初。

【性味归经】味辛，微苦，性微温。入肺、肝经。

【功效】祛风，解表，透疹，止血。主感冒发热，头痛，目痒，咳嗽，咽喉肿痛，麻疹，痈肿，疮疥，衄血，吐血，便血，崩漏，产后血晕。用于感冒，头痛，麻疹透发不畅，风疹，疮疡初起。炭炒治便血，崩漏，产后血晕。

【地理分布】荆芥的适应力很强，喜阳光，多生长在温暖湿润的环境中，对土壤要求不高，一般土壤都能种植，但在疏松、肥沃的土壤上生长情况较好，高温多雨季节怕积水。分布于黑龙江、辽宁、陕西、山西、甘肃、青海、河北、河南、贵州、四川、云南、江苏、浙江、福建等地。

5. 白芷

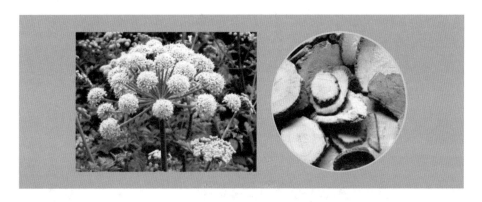

【别名】薜芷、芳香、兴安白芷、河北独活、达乌里当归、走马芹、柱白芷、云南牛防风，川白芷，香棒，茝。

【药源】为白芷的干燥根。夏、秋间（7～10月）叶黄时采挖，除去须根及泥沙，晒干或低温干燥。

【植物识别】白芷〔学名：Angelica dahurica.〕是伞形科当归属的植物，多年生高大草本，高1.0～2.5m，高可达2.5m。根茎粗大，近于圆柱形，基部粗约5～9cm，通常呈紫红色，基部光滑无毛。茎下部的叶大；叶柄长，叶为2～3回羽状分裂，边缘有尖锐的重锯齿，基部下延成小柄；茎上部的叶较小，叶柄成卵状的叶鞘，叶片近乎无毛。复伞形花序顶生或腋生，总苞缺如或呈1～2片膨大的鞘状苞片，小总苞14～16片，狭披针形；白色花瓣5，卵状披针形；花丝细长伸出于花瓣外；子房下位，基部黄白色或白色。双悬果扁平椭圆形或近于圆形。花期6～7月。果期7～9月。其主根呈纺锤形或长圆锥形，约10～25cm，直径1.5～2.5cm，表面灰棕色或黄棕色，根头部钝四棱形或近圆形，具纵皱纹、支根痕及皮孔样的横向突起。

【性味归经】味辛，性温。归肺、脾、胃经。

【功效】祛风发表，散寒燥湿。主治风寒感冒，头痛，咳喘，鼻渊，脘腹冷痛，风寒湿痹，寒湿带下，痛经，疮疡肿痛，风疹湿痒等。

【地理分布】分布在中国大陆的东北及华北等地，生长于海拔200～1500m的地区，一般生于林下、林缘、溪旁、灌丛和山谷草地。亦有白芷的主要变种：台湾独活特产于中国台湾北部；川白芷、杭白芷分别在四川、浙江及南方诸省分布，祁白芷主产于河北安国，禹白芷主于河南长葛、禹县。

6. 苍耳子

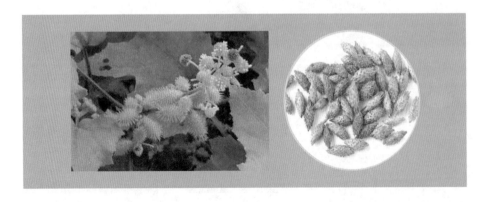

【别名】苓耳、卷耳、枲耳、葈耳、爵耳、菔、常枲、地葵、白胡荽。

【药源】苍耳干燥成熟带总苞的果实即苍耳子。秋季果实成熟时采收，干燥，除去叶、梗等杂质。

【植物识别】 苍耳〔学名：*Xanthium sibiricum* Patrin ex Widder.〕为菊科苍耳属植物，一年生草本，高30~80cm。根纺锤状，分枝或不分枝。茎直立不分枝或少有分枝，下部圆柱形，上部有纵沟，被灰白以糙伏毛。互生叶，叶片三角状卵形或心形，全缘或有3~5不明显浅裂，上面绿色，下面苍白色，被粗糙或短白伏毛。头状花序近于无柄，聚生，单性同株；雄花序球形，雌花序卵形，子房在总苞内。瘦果，倒卵形，瘦果内含1颗种子。花期7~8月，果期9~10月。用种子繁殖。

【性味归经】 味苦、辛，性温。归肺、肝经。

【功效】 具有发散风寒，通鼻窍，祛风湿，止痛的功效。用于风寒头痛，鼻渊流涕，风疹瘙痒，湿痹拘挛。此外，苍耳草或全草亦可药用，但苍耳为有毒植物，以果实为最毒，使用须严格遵照医嘱。

【地理分布】 生于平原、低山丘陵、荒野、路旁、田边、草地、村边屋旁。全国各地均产。主产山东、江西、湖北、江苏等地。

7. 辛夷

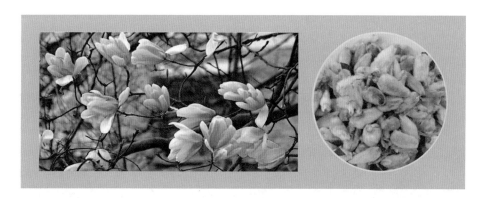

【别名】 望春花、为望春花、玉兰花、紫玉兰、玉树、玉兰、武当玉兰、玉堂春、木兰花、木笔花。

【药源】 玉兰的干燥花蕾。冬末春初花未开放时采收，除去枝梗，阴干。

【植物识别】 玉兰为木兰科木兰属玉兰〔学名：*Magnolia sprengeri* Pamp.〕的干燥花蕾。玉兰，落叶灌木，高2～5m。干皮灰白色灰色，纵裂；紫褐色小枝，平滑无毛，具纵阔椭圆形皮孔，浅白棕色；顶生冬芽卵形，被淡灰绿色绢毛，腋芽小。互生叶，具短柄；叶片椭圆形或倒卵状椭圆形，全缘，两面均光滑无毛，有时于叶缘处具极稀短毛，表面绿色，背面浅绿色，主脉凸出。花于叶前开放，或近同时开放，单一，生于小枝顶端；花萼3片，绿色，卵状披针形，长约为花瓣的1/4～1/3，通常早脱；花冠6片，外面紫红色，内面白色，倒卵形。聚合果长椭圆形，有时稍弯曲。花期2～3月，果期7～9月。

【性味归经】 性温，味辛。归肺经、胃经。

【功效】 具有散风寒，通鼻窍的功效。用于缓解风寒头痛，鼻塞，鼻渊，鼻流浊涕。

【地理分布】 喜气候温暖的气候，土壤以疏松肥沃、排水良好、干燥的夹沙土为好，山坡及房前屋后都可栽种。原分布湖北、安徽、浙江、福建一带，现在野生较少，在山东、四川、江西、湖北、云南、陕西南部、河南等地作园林花木广泛栽培。

8. 葱白

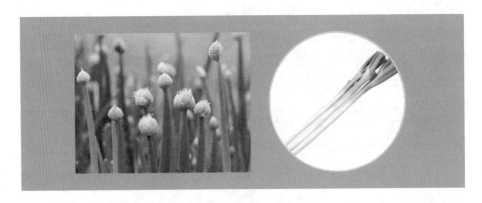

【别名】 大葱白、大葱、鲜葱白、葱茎白、葱白头、绿葱白。

【药源】 以鳞茎或全草入药，种子亦可入药。全草四季可采，洗净鲜用；葱白（鳞茎）用时需剥去外膜，去须根及叶。

【植物识别】 葱〔学名：*Allium fistulosum* L.〕属于百合科葱属植物，多年生草本，具辛臭味。鳞茎单生，圆柱状，稀为基部膨大的卵状圆柱形；鳞茎外皮白色，稀淡红褐色，膜质至薄革质，不破裂。叶圆筒状，中空；花葶圆柱状，中空，中部以下膨大，向顶端渐狭；总苞膜质，伞形花序球状，多花，较疏散；花被片长6～8mm，近卵形；花丝为花被片长度的1.5～2倍，锥形；子房倒卵状，腹缝线基部具不明显的蜜穴；花柱细长，伸出花被外。花果期7～10月。

【性味归经】 味辛，性温。肺经、胃经。

【功效】 发汗解表，通阳，利尿，祛痰，促进消化吸收，抗菌、抗病毒，防癌抗癌等。常用于感冒发热，鼻塞；外用治小便不利，痈疖肿毒。

【地理分布】 葱起源于半寒地带，喜冷凉不耐炎热。作为食用蔬菜在全国各地均有栽植。

9. 芫荽

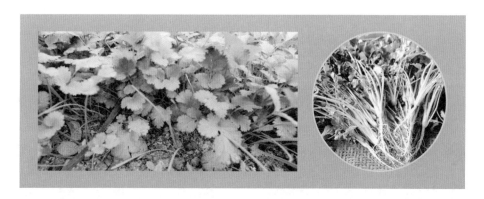

【别名】 香菜、香荽、胡荽。

【药源】 芫荽以全草与成熟的果实入药。全草春夏可采，切段鲜用或晒干。果实夏季收采，去杂质，晒干。

【植物识别】 芫荽〔学名：*Coriandrum sativum* L.〕是伞形科芫荽属植物，一年生或二年生草本，又名源荽、胡荽，有强烈气味。高20~60cm，根纺锤形，细长，有多数纤细的支根。光滑茎圆柱形，直立，多分枝，有条纹。叶片1或2回羽状全裂，羽片广卵形或扇形半裂，边缘有钝锯齿、缺刻或深裂。伞形花序顶生或与叶对生，小总苞片2~5，线形，全缘。白色或带淡紫色花。萼齿通常大小不等，花瓣倒卵形，顶端有内凹的小舌片。果实圆球形，背面主棱及相邻的次棱明显。花果期5~10月。

【性味归经】 味辛，性温；归肺、脾经。

【功效】 发表透疹，健胃。全草治麻疹不透，感冒无汗。果治消化不良，食欲缺乏。

【地理分布】 喜疏松肥沃、排水良好的土壤。东北、陕西、河北、山东、安徽、江苏、浙江、江西、湖北、湖南、广东、广西、四川、贵州、云南、西藏等省区均有栽培。

二、发散风热药

10. 薄荷

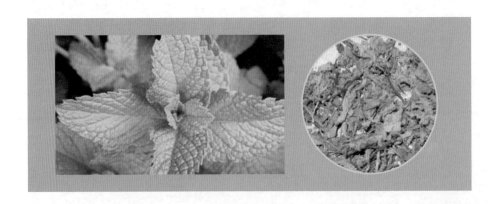

【别名】 鱼香草、土薄荷、南薄荷、猫儿薄苛、野薄荷、升阳菜薄苛、薆荷、仁丹草、见肿消、蕃荷菜、菝蕳、吴菝蕳、夜息药、水益母、接骨草、香薷草。

【药源】 薄荷干燥的地上部分。夏、秋二季茎叶茂盛或花开至三轮时，选晴天，分次采割，晒干或阴干。

【植物识别】 薄荷〔学名：*Mentha haplocalyx* Briq.〕是唇形科薄荷属植物，为多年生芳香草本。茎直立，高30～60cm，下部数节具纤细的须根及水平匍匐根状茎，锐四棱形，具四槽，上部被倒向微柔毛，下部仅沿棱上被微柔毛，多分枝。长圆状披针形叶片，稀长圆形，被柔毛。轮伞花序腋生，花萼管状钟形，长约2.5mm，外被微柔毛及腺点，内面无毛，萼齿5；花冠淡紫，长4mm，外面略被微柔毛，内面在喉部以下被微柔毛。花盘平顶。小坚果卵珠形，黄褐色，具小腺窝。花期7～8月，果期9～10月。

【性味归经】 味辛，性凉。归肺、肝经。

【功效】 因含有薄荷醇，可缓解腹痛、胆囊痉挛等问题，还具有防腐杀菌、利尿、化痰、健胃和助消化等功效。主要用于治感冒发热喉痛，头痛，目赤痛，肌肉疼痛，皮肤风疹搔痒，麻疹不透等症，此外对痈、疽、疥、癣、漆疮等亦有效。

【地理分布】 生于溪边沟边、山野湿地、路旁，或人为栽培，适应性极广，分布于我国各地。

11. 桑叶

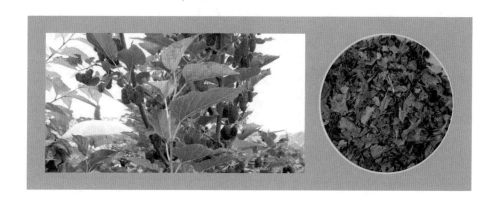

【别名】 铁扇子、家桑叶、白桑叶、枯桑叶、桑椹树叶、桑树叶、黄桑叶、荆桑叶、霜桑叶、冬桑叶、鸡桑叶。

【药源】 桑树干燥的叶。初霜后收采，除去杂质，晒干。

【植物识别】 桑树〔学名：*Morus alba* L.〕属桑科、桑属植物，落叶小乔木或灌木，高可达15m。树体富含乳浆，树皮黄褐色。叶卵形至广卵形，叶端尖，叶基圆形或浅心脏形，边缘有粗锯齿，有时有不规则的分裂。叶面无毛，有光泽，叶背脉上有疏毛。幼树之叶常有浅裂、深裂，上面无毛，下面沿叶脉疏生毛，脉腋簇生毛。雌雄异株，5月开花，荑黄花序。果熟期6～7月，黑紫色或白色。聚花果（桑椹）腋生，圆柱形或卵圆形，紫黑色、淡红或白色，多汁味甜酸。花期4月，果熟5～7月。

【性味归经】 味苦、甘，性微寒。归肺、肝经。

【功效】 疏散风热，清肺润燥，清肝明目。用于缓解风热感冒，肺热燥咳，头晕头痛，目赤昏花。

【地理分布】 适应性广，我国东北至西南各省区，西北直至新疆均有野生或栽培。

12. 菊花

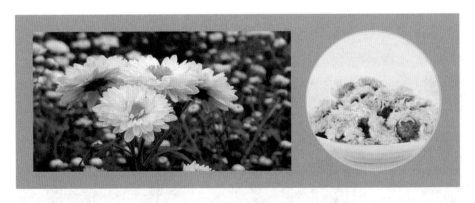

【别名】 杭菊、甘菊花、毫菊、白菊花、黄甘菊、茶菊、怀菊花、药菊、白茶菊、滁菊、贡菊。

【药源】 菊的干燥头状花序。9~11月花盛开时分批采收，阴干或焙干，或熏、蒸后晒干。

【植物识别】 菊〔学名：*Dendranthema morifolium*（Ramat.）Tzvel.〕是菊科菊属植物。为多年生宿根草本、亚灌木，高60~160cm。茎密披白色绒毛，直立。卵形叶互生。头状花序单生或数个集生于茎枝顶端，大小不一，单个或数个集生与茎枝顶端；因品种不同，差别很大。总苞片多层，舌状花白色、红色、紫色或黄色。花色则有红、黄、白、橙、紫、粉红、暗红等各色；培育的品种极多，头状花序多变化，形色各异，形状因品种而有单瓣、平瓣、匙瓣等多种类型，中央为管状花，外周为舌状花。菊花为短日照植物，在短日照下能提早开花。瘦果矩圆形。品种不同花期不同。

【性味归经】 菊花味辛、甘、苦，性微寒。归肺、肝经。

【功效】 具有散风清热，平肝明目，清热解毒的功效。主要用于治疗风热感冒，头痛眩晕，目赤肿痛，眼目昏花，疮痈肿毒等。

【地理分布】 我国各城镇与农村广为栽种，尤以中山市小榄镇、广州、北京、南京、上海、杭州、青岛、天津、开封、武汉、成都、长沙、湘潭、西安、沈阳等为盛。

13. 蔓荆子

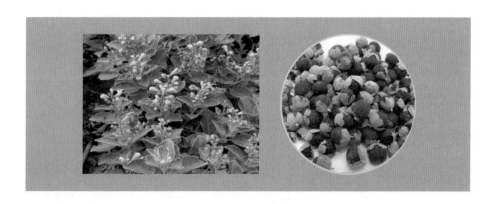

【别名】 蔓荆、蔓荆实、荆子、万荆子、白背木耳、小刀豆藤、蔓青子、白背风、白背草。

【植物识别】 蔓荆〔学名：*Vitex trifolia* L.〕为马鞭草科牡荆属植物，乔木或灌木，有香气。小枝通常四棱形，无毛或有微柔毛。对生叶有柄，掌状复叶，小叶3～8片，小叶片全缘或有锯齿，浅裂以至深裂。圆锥花序顶生或腋生，为有梗或无梗的聚伞花序，或为聚伞花序组成圆锥状、伞房状以至近穗状花序；苞片小；花萼钟状，稀管状或漏斗状，宿存，结果时稍增大；浅蓝色、白色、淡蓝紫色或淡黄色花冠，略长于萼，二唇形，上唇2裂，下唇3裂，中间的裂片较大；子房近圆形或微卵形。球形、卵形至倒卵形核果成熟时黑色，中果皮肉质，内果皮骨质；宿存果萼，外被灰白色绒毛。长圆形、倒卵形或近圆形种子无胚乳。花期盛夏，果期秋末。

【药源】 药用部位为蔓荆的干燥成熟果实，称蔓荆子。秋季果实成熟时采收，除去杂质，晒干。

【性味归经】 性微寒，味辛、苦。归膀胱经、胃经、肝经。

【功效】 疏散风热，清利头目。用于风热感冒头痛，齿龈肿痛，目赤多泪，目暗不明，头晕目眩。

【地理分布】 单叶蔓荆适应性较强，对环境要求不严，且耐旱、耐碱、耐高温和短期霜冻，喜充足阳光，故凡土质疏松和排水良好的河滩、沙地等处均可种植。广泛分布于我国广东、浙江、辽宁、河北、山东、安徽、江苏、江西、福建等地。

14. 柴胡

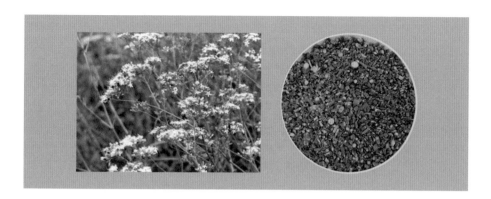

【别名】山菜、茈胡、地熏、茹草、柴草。

【药源】柴胡的干燥根。春、秋二季挖采，除去茎叶及泥沙，干燥。

【植物识别】柴胡〔学名：*Bupleurum chinense* DC.〕属伞形科柴胡属，为多年生草本，高40~80cm。主根较粗大，圆锥形，外皮红褐色，质疏松而稍脆。茎单一或数茎直立丛生，上部多回分枝。互生叶，基生叶倒披针形或椭圆形；茎生叶长圆状披针形，先端渐尖或急尖，基部收缩成叶鞘，抱茎，脉7~9，上面鲜绿色，下面淡绿色，常有白霜。复伞形花序多分枝，侧生或顶生；小伞形花序有花5~10；花瓣鲜黄色，花柱基深黄色，宽于子房。双悬果广椭圆形，棕色，两侧略扁，棱狭翼状。花期7~9月，果期9~11月。由于形态和产地不同，具体还分为北、南、大叶、狭叶柴胡等。

【性味归经】性辛，微寒，味苦。归肝、胆经。

【功效】具有和解表里，疏肝升阳之功效。用于缓解感冒发热、寒热往来、疟疾、肝郁气滞、胸肋胀痛、脱肛、子宫脱垂、月经不调等症。

【地理分布】生于沙质草原、沙丘草甸及阳坡疏林下。多分布于东北、华北、西北、华东以及湖北、四川、云南等地。

15. 葛根

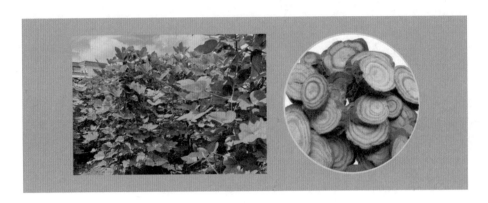

【别名】 生葛根、粉葛根、葛子根、鸡脐根、葛麻、鹿藿、粉干葛、干葛、甘葛、粉葛、葛条根、葛藤根、黄葛根、田葛藤根、葛麻茹、粉颗根、刘头茹根、黄斤、黄斤根、干葛根。

【药源】 葛麻姆的干燥根。秋、冬二季采挖，趁鲜切成厚片或小块，干燥。

【植物识别】 葛麻姆〔学名：*Pueraria montana var. lobata*（Willd.）Sanjappa & Pradeep.〕是豆科葛属植物。木质藤本，具肥厚的大块根，全株有褐黄色长硬毛。枝灰褐色，微具棱，披褐黄色硬毛。羽状三出复叶，小叶3，顶生小叶菱状卵形，下面有粉霜，两面有毛，侧生小叶宽卵形，有时有裂片，基部斜形；托叶盾形，小托叶针状。总状花序腋生，蝶形花冠紫色，密，小苞片卵形或披针形。荚果条形，扁平，密生黄色长硬毛。花期5~8月，果期9~10月。

【性味归经】 性凉，味甘、辛。归脾、胃、肺经。

【功效】 葛根含葛根素、多种黄酮类等成分，具有解表退热、生津、透诊、升阳止泻的功效。药理研究表明，葛根还具有改善心血管循环，降糖，降脂，解痉等功能。用于缓解外感发热头痛、项背强痛，口渴，消渴，麻疹不透，热痢，泄泻；高血压颈项强痛。

【地理分布】 生于山坡草丛中或路旁及较阴湿的地方。分布于广东、广西、辽宁、河北、河南、江西、湖南、湖北、四川、山东、安徽、江苏、浙江、福建、贵州、云南、山西、陕西、甘肃等地。

16. 木贼

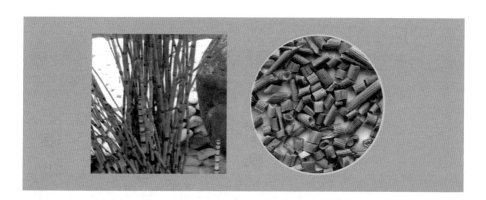

【别名】接骨草、笔筒草、锉草、笔头草、马人参、千峰草。

【药源】木贼的干燥地上部分。夏、秋二季采割，除去杂质，晒干或阴干。

【植物识别】 木贼〔学名：*Equisetum hyemale* L.〕是蕨类植物木贼科木贼属植物，多年生常绿草本，高30～90cm。根状茎粗短，黑褐色，横生地下，节上生黑褐色毛。地上茎直立，单一或仅于基部分枝，直径6～7mm，中空，有节，节部有实生的髓心。表面黄绿色或灰绿色，有纵棱沟壑，粗糙。叶退化成鳞片状基部连成筒状鞘，叶鞘基部和鞘齿成暗褐色两圈，上部淡灰色，鞘片背上有两面三刀条棱脊，形成浅沟。孢子囊生于茎顶，长圆形，无柄，具小尖头。孢子繁殖或分茎繁殖。该物种起源于泥盆纪时期，在石炭纪时期特别兴盛，当时一些种类可生长到三十米高。

【性味归经】味甘、苦，性平。入肺、肝、胆经。

【功效】具有疏风散热、解肌、退翳的功效。主治目生云翳，迎风流泪，肠风下血，血痢，脱肛，疟疾，喉痛，痈肿等。

【地理分布】 生于山坡林下阴湿处、河岸湿地、溪边。有时也生于杂草丛中。我国广泛分布于东北、华北、西北、华中、西南、华南等地。

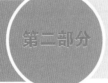

第二部分　清热类

一、清热泻火药

17. 芦根

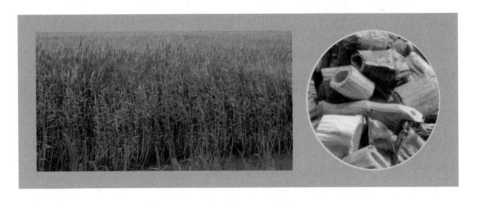

【别名】芦茅根、芦菇根、苇子根、苇根、甜梗子、芦芽根。

【药源】芦苇的新鲜或干燥根茎，别称芦茅根、苇根、芦头、芦柴根，全年均可采挖，除去芽、须根及膜状叶，鲜用或晒干。

【植物识别】芦苇〔学名：*Phragmites communis*（Cav.）Trin. ex Steud.〕属禾本科芦苇属植物，多年水生或湿生的高大禾草。根状茎十分发达，秆直立，高1~3m，20多节。叶鞘下部者短于其上部者，长于其节间；叶舌边缘密生一圈长约1mm的短纤毛，易脱落；互生叶片披针状线形，无毛，顶端长渐尖成丝形。圆锥花序大型，分枝多数；小穗无毛；内稃两脊粗糙；花药黄色；颖果长约1.5mm。花果期8~10月。

【性味归经】　性寒，味甘，归肺经、胃经。

【功效】　清热生津，静心，止呕，利尿。用于缓解热病烦渴、胃热呕吐、肺热咳嗽、肺痈吐脓、热淋涩痛等症。

【地理分布】　全球广泛分布。主要生于江河湖沼、低湿地和池塘沟渠沿岸。

18. 竹叶

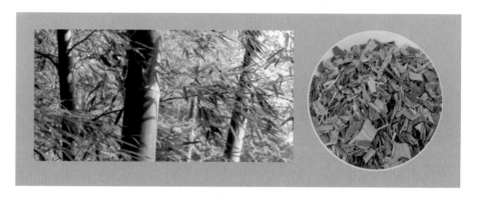

【别名】　竹针、竹叶心、竹心、竹卷心等。

【药源】　禾本科植物竹的叶。随时采鲜者入药。

【植物识别】　青秆竹〔学名：*Phyllostachys glauca* McClure.〕是禾本科刚竹属植物。竿高6～12m，直径5～6cm，成长后仍为绿色，或老时为灰绿色，竿环及箨环均甚隆起。箨鞘背面无毛或上部具微毛，黄绿至淡黄色而具有灰黑色之斑点和条纹；箨耳及其缝毛均极易脱落；箨叶长披针形，有皱折，基部收缩；小枝具叶1～5片，叶鞘鞘口无毛；叶片深绿色，无毛，窄披针形，宽1～2cm，质薄。穗状花序小枝排列成覆瓦状的圆锥花序。

【性味归经】　味甘、淡，性寒。入胃、心、小肠经。

【功效】　具有清热除烦，生津，利尿的功能。主要用于缓解热病烦渴，小儿惊痫，咳逆吐衄，小便短赤，口糜舌疮等症。

【地理分布】青秆竹生于热带及亚热带的低山丘陵或溪河两岸，也常栽种于村落附近。我国广泛分布于广东、广西、云南等地。

19. 淡竹叶

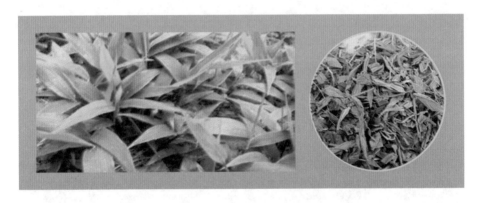

【别名】山鸡米、竹叶、碎骨子、金鸡米、迷身草、竹叶卷心。

【药源】淡竹叶的干燥茎叶。夏季未抽花穗前采割，晒干。

【植物识别】淡竹叶〔学名：*Lophatherum gracile.*〕，为禾本科淡竹叶属多年生草本植物。根状茎，具木质根头，须根中部可膨大为纺缍形肉质块根，黄白色。直立茎，丛生，高40~80cm，具5~6节。叶鞘平滑或外侧边缘具纤毛；叶舌质硬，褐色，背有糙毛；披针形叶片，具横脉，有时被柔毛或疣基小刺毛，基部收窄成柄状。圆锥花序长12~25cm，分枝斜升或开展。颖果长椭圆形。花期6~9月，果期10月。

【性味归经】味甘、淡，性寒；归心、肺、胃、膀胱经。

【功效】具有清热除烦，利尿通淋的功能。主要用于缓解胸中疾热、咳逆上气、吐血、热毒风、压丹石毒、热狂烦闷、中风失音不语、痛头风、惊悸、瘟疫迷闷、口舌生疮等症，此外还可止消渴、消痰。

【地理分布】　野生于山坡、林下及阴湿处路旁蔽荫处。广泛分布广东、广西、云南、河南、安徽、江苏、浙江、福建、湖南、湖北、四川、江西、贵州等地。

20. 鸭跖草

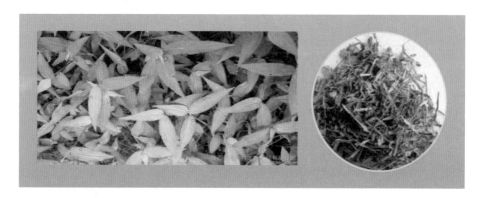

【别名】　碧竹子、翠蝴蝶、淡竹叶等。

【药源】　鸭跖草的地上干燥部分。夏、秋二季采收，晒干。

【植物识别】　鸭跖草〔学名：*Commelina communis* L.〕是鸭跖草科鸭跖草属植物，一年生草本。披针形至卵状披针形叶，全缘，互生，匍匐茎，圆柱形，肉质，总状花序，顶生或腋生，雌雄同株，花瓣上面两瓣为蓝色，下面一瓣为白色，花苞呈佛焰苞状，绿色，雄蕊有6枚。蒴果椭圆形，长5～7mm。花期7～9月，果期10月。

【性味归经】　味甘、微苦，性寒。归肺经、胃经、膀胱经。

【功效】　可清热解毒，利水消肿。主要用于缓解风热感冒，高热不退，咽喉肿痛，水肿尿少，热淋涩痛，痈肿疔毒等症。

【地理分布】　野生于山坡林下阴湿处。国内主产于云南、甘肃、四川以东等南北各省区。越南、日本、朝鲜、俄罗斯远东地区以及北美也有分布。

21. 栀子

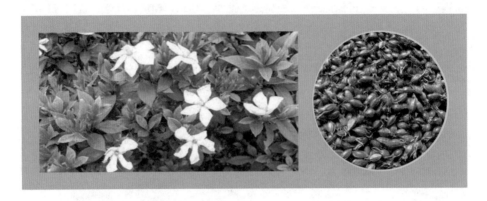

【别名】 黄栀子、山栀、白蟾。

【药源】 栀子的干燥成熟果实。9～11月果实成熟呈红黄色时采收，除去果梗及杂质，上锅蒸至上汽或置沸水中至略烫，取出，干燥。

【植物识别】 栀子〔学名：*Gardenia jasminoides* Ellis.〕是茜草科栀子属植物，常绿小灌木，高0.3～3.0m，嫩枝被短毛，枝圆柱形，灰色。叶对生，或为3枚轮生，革质，叶形多样，两面常无毛，上面亮绿，下面色较暗；侧脉8～15对，下面突起，上面平。花通常单朵生于枝顶，形大，极芳香；花冠白色或乳黄色，高脚碟状，喉部有疏柔毛。果黄色或橙红色，有翅状纵棱5～9条，种子多数。花期5～7月，果期8月至翌年2月。种子繁殖和扦插繁殖。

【性味归经】 性寒，味苦。归心经、肺经、三焦经。

【功效】 可泻火除烦，清热利尿，解毒凉血。主要用于缓解热病心烦，黄疸尿赤，血淋涩痛，血热吐衄，目赤肿痛，火毒疮疡以及扭挫伤痛等。

【地理分布】 常生于低山温暖的疏林中或荒坡、沟旁、路边。性喜温暖湿润气候，好阳光但又不能经受强烈阳光照射，适宜生长在疏松、肥沃、排水良好、轻黏性酸性土壤中，抗有害气体能力强，萌芽力强，耐修剪，是典型的酸性土壤花卉。野生分布在广东、江苏、浙江、安徽、江西、云南、贵州、广西、福建、四川、湖北等地，各地也有作园林观赏花卉栽种。

22. 夏枯草

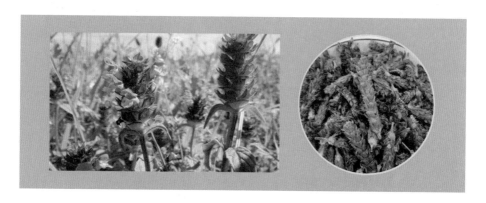

【别名】 铁线夏枯草、麦夏枯、铁线夏枯、麦穗夏枯草、夕句、乃东。

【药源】 夏枯草的干燥果穗。夏季果穗呈棕红色时采收，除去杂质，晒干。

【植物识别】 夏枯草〔学名：*Prunella vulgaris* L.〕为唇形科夏枯草属植物，多年生草本植物。根茎匍匐，在节上生须根。茎高10～30cm，下部伏地，自基部多分枝被稀疏的糙毛或近于无毛。卵状长圆形或卵圆形茎叶对生，侧脉3～4对，在下面略突出。轮伞花序密集组成顶生长3～4cm的穗状花序，每一轮伞花序下承以苞片；花萼钟形，花冠紫、蓝紫或红紫色。小坚果黄褐色，长圆状卵珠形，微具沟纹。花期5～6月，果期7～8月。

【性味归经】 性寒，味辛、苦。归肝、胆经。

【功效】 清热泻火，明目，散结消肿。主要用于缓解目赤肿痛，目珠夜痛，头痛眩晕，瘰疬，瘿瘤，乳痈肿痛，甲状腺肿大，淋巴结结核，乳腺增生，高血压。

【地理分布】 生于荒地、路旁及山坡草丛中。广泛分布于东北、华南及山西、山东、江苏、浙江、安徽、江西等地。

23.青葙子

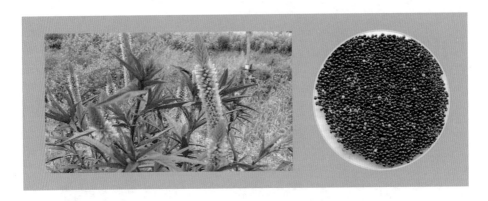

【别名】昆仑草、百日红、草蒿、鸡冠苋、姜蒿、鸡冠子菜（河南）。

【药源】青葙的干燥成熟种子。秋季果实成熟时采割植株或摘取果穗，晒干，收集种子，除去杂质。

【植物识别】青葙〔学名：*Celosia argentea* L.〕是苋科、青葙属植物，一年生草本，高30～90cm，全株无毛。茎直立，通常上部分枝，绿色或红紫色，具条纹。互生单叶，叶片矩圆披针形、披针形或披针状条形，少数卵状矩圆形，绿色常带红色。花多，密生，在茎端或枝端成单一、无分枝的塔状或圆柱状穗状花序；苞片及小苞片披针形，白色，顶端渐尖，延长成细芒；花被片矩圆状披针形，初为白色顶端带红色，或全部粉红色，后渐成白色。种子呈扁圆形，少数呈圆肾形，黑色或红黑色，光亮，中间微隆起，侧边微凹处有种脐，易粘手，种皮薄而脆。花期5～7月，果期8～10月。

【性味归经】性寒，味甘微苦，无毒。入肝经。

【功效】祛风热，清肝火，明目。主治目赤肿痛，障翳，高血压，鼻衄（鼻出血），皮肤风热瘙痒，疥癞等症。

【地理分布】青葙喜温暖，耐热不耐寒。生于坡地、路边、平原较干燥的向阳处。全国大部分地区均有野生或栽培。

24. 决明子

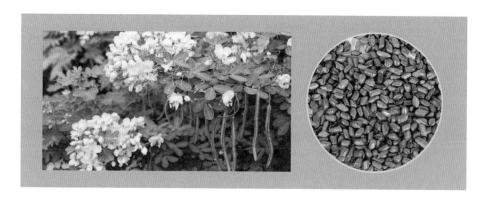

【别名】草决明、假绿豆、决明、马蹄决明。

【药源】为豆科植物决明的干燥成熟种子。秋末果实成熟、荚果变黄褐色时采收，将全株割下晒干，收集种子，去净杂质即可。

【植物识别】决明〔学名：*Catsiatora Linn.*〕，豆科决明属植物。一年生半灌木状草本。上部分枝多。叶互生，羽状复叶；小叶3对，叶片倒卵形或倒卵状长圆形，先端圆形，基部楔形，稍偏斜，下面及边缘有柔毛，最下一对小叶间有一条形腺体，或下面两对小叶间各有一腺体。花成对腋生，最上部的聚生；总花梗极短；花冠黄色，花瓣5，倒卵形，荚果细长，近四棱形；种子多数，棱柱形或菱形略扁，淡褐色，光亮，两侧各有1条线形斜凹纹。花期5~8月，果期8~10月。

【性味归经】甘，苦、咸、微寒。归肝、大肠经。

【功效】清肝，明目，利水，通便。可治风热赤眼，青盲，雀目，高血压，肝炎，肝硬化腹水，习惯性便秘等。

【地理分布】生于村边、路旁和旷野等处。全世界热带地方均有，决明在植物群落里生命力极其旺盛，常常与其他植物争夺营养，因此在北美洲等地区，决明被视为一种难以根除的野草。我国广泛分布于长江以南各省区如安徽、广西、四川、浙江、广东等省，南北各地均有栽培。

二、清热燥湿药

25. 黄芩

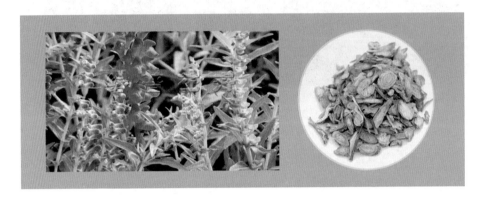

【别名】 山茶根、黄芩茶、土金茶根。

【药源】 黄芩的干燥根。夏、秋季采挖，洗净，晒干。

【植物识别】 黄芩〔学名：*Scutellaria baicalensis* Georgi.〕属唇形科黄芩属植物，多年生草本，高35～90cm，全株稍有毛。根茎横生或斜生，根圆锥形，粗壮，断面呈鲜黄色。茎四棱形，自基部分枝多而细，基部稍木化。对生叶，近无柄，叶片长圆形或长圆状卵形，边缘有不明显的圆齿或全缘，上面深绿色，下面淡绿色，被下陷的腺点。圆锥花序顶生，具叶状苞片；花冠二唇形，蓝紫色或紫红色，上唇盔状，下唇宽，中央常有浅紫色斑，花冠管细。小坚果球形，黑褐色。花期6～9月，果期9～10月。

【性味归经】 性寒，味苦。归肺、胆、脾、大肠、小肠经。

【功效】 清肺止咳，燥湿止痢。主肺热咳嗽，咯血湿热，泄泻痢疾等症。

【地理分布】 生于林下、灌丛中或旷野。野生黄芩主要分布中国内蒙中东部和东北三省大部，人工栽培的黄芩主要分布在山西、山东、陕西、甘肃等地。

26. 黄连

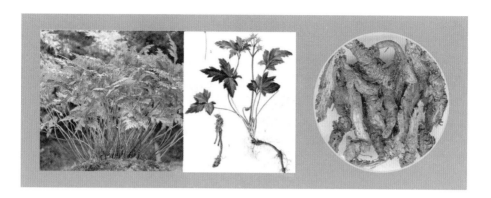

【别名】 鸡爪连、味连、川连。

【药源】 黄连干燥的根。秋季采挖，除去须根及泥沙，干燥。

【植物识别】 黄连〔学名：*Coptis chinensis* Franch.〕属毛茛科黄连属植物，多年生草本。根状茎黄色，常分枝，密生多数须根。叶有长柄，叶片稍带革质，卵状三角形，三全裂，边缘生具细刺尖的锐锯齿；叶柄长5~12cm，无毛。花葶1~2条；二歧或多歧聚伞花序有3~8朵花；苞片披针形，三或五羽状深裂；萼片黄绿色，长椭圆状卵形；花瓣线形或线状披针形，长5.0~6.5mm，顶端渐尖，中央有蜜槽；雄蕊约20；心皮8~12，花柱微外弯。蓇葖长6~8mm，柄约与之等长；种子7~8粒，长椭圆形，褐色。2~3月开花，4~6月结果。种子繁殖。

【性味归经】 味苦，性寒。归心、胃、肝、大肠经。

【功效】 清热燥湿，泻火解毒。内治湿热痞满，呕吐吞酸，泻痢，黄疸，高热神昏，心火亢盛，心烦不寐，血热吐衄，目赤，牙痛，消渴，痈肿疔疮；外治湿疹，湿疮，耳道流脓。酒黄连善清上焦火热，特别用于目赤，口疮。姜黄连清胃和胃止呕，用于寒热互结，湿热中阻，痞满呕吐。萸黄连舒肝和胃止呕，用于肝胃不和，呕吐吞酸。

【地理分布】 生于高湿林荫下。分布于贵州、四川、湖北、湖南、陕西南部等地。

27. 黄柏

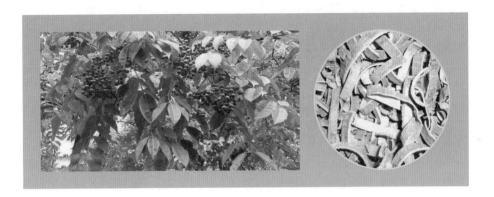

【别名】 元柏、黄檗、檗木、檗皮、川黄柏。

【药源】 黄皮树的干燥树皮。剥取树皮后，除去粗皮，晒干。

【植物识别】 黄皮树〔学名：*Phellodendron sinii* Y. C. Wu.〕是芸香科黄檗属植物。落叶小乔木，高3~10m，树皮外观棕褐色，可见唇形皮孔，外层木栓较薄。小枝无毛，棕褐色，单数羽状复叶对生；小叶7~9片，长圆状披针形至长圆状卵形，上面中脉上具有锈色短毛，下面密被锈色长柔毛，小叶厚纸质。花单性，雌雄异株，排成顶生聚伞状园锥花序，花序轴密被短毛。花紫色。浆果状核果近球形，成熟时黑色，有特殊香气与苦味，内有种子5~6颗，种子半卵形。花期夏末，果期秋末初冬。

【性味归经】 味苦，性寒。入肾、膀胱经。

【功效】 清热燥湿，泻火除蒸，解毒疗疮。用于治疗湿热泻痢，黄疸尿赤，带下阴痒，热淋涩痛，脚气痿躄，骨蒸劳热，盗汗，遗精，疮疡肿毒，湿疹湿疮等症。此外，盐黄柏滋阴降火，可用于阴虚火旺，盗汗骨蒸。

【地理分布】 生于山上沟边的杂木林中。主要分布在四川、云南、贵州、湖北、江西、浙江等地。

28. 龙胆草

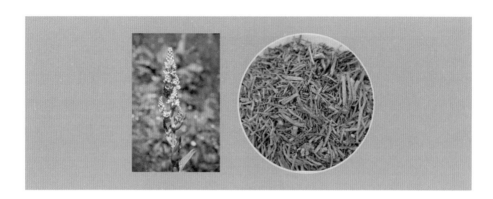

【别名】 龙胆花、龙胆、苦胆草、胆草。

【药源】 龙胆草或三花龙胆草的根及根茎。春、秋均可采收，以秋季采收质量为佳。采挖后，除去茎叶，洗净，晒干。

【植物识别】 龙胆草〔学名：*Gentiana scabra* Bunge.〕为龙胆草科龙胆草属植物，多年生草本，高30～60cm。根茎短，其上丛生多数细长的根，根黄白色，绳索状，长20cm以上。茎直立，粗壮，常带紫褐色，粗糙，花茎单生，不分枝。叶对生，中部和上部叶近革质，卵形或卵状披针形，无柄，边缘及下面主脉粗糙；下部叶成鳞片状，基部合生。花簇生茎端或叶腋，无花梗，每花下具2个披针形或线状披针形苞片，苞片披针形，与花萼近等长；花萼钟状，蓝紫色，有时喉部具多数黄绿色斑点。蒴果内藏，长圆形。种子多数，褐色，有光泽，具网纹，两端具宽翅。花期8～9月，果期9～10月。

【性味归经】 味苦，性寒。归肺、肝经。

【功效】 清热燥湿，泻肝胆实火。主治高血压，头晕耳鸣，胆囊炎、急性传染性肝炎、阴部湿痒等症。

【地理分布】 生于草丛、灌丛或林地边缘。我国主要分布于广东、广西、东北、河北、湖北、山东、江苏、江西、安徽、浙江、福建、湖南、贵州、四川等地。

29. 苦参

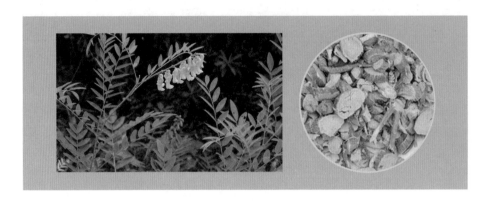

【别名】 苦骨、地骨、野槐、地槐、山槐子、好汉枝。

【药源】 苦参的干燥根。春、秋二季采挖，除去根头及小支根，洗净，干燥，或趁鲜切片，干燥。

【植物识别】 苦参〔学名：*Sophora flavescens* Ait.〕，豆科苦参属植物。落叶半灌木，高1.5~3.0m。根圆柱状，外皮黄白色。直立茎多分枝，具纵沟；幼枝被疏毛，后变无毛。奇数羽状复叶互生；小叶叶片披针形至线状披针形，全缘，背面密生平贴柔毛；托叶线形。总状花序顶生，长16~21cm，被短毛，苞片线形；花冠蝶形，淡黄白色；旗瓣匙形，翼瓣无耳，与龙骨瓣等长。荚果线形，先端具长喙，成熟时不开裂，疏生短柔毛。种子3~8颗，近球形，黑色。花期6~7月，果期7~9月。

【性味归经】 味苦，性寒。归肝经、肾经、大肠经、小肠经、心经、膀胱经。

【功效】 清热燥湿、杀虫、利尿。主要用于缓解湿热泻痢，便血，黄疸，湿热带下，阴肿阴痒，湿疹湿疮，皮肤瘙痒，疥癣，湿热引起的小便不利等症。

【地理分布】 生于山坡草地、平原、沙质地、路旁和红壤地的向阳处。我国各地皆有分布。

30. 白鲜皮

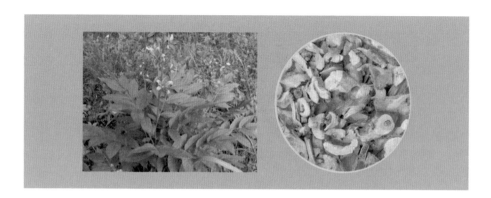

【别名】 山牡丹、千金拔、白膻、白羊鲜、白藓皮、八股牛等。

【药源】 白鲜的干燥根皮。春、秋二季采挖根部，除去泥沙及粗皮，剥取根皮，干燥。

【植物识别】 白鲜〔学名：*Dictamnus dasycarpus* Turcz.〕，是芸香科白鲜属植物，多年生草本，全株有特异的刺激味。根木质化，数条丛生，外皮淡黄白色。茎直立，高50～65cm。单数羽状复叶互生，叶有柄，叶轴有狭翼；小叶通常9～11片，无柄，卵形至长圆状椭圆形，边缘具细锯齿，表面密布腺点，叶两面沿脉有柔毛，尤以背面较多，至果期脱落，近光滑。总状花序，花轴及花梗混生白色柔毛及黑色腺毛；花梗基部有线状苞片1枚。蒴果密被腺毛，成熟时5裂，每瓣片先端有一针尖。种子2～3枚，黑色，近圆形。花期夏初，果期6～7月。

【性味归经】 味苦、咸，性寒。入脾、胃、膀胱、小肠经。

【功效】 祛风除湿，清热解毒，杀虫，止痒。用于缓解湿热疮毒，黄水淋漓，湿疹风疹，疥癣疮癞，风湿热痹，黄疸尿赤等症。

【地理分布】 生于山坡及丛林中。分布四川、江西、河北、山东、东北、河南、安徽、江苏、贵州、陕西、甘肃、内蒙古等地。

31. 功劳木

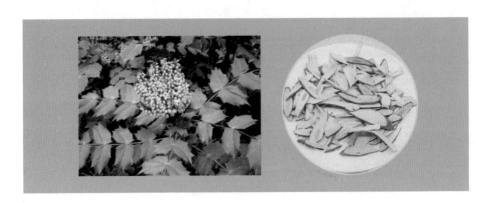

【别名】 刺黄柏、土黄连、老鼠刺、土黄柏、土黄芩。

【药源】 小檗科植物十大功劳木的干燥茎。全年可采，截段，晒干。

【植物识别】 十大功劳木〔学名：*Mahonia fortunei*（Lindl.）Fedde.〕，是小檗科十大功劳属植物，常绿灌木，高1～2m。茎直立，茎表面土黄色或褐色，粗糙，断面黄色。互生叶厚革质，具柄，羽状复叶；侧生小叶无柄，阔卵形，大小不等，顶生小叶较大，有柄，先端渐尖，基部阔楔形或近圆形，边缘反卷，每边有2～8枚大的刺状锯齿，上面深绿色，有光泽，下面黄绿色。总状花序生于茎顶，直立，长6～9cm，5～8个簇生，小苞片1，萼片9；花冠黄褐色，花瓣6，长圆形，先端2浅裂，基部有2密腺；雄厚蕊6，雌蕊1。卵圆形浆果成熟时蓝黑色，被白粉。花期8～12月，果期10月至翌年1月（根据叶的大小又分为阔叶十大功和细叶劳木十大功劳木）。

【性味归经】 性寒，味苦。归肝经、胃经、大肠经。

【功效】 清热补虚，止咳化痰，解毒消肿。主要用来治疗肺热咳嗽、黄疸、泄泻、痢疾、目赤肿痛、疮疡、湿疹、烫伤等症。

【地理分布】 生于路边、山坡灌丛，也有栽培于庭园。分布于湖北、陕西、浙江、安徽、江西、河南、湖南、福建、四川等地。

三、清热解毒药

32. 金银花

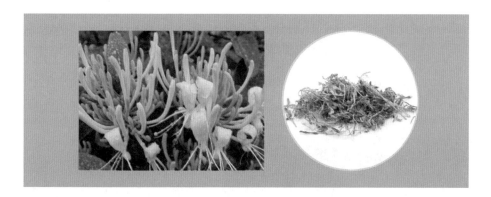

【别名】 二色花藤、忍冬、二宝藤、右转藤、子风藤、金银藤、银藤、鸳鸯藤。

【药源】 忍冬的干燥花蕾或带初开的花。夏初花开放前采收，干燥。

【植物识别】 忍冬〔学名：*Lonicera japonica* Thunb.〕是忍冬科忍冬属植物，多年生半常绿缠绕木质藤本，藤为褐色或赤褐色，长达10m。小枝细长，红褐色，茎中空，幼枝密被短柔毛和腺毛。对生叶，密被短柔毛，叶片卵形、长圆卵形或卵状披针形。花成对腋生，花梗密被短柔毛和腺毛；总花梗通常单生于小枝上部叶腋，苞片2枚，叶状，广卵形或椭圆形，被毛或近乎无毛；花萼短小，无毛；花冠唇形，上唇4浅裂，花冠筒细长，外面被短毛和腺毛，花初开时为白色，后变金黄色。浆果球形，成熟时蓝黑色，有光泽。花期4~8月，果期6~11月。

【性味归经】 金银花性寒，味甘。入肺、心、胃经。

【功效】 自古被誉为清热解毒的良药。具有清热解毒、抗炎、补虚疗风的功效。主治胀满下疾，咽喉肿痛，温病发热，热毒痢疡和肿瘤等症。

【地理分布】 金银花喜阳光和温和、湿润的环境，生活力强，适应性广，耐寒，耐旱。生于山坡灌丛或疏林中、山足路旁、乱石堆及村庄篱笆边，生长海拔最高可达1500m。我国大部地区均有种植，而以山东产量最大，河南产的质量较佳。

33. 连翘

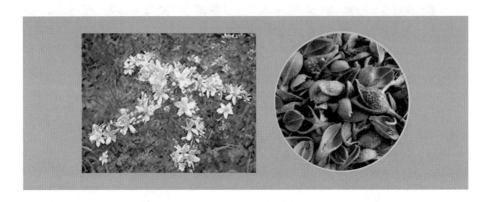

【别名】 连乔、大翘子、旱连子、空壳、连壳、异翘、连翘壳、兰华。

【药源】 连翘的干燥果实。"青翘"在秋季果实初熟尚带绿色时采收，除去杂质，蒸熟，晒干；"老翘"则在果实熟透时采收，晒干，除去杂质。

【植物识别】 连翘〔学名：*Forsythia suspensa*（Thunb.）Vahl.〕是木犀科连翘属植物，落叶灌木。高2.0～2.8m，枝条细长开展或下垂，小枝浅棕色，近4棱，节间中空无髓。对生单叶具柄，叶片完整或3全裂，卵形至长圆卵形，边缘有不整齐锯齿。先叶开花，花1～6朵簇生叶腋，花萼4深裂，裂片长椭圆形；花冠黄金色，4裂，花冠管内有橘红色条纹，花柱细长，柱头2裂。木质蒴果，有明显皮孔，卵圆形，成熟2裂。种子多数，有翅。花期3～5月，果期7～9月。

【性味归经】 味苦，性凉。入心、肝、胆经。

【功效】 清热解毒，消肿散结。用于治疗痈疽，瘰疬，乳痈，丹毒，风热感冒，温病初起，温热入营，高热烦渴，神昏发斑，热淋尿闭。

【地理分布】 多丛生于山野荒坡、灌丛、林下或草丛中。野生分布于辽宁、河北、河南、山东、江苏、湖北、山西、陕西、云南、江西、甘肃等地，各地亦有栽培。

34. 穿心莲

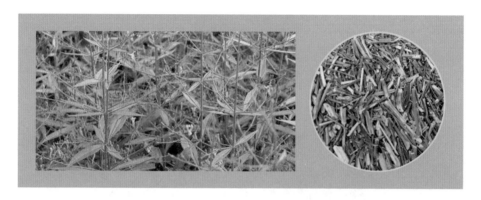

【别名】 金香草、金耳钩、苦胆草、日行千里、斩龙剑、万病仙草、榄核莲、四方莲、春莲夏柳、四支邦、印度草、一见喜、苦草。

【药源】 穿心莲的干燥地上部分。秋初茎叶茂盛时采割，晒干。

【植物识别】 穿心莲〔学名：*Andrographis paniculata*（Burm.f.）Nees.〕，是爵床科穿心莲属植物，一年生草本，茎叶有苦味。茎高50～80cm，4棱，下部多分枝，节膨大。叶卵状矩圆形至矩圆状披针形，顶端略钝。花序轴上叶较小，总状花序顶生和腋生，集成大型圆锥花序；苞片和小苞片微小，长约1mm；花萼裂片三角状披针形，有腺毛和微毛；花冠白色而小，下唇带紫色斑纹，外有腺毛和短柔毛，2唇形，上唇微2裂，下唇3深裂，花冠筒与唇瓣等长。蒴果扁，中有一沟；种子12粒，四方形，有皱纹。

【性味归经】 性寒，味苦。归心、肺、大肠、膀胱经。

【功效】 清热解毒，凉血，消肿。用于治疗感冒发热，咽喉肿痛，口舌生疮，顿咳劳嗽，泄泻痢疾，热淋涩痛，痈肿疮疡，毒蛇咬伤。

【地理分布】 穿心莲喜高温湿润气候，且喜光肥。以肥沃、疏松、排水良好的酸性和中性砂壤土栽培为宜，pH8.0的碱性土仍能正常生长。常见于我国广东、福建、云南、海南、广西，此外江苏、陕西亦有引种。

35. 板蓝根

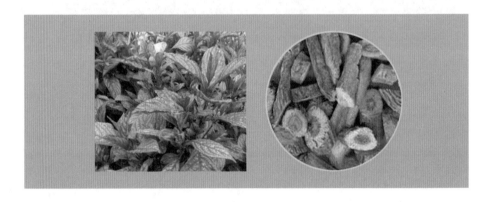

【别名】 大蓝根、大靛马、蓝根、菘蓝、山蓝、土龙根、蓝龙根。

【药源】 马蓝的干燥根茎及根。夏、秋两季采挖，除去地上茎，洗净、晒干。

【植物识别】 马蓝〔学名：*Baphicacanthus cusia*（Nees.） Bremek.〕是爵床科板兰属植物，多年生灌木状草本。茎直立，高达1m，茎节显明，有钝棱。对生叶卵状长圆形或椭圆披针形，边缘有浅锯齿。穗状花序顶生，苞片叶状，长1～2cm，早落；萼5全裂，其中4裂线形，另1片较大；花冠漏斗形，淡紫色，5裂，裂片短阔。蒴果，内含种子4枚。

【性味归经】 性寒、味苦。归心经、胃经。

【功效】 具清热解毒，凉血利咽的功效。常用于发热咽痛，温毒发斑，丹毒，流脑，流感，痄腮，痈肿。

【地理分布】 适应性很强，耐寒、喜温暖，是深根植物，宜种植在土壤深厚疏松肥沃的沙质壤土，忌低洼地，易烂根。主产于广东、福建、四川、湖南、江西、云南、贵州、广西等地。

36. 蒲公英

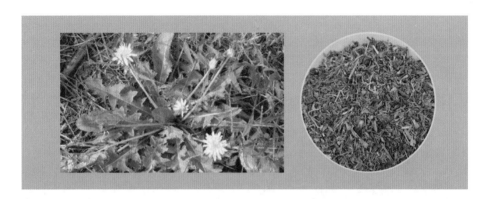

【别名】蒲公草、尿床草、西洋蒲公英、食用蒲公英。

【药源】蒲公英的干燥全草入药。春至秋季花初开时采挖，除去杂质，洗净，晒干。

【植物识别】蒲公英〔学名：*Taraxacum mongolicum Hand. Mazz.*〕是菊科蒲公英属植物，多年生草本，别名黄花地丁、婆婆丁、华花郎等。根圆锥状，表面棕褐色，皱缩，叶边缘有时具波状齿或羽状深裂，基部渐狭成叶柄，叶柄及主脉常带红紫色，花葶上部紫红色，密被蛛丝状白色长柔毛；头状花序，舌状花黄色，舌片长约7mm，宽约1.5mm，边缘花舌片背面具紫红色条纹，花药和柱头暗绿色。总苞钟状，瘦果暗褐色，种子上有白色冠毛结成的绒球，花开后随风飘到新的地方孕育新生命。花果期4～8月。

【性味归经】性寒，味苦、甘。归肝、胃经。

【功效】清热解毒，消肿散结，利尿通淋。用于缓解疔疮肿毒，目赤，咽痛，乳痈，瘰疬，肺痈，肠痈，湿热黄疸，热淋涩痛等症。

【地理分布】 生长于山坡草地、河岸沙地、路旁及田野间。全国大部地区均有分布。

37. 野菊

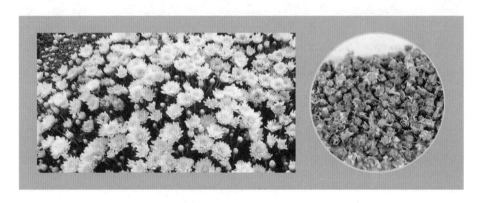

【别名】 野黄菊花、苦薏。

【药源】 野菊的干燥头状花序。秋、冬二季花初开放时采摘，晒干，或蒸后晒干。以色黄无梗、完整、苦辛、花未全开者为佳。

【植物识别】 野菊〔学名：*Dendranthema indicum.*〕为菊科菊属植物，多年生草本。茎直立或铺散，分枝或仅在茎顶有伞房状花序分枝，茎枝被稀疏的毛，上部花序枝上的毛稍多。基生叶和下部叶花期脱落。中部叶卵形或长卵形、椭圆状卵形，羽状半裂，浅裂或分裂不明显，边缘有浅锯齿。两面被稀疏短柔毛，或下面的毛稍多。基部截形或稍心形。头状花序小，直径1～2cm，多数在茎枝顶端排成疏松的伞房圆锥花序或少数在茎顶端排成伞房花序。瘦果。冬季为其花期。

【性味归经】 性微寒，味苦、辛。归肺、肝经。

【功效】 具有疏散风寒、消肿解毒、抗病毒的功效。用于治疗疔疮痈肿，目赤肿痛，头痛眩晕等病症。

【地理分布】 生于山坡草地、河边水湿地、灌丛、海滨盐渍地及田边、路旁。广泛分布于东北、华东、华中、华北及西南。

38. 土茯

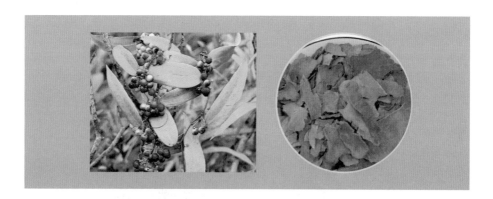

【别名】 尖光头、山硬硬、山猪粪、山地栗、冷饭头、硬饭、毛尾薯、过山龙、山归来、久老薯、冷饭团、白余粮、草禹余粮、仙遗粮、禹余粮、刺猪苓、土萆薢、地胡苓、狗老薯、饭团根、土苓、狗朗头、白葜、连饭、过冈尤、山牛、红土苓、山奇良。

【药源】 光叶菝葜的干燥根茎入药。夏、秋二季采挖，除去须根，洗净，干燥；或趁鲜切成薄片，干燥。

【植物识别】 光叶菝葜〔学名：*Smilax corbularia var. woodii*（Merr.）T.Koya.〕为百合科菝葜属植物，多年生常绿攀缘状灌木。茎光滑，无刺。根状茎粗厚、块状，常由匍匐茎相连接。互生叶叶片薄革质，椭圆状披针形至狭卵状披针形，下面通常淡绿色，叶柄具狭鞘，常有纤细的卷须2条，脱落点位于近顶端。伞形花序单生于叶腋，通常具10余朵花。浆果球形，直径6～7mm，熟时黑色，具粉霜。花期5～11月，果期11月至次年4月。

【性味归经】 性平，味甘、淡。归肝、胃经。

【功效】 解毒，除湿，利关节。主要用于治疗梅毒，脚气，淋浊，筋骨挛痛，疔疮疮，痈肿，瘰疬等症。

【地理分布】 生长于山坡、荒山及林边的半阴地。分布广东、湖北、广西、安徽、江苏、浙江、福建、江西、湖南、四川、贵州等地。

39. 鱼腥草

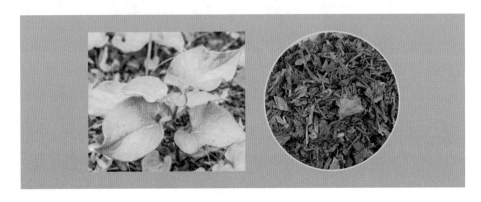

【别名】 岑草、蕺菜、蕺、紫背鱼腥草。

【药源】 蕺菜的干燥地上部分。是中国药典收录的草药，夏季茎叶茂盛花穗多时采割，除去杂质，晒干。

【植物识别】 蕺菜〔学名：*Houttuynia cordata* Thunb.〕是三白草科蕺菜属植物。茎下部伏地，节上轮生小须根，质脆，易折断；上部直立，无毛或节上被毛，有时带紫红色。叶互生，叶片卷折皱缩，展平后呈心形，先端渐尖，全缘，上表面暗黄绿色至暗棕色，下表面灰绿色或灰棕色；叶柄细长，基部与托叶合生成鞘状。穗状花序顶生，黄棕色。搓碎有鱼的腥气味。蒴果近球形，直径2～3mm。种子多数，卵形。花期5～6月，果期10～11月。

【性味归经】 味辛，性微寒，有小毒。归肺经。

【功效】 有清热解毒，消痈排脓，利尿消肿的功效。用于肺痈吐脓，痰热喘咳，热痢，热淋，痈肿疮毒。

【地理分布】 生于山地、塘边、沟边、田梗或林下湿地。主产于广东、广西、江苏、浙江、安徽、四川、江西、云南、贵州等地。

40. 千里光

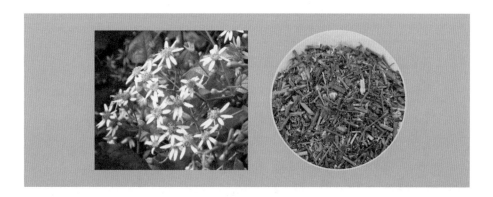

【别名】 九里光、九龙光、千里及、黄花母、九里明、九岭光、眼明划、黄花草。

【药源】 千里光全草入药。9～10月采收，割取地上部分，洗净，鲜用或晒干

【植物识别】 千里光〔学名：*Senecio scandens* Buch.–Ham. ex D. Don.〕是菊科千里光属多年生攀援草本植物，根状茎木质，粗，曲折，多分枝，老时变木质，皮淡色。叶片卵状披针形至长三角形，顶端渐尖，基部宽楔形，戟形或心形，羽状脉，叶脉明显；头状花序有舌状花，多数，花序梗长，具苞片，小苞片线状钻形。舌状花舌片黄色，长圆形，管状花多数；花冠黄色，裂片卵状长圆形，尖，花药颈部伸长，瘦果圆柱形，冠毛白色。花期冬季，果期则为翌年2～5月。

【性味归经】 性寒，味苦。归肝经、肺经。

【功效】 清热解毒、杀虫止痛、凉血消肿、清肝明目。主要用于治疗风热感冒、病毒性感冒、上呼吸道感染、急性扁桃体炎、咽喉肿痛、肺炎等。

【地理分布】 生于山坡、疏林下、林边、路旁。适应性较强，耐干旱，又耐潮湿，对土壤条件要求不严，但砂质壤土及黏质土壤生长情况尤其良好。广泛分布于中国广东、广西、西藏、陕西、湖北、四川、贵州、云南、安徽、浙江、江西、福建、湖南等省区。

41. 射干

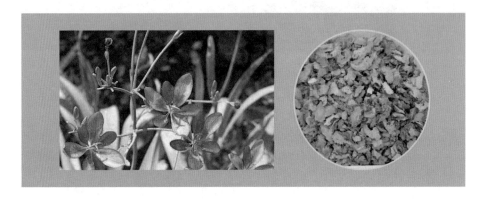

【别名】 乌蒲、乌翣、乌吹、夜干、草姜、乌扇、黄远、乌蓮、鬼扇、凤翼。

【药源】 射干的干燥根茎。春初刚发芽或秋末茎叶枯萎时采挖，除去须根及泥沙，干燥。

【植物识别】 射干〔学名：*Belamcanda chinensis*（L.）Redoute.〕为鸢尾科射干属植物，多年生草本。直立茎高55～145cm。互生叶嵌迭状排列，剑形，基部鞘状抱茎，顶端渐尖，无中脉。聚伞花序伞房状顶生，叉状分枝，每分枝的顶端聚生有数朵花；花橙红色，散生紫褐色的斑点。蒴果倒卵形或长椭圆形，黄绿色，成熟时室背开裂，果瓣外翻，中央有直立的果轴。种子圆球形，黑紫色，有光泽。花期7～9月，果期9～10月。

【性味归经】 味苦、性寒、微毒。归肺经。

【功效】 清热解毒、散结消炎、消肿止痛、止咳化痰。用于缓解咽喉肿痛，痰涎壅盛，咳嗽气喘等症。喉痹不通，二便不通，诸药不效，腹部积水，皮肤发黑，乳痈初起。

【地理分布】　生长于山坡、田野旷地、草原或人为栽培。分布全国各省区。主产湖北、河南、安徽、江苏、浙江、湖南、贵州、云南等地。

42. 马齿苋

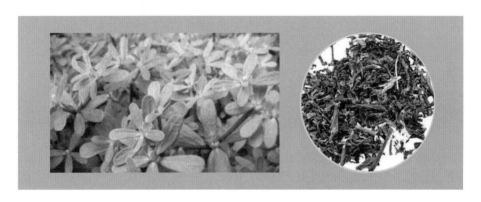

【别名】　长命菜、五方草、瓜子菜、麻绳菜、蚂蚱菜、马苋、马齿菜、五行草、马苋菜。

【药源】　马齿苋全草入药。

【植物识别】　马齿苋〔学名：*Portulaca oleracea* L.〕是马齿苋科马齿苋属植物，一年生肉质草本，全株无毛。圆柱形茎平卧，伏地铺散，枝淡绿色或带暗红色。叶互生，叶片扁平，肥厚，似马齿状，上表面暗绿色，下表面淡绿色或带暗红色，叶柄粗短。花无梗，午时盛开，苞片叶状，萼片绿色，盔形；花瓣黄色，倒卵形。蒴果卵球形，种子细小，偏斜球形，黑褐色，有光泽。花期5~8月，果期6~10月。

【性味归经】　性寒，味酸。归肝、大肠经。

【功效】　清热利湿，凉血解毒。用于治疗细菌性痢疾，急性胃肠炎，急性阑尾炎，乳腺炎，疮肿毒，湿疹、带状疱疹。

【地理分布】生于田间、园圃、路旁等向阳处。广泛分布于全国各省区。

43. 白花蛇舌草

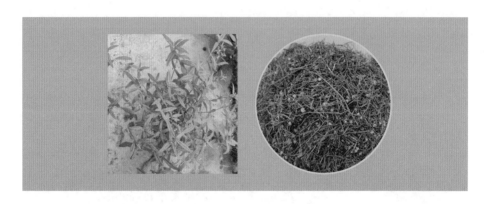

【别名】蛇总管、羊须草、蛇舌草。

【药源】白花蛇舌草的全草。夏秋采集，洗净，鲜用或晒干。

【植物识别】白花蛇舌草〔学名：*Hedyotis diffusa* Willd.〕是茜草科耳草属植物，为一年生披散草本。叶对生，无柄；叶片膜质，线形，顶端短尖，边缘干后常背卷，上面光滑，下面有时粗糙；托叶膜质，基部合生成鞘状，长1～2mm，尖端芒尖。花单生或成对生于叶腋，常具短而略粗的花梗；萼近球形，4裂；花4数，单生或双生于叶腋，花冠白色，漏斗形。蒴果扁球形。种子每室约10粒，具棱，干后深褐色，有深而粗的窝孔。花期6～8月，果期8～10月。

【性味归经】性寒，味甘、淡。入胃、肝、脾经。

【功效】清热解毒，利尿消肿，活血止痛。用于治疗阑尾炎，疮疖肿毒，湿热黄疸，小便不利，毒蛇咬伤。

【地理分布】生于山坡、路边、溪畔草丛中。广泛分布广东、广西、云南、福建、浙江、江苏、安徽等地。

44. 绿豆

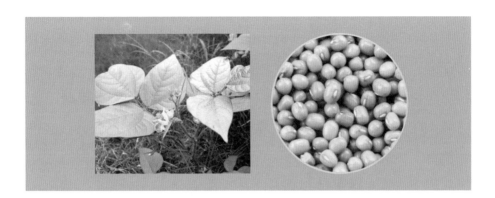

【别名】 青小豆、菉豆、植豆。

【药源】 豆科植物绿豆干燥种子。立秋后种子成熟时采收，拔取全株，晒干，将种子打落，簸净杂质。

【植物识别】 绿豆〔学名：*Vigna radiata*（Linn.） Wilczek.〕是豆科豇豆属植物，一年生直立或顶端微缠绕草本，高20～60cm。茎被褐色长硬毛。羽状复叶具3小叶；小叶卵形，侧生的多少偏斜，全缘，两面多少被疏长毛，基部三脉明显。总状花序腋生，小苞片线状披针形或长圆形，花黄色。荚果线状圆柱形，平展，种子间多少收缩；种子8～14颗，淡绿色或黄褐色，短圆柱形，种脐白色而不凹陷。花期初夏，果期7～8月。

【性味归经】 味甘，性寒。归心，胃经。

【功效】 清热解毒，消暑，利水。治暑热烦渴，水肿，泻利，丹毒，痈肿，解热药毒。

【地理分布】 绿豆适应性特强，一般砂土、黑土、黏土、山坡薄地均可生长。全国大部分地区均有栽培。

45. 一枝黄花

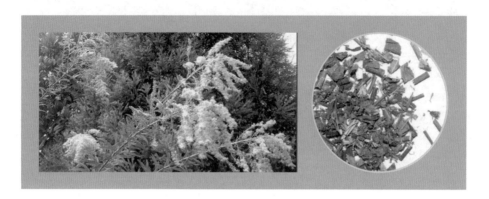

【别名】 满山黄、山边半枝香、百根草、野黄菊、酒金花、百条根。

【药源】 一枝黄花全草入药。秋、冬季采收，除去杂质，晒干。

【植物识别】 一枝黄花〔学名：*Solidago decurrens* Lour.〕是菊科一枝黄花属植物，多年生草本，高30~90cm。茎直立，通常细弱，单生或少数簇生，不分枝或中部以上有分枝。中部茎叶椭圆形，长椭圆形、卵形或宽披针形；下部叶与中部茎叶同形；向上叶渐小；全部叶质地较厚。头状花序较小，多数在茎上部排列成紧密或疏松的总状花序或伞房圆锥花序，少有排列成复头状花序的。舌状花舌片椭圆形，长6mm。瘦果长3mm，无毛，极少有在顶端被稀疏柔毛的。花果期3~11月。

【性味归经】 性凉，味辛、苦。归肺经、肝经。

【功效】 能祛风清热、解毒清肿等。用于感冒头痛，咽喉痛，顿咳，小儿惊风，黄疸，跌打损伤，痈肿发背，鹅掌风。

【地理分布】 生长于山坡、路旁。分布于广东、江苏、江西、浙江、湖南、湖北、广西、四川、贵州等省区。

46. 救必应

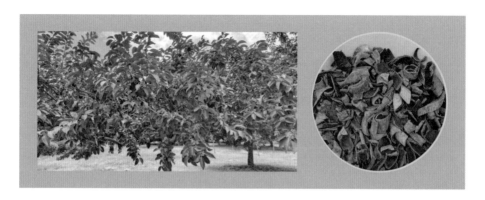

【别名】 山冬青、白银木、白银香、白银树、过山风、熊胆木、消癀药、万紫千红、土千年健、过山风、矮四陀、冬青柴、白皮冬青、白山叶、白沉香、白兰香、狗屎木、观音柴、山熊胆、红子儿、冬青仔、小风藤、白凡木、九层皮、红熊胆、白银香。

【药源】 铁冬青的干燥树皮，全年可采，刮去外层粗皮，切碎，晒干或鲜用；叶多为鲜用，根春秋采挖。

【植物识别】 铁冬青〔*Ilex rotunda* Thunb.〕是冬青科冬青属植物，别名亚热带常绿灌木或乔木，可高达20m，胸径可达1m；树皮灰色至灰黑色；叶互生，叶片薄革质或纸质，卵形、倒卵形或椭圆形，全缘，叶薄革质，稍反卷，叶面绿色，背面淡绿色，两面无毛，叶面有光泽。聚伞花序腋生，花小，黄白色，芳香，雌雄异株。果球形，6~8mm，熟时红色。花期3~5月，果熟期10~12月。

【性味归经】 性寒，味苦。肺、肝、大肠经。

【功能】 清热解毒，消肿止痛。用于感冒，扁桃体炎，急性胃肠炎，风湿骨痛，跌打损伤，痈疖疮疡，外伤出血，烧烫伤。

【地理分布】 生于山下疏林中或溪边。分布广东、江苏、浙江、安徽、江西、湖南、广西、云南、福建等地。

47. 筋骨草

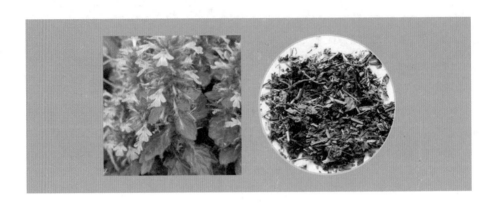

【别名】 金疮小草、散血草、青鱼胆草、白毛夏枯草、苦草、苦地胆。

【药源】 筋骨草植物的干燥全草。采挖全草，除去杂质，洗净，切段，干燥。

【植物识别】 筋骨草〔学名：*Ajuga decumbens Thunb. var.* Decumbens.〕属唇形科筋骨草属植物，一年生或二年生草本，具匍匐茎，被白色长柔毛。基生叶有长柄，匙形，边缘有浅波状齿牙；茎生叶有短柄，两面均被糙伏毛。轮伞花序多花，向上渐密，排成顶生穗状花序；苞片叶状，向上渐小，呈披针形；花萼漏斗形，被疏柔毛；花冠淡蓝或淡紫色，稀白色，筒状，上唇短，顶端微缺，下唇3裂，裂片狭扇形或倒心形。小坚果倒心状三棱形，有网纹。花期4~6月，果期7~9月。

【性味归经】 味苦，性寒。归肺经。

【功效】 清热解毒，凉血消肿。用于缓解咽喉肿痛，肺热咯血，跌打肿痛。

【地理分布】 生长在海拔500~1800m的山坡、路旁及溪边。分布于长江以南各省区。

四、清热凉血药

48. 牡丹皮

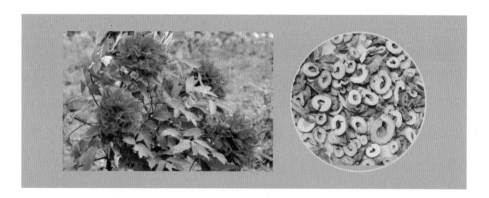

【别名】鼠姑、鹿韭、洛阳花、木芍药、百雨金、白茸、富贵花。

【药源】牡丹的干燥根皮。秋季采挖根部，除去细根，剥取根皮，晒干。

【植物识别】牡丹〔学名：*Paeonia suffruticosa* Andr.〕是毛茛科芍药属植物，多年生落叶小灌木，高1～2m。根茎肥厚，枝短而粗壮，叶互生，通常为2回3出复叶；小叶卵形或广卵形，顶生小叶片通常为3裂，侧生小叶亦有呈掌状3裂者，上面深绿色，无毛，下面略带白色，中脉上疏生白色长毛。花单生于枝端，萼片5片，覆瓦状排列，绿色，宽卵形，大小不等；花瓣5，或为重瓣，玫瑰色、红紫色、粉红色至白色，通常变异很大，倒卵形，顶端呈不规则的波状。蓇葖果长圆形，密生黄褐色硬毛。花期3～4月，果期6～7月。

【性味归经】性微寒，味苦、辛。归心、肝、胃经。

【功效】清热凉血，活血化瘀。用于缓解温毒发斑，吐血衄血，夜热早凉，无汗骨蒸，经闭痛经，痈肿疮毒，跌扑伤痛。

【地理分布】生于向阳及土壤肥沃的地方，常栽培于庭园。作为观赏性花卉全国各地多有栽培。

49. 赤芍

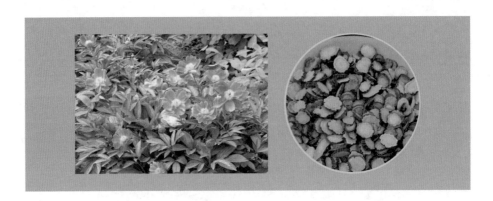

【别名】 红芍药、草芍药、木芍药、赤芍药。

【药源】 赤芍的干燥根。春、秋二季采挖，除去根茎、须根及泥沙，晒干。

【植物识别】 赤芍〔学名：*Paeonia veitchii* Lynch.〕是毛茛科植物，多年生草本植物，高40～110cm。根圆柱形，单一或分歧，直径1.5～2.0m。茎直立，有粗而钝的棱，无毛。叶互生，茎下部叶为二回三出复叶，叶片轮廓呈宽卵形，长7.5～20.0cm；小叶成羽状分裂，裂片窄披针形或披针形，先端渐尖，全缘，上表面深绿色，沿叶脉疏生短柔毛，下表面淡绿色，无毛，叶脉明显。花两性，花2～4朵生茎顶端和其下的叶腋，萼片约4，绿色；花瓣6～9，紫红色至粉红色，宽倒卵形。蓇葖果长1.5～2.0cm，密被黄色细绒毛。花期5～6月，果期7～8月。

【性味归经】 味苦，性微寒。归肝经。

【功效】 清热凉血，散瘀止痛。用于缓解温毒发斑，吐血衄血，目赤肿痛，肝郁胁痛，经闭痛经，症瘕腹痛，跌扑损伤，痈肿疮疡等症。

【地理分布】 赤芍是著名野生道地中药材，应用历史悠久，用量较大、用途广泛且需求较为刚性。赤芍可以人工种植。分布于陕西、甘肃、四川、贵州和云南等地。

五、清虚热药

50. 青蒿

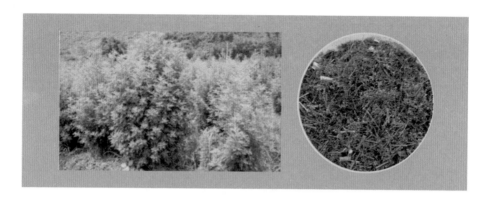

【别名】 细叶蒿、草蒿子、香蒿、草青蒿、臭蒿、蒿、三庚草、蒿子、草蒿、方溃、香青蒿、苦蒿、臭青蒿、香丝草、酒饼草。

【药源】 青蒿的干燥地上部分。秋季花盛开时采割，除去老茎，阴干。

【植物识别】 青蒿〔学名：*Artemisia carvifolia* Buch.–Ham. ex Roxb. Hort. Beng.〕是菊科蒿属植物，一年生草木，植株有香气。主根单一，垂直，侧根少。茎单生，直立，高30～140cm，上部多分枝，幼时绿色，有纵纹，下部稍木质化，无毛。叶两面青绿色或淡绿色，无毛；基生叶与茎下部叶三回栉齿状羽状分裂，有长叶柄，花期叶凋谢；中部叶长圆形、长圆状卵形或椭圆形，二回栉齿状羽状分裂，基部有小形半抱茎的假托叶；上部叶与苞片叶一（至二）回栉齿状羽状分裂，无柄。头状花序半球形或近半球形。瘦果长圆形至椭圆形。花期6～9月，果期10～11月。

【性味归经】 性寒，味苦、辛。归肝、胆经。

【功效】 青蒿含挥发油，也含艾蒿碱及苦味素等。清透虚热，凉血除蒸，解暑，截疟。用于暑邪发热，阴虚发热，夜热早凉，骨蒸劳热，疟疾寒热，湿热黄疸。

【地理分布】常星散生于林缘、低海拔、山谷、路旁、湿润的河岸边砂地等，也见于滨海地区。我国分布于广东、广西、吉林、辽宁、河北南部、陕西南部、山东、江苏、安徽、浙江、江西、福建、河南、湖北、湖南、四川东部、贵州、云南等地区。重庆酉阳尤擅产青蒿，人工种植青蒿面积广大，成为全球青蒿素高含量的富集区，平均青蒿素含量高达8‰。

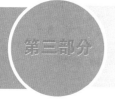

第三部分　泻下类

一、攻下药

51. 大黄

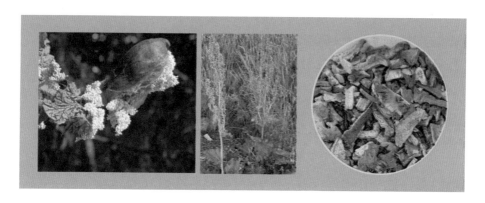

【别名】　大黄主要可分为掌叶大黄，唐古特大黄以及药用大黄三种。掌叶大黄又名葵叶大黄、北大黄、天水大黄；唐古特大黄又名鸡爪大黄；药用大黄又名南大黄。

【药源】　掌叶大黄、唐古特大黄或药用大黄的干燥根及根茎。秋末茎叶枯萎或次春发芽前采挖，除去细根，刮去外皮，切瓣或段，绳穿成串干燥或直接干燥。

【植物识别】　为蓼科大黄属植物〔学名：*Rheum palmatum* L.〕，多年生高大草本。根状茎及根供药用。栽培种主要为掌叶大黄，次为唐古特大黄和药用大黄。

（1）掌叶大黄：高2m左右，根茎粗壮，茎直立，中空，光滑无毛。基生叶大，有粗壮的肉质长柄，约与叶片等长；叶片宽心形或近圆形，径达40cm以上，3~7

掌状深裂，每裂片常再羽状分裂，上面流生乳头状小突起，下面有柔毛；茎生叶较小，有短柄；托叶鞘筒状，密生短柔毛。花序大圆锥状，顶生；花梗纤细，中下部有关节。花紫红色或带红紫色；花被片6，长约1.5mm，成2轮。瘦果有3棱，沿棱生翅，顶端微凹陷，基部近心形，暗褐色。花期6～7月，果期7～8月。

（2）唐古特大黄：高2m左右。茎无毛或有毛。根生叶略呈圆形或宽心形，直径40～70cm，3～7掌状深裂，裂片狭长，常再作羽状浅裂，先端锐尖，基部心形；茎生叶较小，柄亦较短。圆锥花序大形，幼时多呈浓紫色，亦有绿白色者，分枝紧密，小枝挺直向上；花小，具较长花梗；花被6，2轮。瘦果三角形，有翅，顶端圆或微凹，基部心形。花期6～7月。果期7～9月。

本种与掌叶大黄极相似，主要区别为：叶片深裂，裂片常呈三角状披针形或狭线形，裂片窄长。花序分枝紧密，向上直，紧贴干茎。

（3）药用大黄：高1.5m左右。茎直立，疏被短柔毛，节处较密。根生叶有长柄，叶片圆形至卵圆形，直径40～70cm，掌状浅裂，或仅有缺刻及粗锯齿，前端锐尖，基部心形，主脉通常5条，基出，上面无毛，下面被毛，多分布于叶脉及叶缘；茎生叶较小，柄亦短；叶鞘筒状，疏被短毛，分裂至基部。圆锥花序，大形，分枝开展，花小，4～10朵成簇；花被6，淡绿色或黄白色，2轮，内轮者长圆形，外轮者稍短小。瘦果三角形，有翅，红色。花果期6～7月。

本种与上2种的主要不同点是：基生叶5浅裂，浅裂片呈大齿形或宽三角形；托叶鞘膜质，较透明，上有短毛。花较大，淡黄绿色，花蕾椭圆形，果枝开展，翅果边缘不透明。

【性味归经】性寒，味苦。归脾、胃、大肠、肝、心包经。

【功效】泻下攻积，泻火解毒，活血祛瘀，清泄湿热。主要用于缓解胃肠实热积滞，大便秘结，腹胀腹痛，火热炽盛引起的吐衄，多种瘀滞症以及黄疸、淋症等。

【地理分布】 多生长于排水良好的山地。分布湖北、四川、云南、贵州等各地。各地品种有所差别。

52. 番泻叶

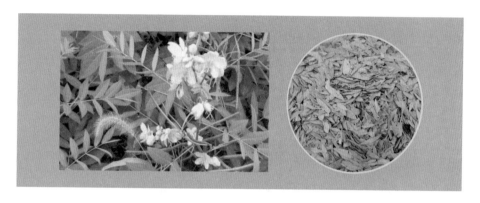

【别名】 泻叶、埃及番泻叶、旃那叶、泡竹叶。

【药源】 狭叶番泻或尖叶番泻的小叶。生长盛期选晴天采下叶片，及时摊晒，经常翻动，晒时勿堆积过厚，免使叶色变黄，晒至干燥。

【植物识别】 狭叶番泻〔学名：*Cassia angustifolia* Vahi.〕为豆科山扁豆属植物，草本状小灌木，高达1m。叶片呈长卵形或卵状披针形，革质，全缘，叶端急尖。双数羽状复叶，小叶5~8对，具短柄；托叶卵状披针形；小叶片卵状披针形至线状披针形，先端急尖，基部稍不对称，无毛或几无毛。总状花序腋生，有花6~14朵；花梗基部有一卵形苞片，易落，萼片5，长卵形，花瓣5，倒卵形，黄色。荚果扁平，长矩形，熟时褐色，种子扁平，有柄，成熟时黄绿色、褐色。花期3~4月，果期5~6月。尖叶番泻叶呈披针形或长卵形，略卷曲，叶端短尖或微凸，叶基不对称，两面均有细短毛茸。

【性味归经】 性寒，味甘、苦。归大肠经。

【功效】 泻热通便，消积导滞，止血。可用于治疗多种便秘，积滞腹胀，水肿臌胀，胃、十二指肠溃疡出血。

【地理分布】野生或栽培。分布于热带非洲。我国广西、云南有引种栽培。

53. 芦荟

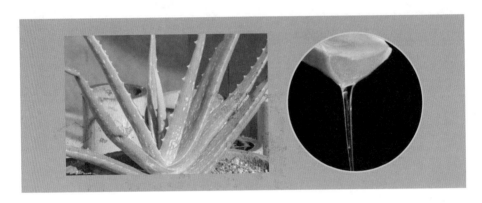

【别名】奴会、讷会、卢会、象胆、劳伟。

【药源】库拉索芦荟叶的浓缩液。

【植物识别】芦荟〔学名：*Aloe vera var. chinensis*（Haw.）Berg.〕为百合科芦荟属库拉索芦荟。多年生常绿草本植物。茎极短，叶簇，大而肥厚，呈座状或生于茎顶，叶常披针形或叶短宽，边缘有尖齿状刺。花序为伞形、总状、穗状、圆锥形等，花点垂，稀疏排列，色呈红、黄或具赤色斑点。芦荟（即库拉索芦荟）是芦荟属中少数可食用的品种之一。

【性味归经】性寒，味苦。归肺、大肠经。

【功效】泻火、解毒、化瘀、杀虫。主要可以用来治疗目赤，便秘，白浊，尿血，小儿惊痫，疳积，烧烫伤，妇女闭经，痔疮，疥疮，痈疖肿毒，跌打损伤等症。

【地理分布】常见家居绿化观赏植物，全国均有栽培。

二、润下药

54. 火麻仁

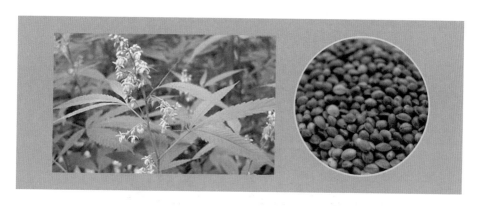

【别名】火麻、大麻仁、线麻子。

【药源】大麻的干燥成熟果实。秋季果实成熟时割下全株，晒干后打下果实，去净杂质。

【植物识别】大麻〔学名：*Cannabis sativa* L.〕是桑科大麻属植物，一年生直立草本，高1～3m。枝具纵沟槽，密生灰白色贴伏毛。叶掌状全裂，裂片披针形或线状披针形，中裂片最长，表面深绿，微被糙毛，背面幼时密被灰白色贴状毛后变无毛，边缘具向内弯的粗锯齿，中脉及侧脉在表面微下陷，背面隆起；叶柄密被灰白色贴伏毛；托叶线形。雌雄异株。瘦果为宿存黄褐色苞片所包，果皮坚脆，表面具细网纹。花期5～6月，果期为7月。

【性味归经】性平，味甘。归脾、胃、大肠经。

【功效】 有润肠的功效，主治大便燥结，没有任何毒、副作用。大麻的花称"麻勃"，主治恶风，经闭，健忘。果壳和苞片称"麻蒉"，有毒，治劳伤，破积、散脓，多服令人发狂；叶含麻醉性树脂可以配制麻醉剂。

【地理分布】 喜温暖湿润气候，对土壤要求不严，以土层深厚、疏松肥沃、排水良好的砂纸土壤或粘质土壤为宜。我国四川、甘肃、黑龙江、辽宁、吉林、云南、江苏、浙江等地有栽培。

55. 蓖麻子

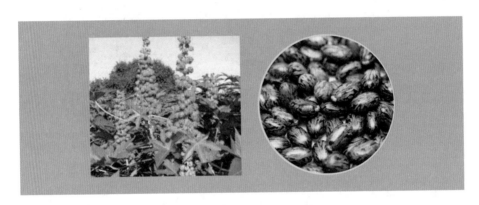

【别名】 大麻子、草麻子、蓖麻仁、红大麻子。

【药源】 蓖麻的干燥成熟种子。秋季采摘成熟果实，晒干，除去果壳，收集种子。

【植物识别】 蓖麻〔学名：*Ricinus communis* L.〕是大戟科蓖麻属植物，一年生或多年生草本、热带或南方地区常成多年生灌木或小乔木，可高达5m。小枝、叶和花序通常被白霜，茎多液汁。单叶互生，叶片盾状圆形。掌状分裂至叶片的一半以下，网脉明显；叶柄粗壮，顶端具2枚盘状腺体，基部具盘状腺体；托叶长三角形，早落。总状花序或圆锥花序与叶对生及顶生，下部生雄花，上部生雌花。蒴果卵球形或近球形，有软刺，成熟时开裂。种子椭圆形，微扁平，平滑，斑纹淡褐色或灰白色，种阜大。花期5~8月，果期7~10月。

【性味归经】 性平，味甘、辛。归大肠经、肺经。

【功效】 消肿拔毒，泻下通滞。用于痈疽肿毒，喉痹，瘰疬，大便燥结。蓖麻子含蓖麻毒蛋白及蓖麻碱，具毒性。

【地理分布】 蓖麻喜高温，不耐霜，酸碱适应性强，平原地区均可种植。海拔20~500m村旁疏林或河流两岸冲积地常有逸为野生。自海南至黑龙江北纬49°以南均有分布。华北、东北最多，西北和华东次之，零星种植也有。

56. 亚麻子

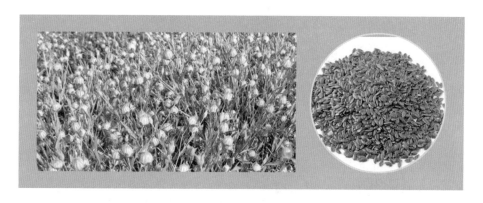

【别名】 胡麻子、大胡麻、亚麻仁、壁虱胡麻。

【药源】 亚麻成熟的果实，晒干，打下种子，除去杂质，晒干。

【植物识别】 亚麻〔学名：*Linum usitatissimum* L.〕是亚麻科亚麻属植物。茎直立，高40~110cm，多在上部分枝，有时自茎基部亦有分枝，但密植则不分枝，基部木质化，无毛，韧皮部纤维强韧弹性，构造如棉，上部细软，有蜡质。叶互生，叶片线形，线状披针形或披针形。花单生于枝顶或枝的上部叶腋，组成疏散的聚伞花序；花梗直立；萼片5，卵形或卵状披针形，宿存；花瓣倒卵形，蓝色或紫蓝色，稀白色或红色。蒴果球形，干后棕黄色，种子长圆形，扁平，棕褐色有光泽。

花期6～8月，果期7～10月。

【性味归经】性平，味甘。归肺经、肝经、大肠经。

【功效】润燥，祛风。能降低人体血压、血液黏稠度、血清胆固醇，对癌症、免疫系统病、心血管病、内脏病、皮肤病、关节炎、肾病、肺病等有治疗效果。用于肠燥便秘，皮肤干燥瘙痒，毛发枯萎脱落。

【地理分布】亚麻喜凉爽湿润气候。耐寒，怕高温。以土层深厚、疏松肥沃、排水良好的微酸性或中性土壤栽培为宜，我国大部分地区有栽培。

三、峻下逐水药

57. 商陆

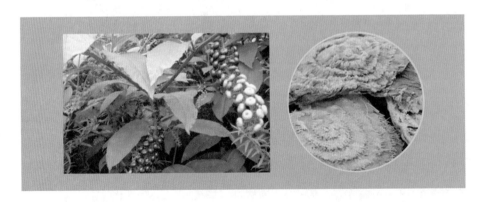

【别名】猪母耳、见肿消、倒水莲、章柳、山萝卜、白母鸡、金七娘。

【药源】商陆多年生粗壮的干燥根。以白色肥大者为佳，红根有剧毒，仅供外用。秋季至次春采挖，除去须根及泥沙，切成块或片，晒干或阴干。

【植物识别】商陆〔学名：*Phytolacca acinosa* Roxb.〕是商陆科商陆属植物，

为多年生粗壮草本，高0.6～1.6m，全株无毛。根肥大，肉质，倒圆锥形，外皮淡黄色或灰褐色，内面黄白色。茎直立，圆柱形，有纵沟，肉质，绿色或红紫色，多分枝。叶片薄纸质，椭圆形、披针状椭圆形，两面散生细小白色斑点；叶柄粗壮。总状花序顶生或与叶对生，圆柱状，直立，通常比叶短，密生多花；花梗长1～4cm，花梗基部的苞片线形；花两性，花被5片，白色、黄绿色，大小相等。果序直立，浆果扁球形，熟时黑色；种子肾形，黑色，具3棱。花期5～8月，果期6～10月。

【性味归经】 性寒，味苦。有毒。归肺、肾、大肠经。

【功效】 商陆属峻下逐水药。有逐水消肿，帮助排便的功效。多与茯苓、泽泻、赤小豆等同用来治疗腹水，水肿，大便秘结，小便不利等症。本品外用可解毒消肿散结，用于治疗疮疡肿痛初起。本品有毒，孕妇禁用。本品过量会引起中毒，出现头痛、恶心呕吐、腹泻、肌肉抽搐等症状；严重者血压下降，昏迷，甚至死亡。故该中草药的使用请一定遵从专业医嘱。

【地理分布】 常见于路旁。商陆喜温暖湿润的气候条件，适宜在14～30℃之间生长。我国大部分地区均有生长。

58. 牵牛子

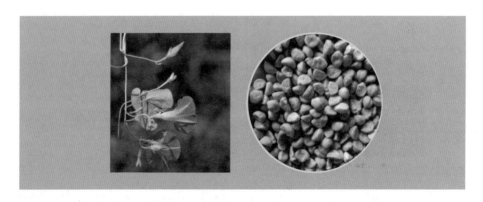

【别名】牵牛、白丑、二丑、黑丑、喇叭花子。

【药源】 牵牛植物的干燥成熟种子。秋末果实成熟、果壳未开裂时采割植株，晒干，打下种子，除去杂质。

【植物识别】 牵牛〔学名：*Pharbitis nil*（L.）Choisy.〕是旋花科牵牛属植物。一年生缠绕草本，茎上被倒向的短柔毛及杂有倒向或开展的长硬毛。叶宽卵形或近圆形，深或浅的3裂，偶有5裂，叶面或疏或密被微硬的柔毛。花腋生，单一或通常2朵着生于花序梗顶；苞片线形或叶状，被开展的微硬毛；萼片近等长，披针状线形，内面2片稍狭，外面被开展的刚毛，基部更密，有时也杂有短柔毛；花冠漏斗状，蓝紫色或紫红色，花冠管色淡。蒴果近球形。种子卵状三棱形，黑褐色或米黄色，被褐色短绒毛。

【性味归经】 性寒，味苦。归肺、肾、大肠经。

【功效】 泻水通便，消痰涤饮，杀虫攻积。用于治疗水肿胀满，二便不通，痰饮积聚，气逆喘咳，虫积腹痛，蛔虫病，绦虫病。

【地理分布】 大部分自然生长于低海拔、阳光充足、气候暖凉、肥美疏松土堆的田头山间，墙脚路旁亦有栽培。全国各地均有广泛分布。

59. 巴豆

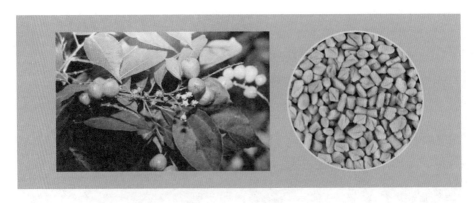

【别名】 江子、八百力、猛子树、大叶双眼龙、双眼龙、芒子。

【药源】 巴豆树的干燥成熟果实，其根及叶亦供药用。有毒。8~9月果实成熟时采收，晒干后，除去果壳，收集种子，晒干。

【植物识别】巴豆〔学名：*Croton tiglium* L.〕是大戟科巴豆属植物，常绿乔木，高5～10m。叶互生，叶柄长3～6cm，叶片卵形或长圆状卵形，叶缘有疏浅锯齿，两面均有稀疏星状毛，主脉3条，托叶早落。花单性，雌雄同株；总状花序顶生，上部着生雄花，下部着生雌花，亦有全为雄花者；雄花绿色，较小，花萼5裂，疏生细微的星状毛，萼片卵形；花瓣5片，反卷，内面密生细的绵状毛；雌花花萼5裂，无花瓣，子房圆形，3室，密被短粗的星状毛。蒴果长圆形至倒卵形，有3钝角。种子长卵形，3枚，淡黄褐色。花期3～5月，果期6～7月。

【性味归经】性热，味辛。有大毒。归胃、大肠、肺经。

【功效】泻寒积，通关窍，逐痰，行水，杀虫。主要用于治疗冷积凝滞，胸腹胀满导致急痛，血瘕，痰癖，泻痢，水肿，喉风，喉痹，恶疮疥癣等症。

【地理分布】野生于低海拔山谷、溪边、旷野，有时亦可见于密林中。广泛分布于广东、福建、四川、湖南、湖北、云南、贵州、广西、浙江、江苏等地，多为人工栽培。

60. 千金子

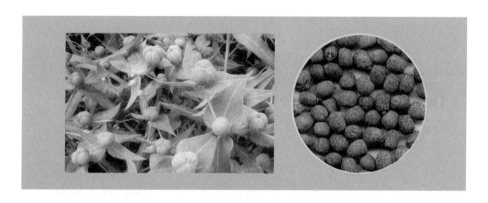

【别名】拒冬实、拒冬子、续随子、滩板救、看园老、小巴豆、联步、千两

金、菩萨豆、百药解、千金药解。

【药源】 植物续随子的干燥成熟种子。夏、秋二季果实成熟时采收，除去杂质，干燥。

【植物识别】 续随子〔学名：*Euphorbia lathylris* L.〕是大戟科大戟属植物。二年生草本，可高达1m，全株微被白霜，内含乳汁。茎直立，分枝多。单叶交互对生，具短柄或近无柄。茎下部的叶较密，由下而上叶渐增大，线状披针形至阔披针形全缘。杯状聚伞花序，通常4枝排成伞状，基部轮生叶状苞4片，每枝再叉状分枝，分枝处对生卵形或卵状披钟形的苞叶2片；花单性，无花被；雄花多数，雌花1枚同生于萼状总苞内，总苞4～5裂。蒴果近球形，表面有褐黑两色相杂斑纹。花期5～7月。果期8～9月。

【性味归经】 性温，味辛，有毒。归肝、肾、大肠经。

【功效】 泻下消肿、破血散瘀。可治疗排便不畅、积滞胀满、顽癣、淤血不散等。

【地理分布】 栽培或野生于低海拔山谷、林缘、溪旁或密林中。分布浙江、福建、辽宁、吉林、黑龙江、河北、山西、河南、江苏、湖南、四川、云南、贵州、广西等地。

第四部分　祛风湿类

一、祛风寒湿药

61. 独活

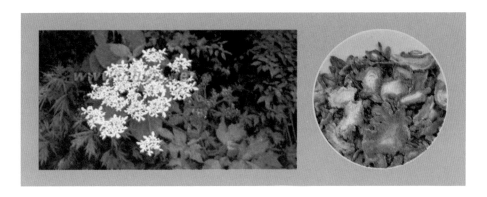

【别名】　川独活、香独活、大活、山大活、肉独活、绩独活、资丘独活。

【药源】　重齿毛当归的干燥根。春初苗刚发芽或秋末茎叶枯萎时采挖，除去须根及泥沙，烘至半干，堆置2～3天，发软后再烘至全干。

【植物识别】　重齿毛当归（*Angelica pubescens Maxim.f. biserrata* Shanet Yuan.）是伞形科当归属植物，多年生高大草本。根类圆柱形，棕褐色，有特殊香气。茎高1.0～1.5m，中空，常带紫色，光滑或稍有浅纵沟纹，上部有短糙毛。叶二回三出式羽状全裂，宽卵形，两面沿叶脉及边缘有短柔毛。复伞形花序顶生和侧生，密被短糙毛；总苞1片，伞形花序有花18～28朵；小总苞片阔披针形，背面及边缘被短毛；花白色，无萼齿；花瓣倒卵形，先端内凹，花柱基扁圆盘状。果实长圆形，侧翅与果体等宽或略狭，背棱线形，隆起。花期7~8月，果期9~10月。

【性味归经】 性微温，味辛、苦。归肾、膀胱经。

【功效】 祛风除湿，通痹止痛。用于治疗风湿寒痹，关节疼痛，少阴伏风头痛等症。

【地理分布】 生于低海拔山谷、水沟、草丛中或灌木丛中。分布湖北、四川及江西等地。

62. 川乌

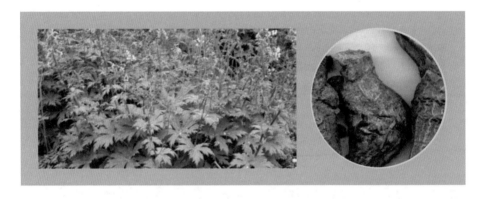

【别名】 鹅儿花、铁花、五毒根、川乌头、五毒。

【药源】 乌头的干燥母根。6月下旬至8月上旬采挖，除去子根、须根及泥沙，晒干。

【植物识别】 乌头〔学名：*Aconitum carmichaelii* / Radix.〕是毛茛科乌头属植物。多年生草本。高1.0~1.5m。根呈不规则圆锥形，稍弯曲，顶端常有残茎，中部多向一侧膨大，表面棕褐色或灰棕色，有小瘤状侧根及子根脱离后的痕迹，质坚实，断面类白色或浅灰黄色，形成层环纹呈多角形。茎直立，下部光滑无毛，上部散生少数贴伏柔毛。叶互生，具叶柄，叶片掌状3深裂，两侧裂片再2裂，边缘具粗齿或缺刻。总状花序顶生，花序轴与小花埂上密生柔毛，花蓝紫色；萼片5，上萼片高盔状，花瓣2，有长爪。蓇葖果长圆形。花期6～7月，果期8～9月。

【性味归经】 性热，味辛、苦，有大毒。归心、肝、肾、脾经。

【功效】 祛风除湿，温经止痛。用于风寒湿痹、关节疼痛、心腹冷痛、寒疝作痛。

【地理分布】 多长于低海拔地区的山地草坡或者灌丛中。广泛分布于云南、四川等地。

63. 木瓜

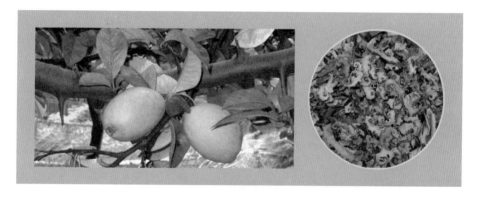

【别名】 秋木瓜、光皮木瓜、铁脚梨、川木瓜、宣木瓜、木瓜实、酸木瓜。

【药源】 贴梗海棠的干燥近成熟果实。夏、秋二季果实绿黄时采收，置沸水中烫至外皮灰白色，对半纵剖，晒干。

【植物识别】 贴梗海棠〔学名：*Chaenomeles sinensis* （Thouin.）Koehne.〕是蔷薇科木瓜属植物。落叶灌木，高达2m，枝直立或平展，其枝秆丛生，枝上有刺。小枝圆柱形，嫩时紫褐色，无毛，老时暗褐色。叶片卵形至椭圆形，表面微光亮，深绿色，背面淡绿色，无毛；叶柄长无毛；托叶大，叶状，卵形或肾形，边缘具尖锐重锯齿，无毛。花梗极短，花朵紧贴在枝干上，花2～6朵簇生于2年生枝上，叶前或与叶同时开放；花瓣近圆形或倒卵形，具短爪，猩红色或淡红色。果实球形或梨状，黄色或黄绿色，味芳香，果梗短或近于无。花期4月，果期10月。

【性味归经】 性温，味酸。归肝、脾经。

【功效】 疏通经络，驱风活血，化湿舒筋。主治湿痹，中暑，霍乱转筋，脚气水肿，风湿性关节痛等症。

【地理分布】 贴梗海棠喜光，有一定耐寒能力，对土壤要求不严，但喜排水良好的肥厚壤土，不宜在低洼积水处栽植。是我国特有的名贵花卉，也是珍稀水果，具有很高的观赏价值、药用价值和食用价值。我国人工栽培或野生均有，主要分布于华东、华中及西南各地。

64. 昆明山海棠

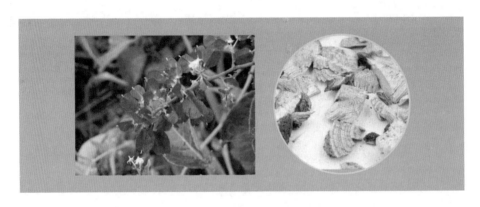

【别名】 紫金藤、雷公藤、掉毛草、胖关藤、火把花、断肠草、紫金皮、红毛山藤。

【药源】 昆明山海棠的干燥根。秋后采挖，洗净，切片晒干。

【植物识别】 昆明山海棠〔学名：*Tripterygium hypoglaucum*（Devl.）Hutch.〕是卫矛科雷公藤属植物，落叶蔓生或攀援状灌木，植株高2.5～3.0m。根圆柱状，红褐色。小枝有棱，红褐色，有圆形疣状突起，疏被短柔毛或近无毛。单叶互生，叶片卵形或宽椭圆形，先端渐尖，边缘有细锯齿，上表面绿色，下表面粉白色。

圆锥花序顶生，总花梗长10～15cm，花小，白色。翅果赤红色，具膜质的3翅。花期夏季。

【性味归经】 性微温，味苦、辛，大毒。归肝、脾、肾经。

【功效】 祛风除湿，活血止血，舒筋接骨，解毒杀虫。主治风湿痹痛，半身不遂，疝气痛，经期不调，产后腹痛，出血不止，急性传染性肝炎，慢性肾炎，红斑狼疮，癌肿，跌打骨折，骨髓炎，骨结核，副睾结核，疮毒，银屑病，神经性皮炎等症。

【地理分布】 生于山野向阳的疏林下或灌木丛中。分布于浙江、江西、湖南、贵州、四川、云南等地。

65. 松节

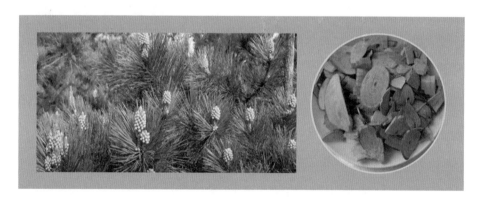

【别名】 黄松木节、油松节、松郎头。

【药源】 马尾松树枝干燥的结节。全年可采，晒干。

【植物识别】 马尾松〔学名：*Pinus massoniana* Lamb.〕是松科松属乔木。可高达40m，胸径可达1.5m；树皮红褐色，枝平展或斜展，树冠宽塔形或伞形，枝条每年生长一轮（广东两轮），冬芽卵状圆柱形或圆柱形，针叶，细柔，微扭曲，两面有气孔线，边缘有细锯齿；叶鞘宿存。雄球花淡红褐色，圆柱形，聚生于新枝下部苞腋，穗状，雌球聚生于新枝近顶端，淡紫红色。种子长卵圆形，4～5月开花，球果第二年冬天成熟。

【性味归经】 性温，味苦，归肝经。

【功效】 功效为祛风燥湿，止痛。用于主风寒湿痹，历节风痛，脚痹痿软，跌打伤痛。

【地理分布】 马尾松一般生于海拔1000m以下，分布极广，全国各地均有生长。

66. 路路通

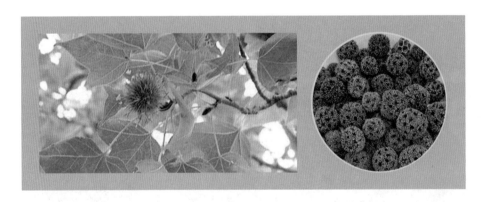

【别名】 狼目、狼眼、枫香果、枫实、枫果、枫木上球、九空子、枫木球。

【药源】 枫香树的干燥成熟果序。冬季果实成熟后采收，除去杂质，干燥。

【植物识别】 枫香树〔学名：*Liquidambar formosana* Hance.〕为金缕梅科枫香树属植物，落叶乔木，可高达30m。树皮灰褐色，方块状剥落。叶互生，叶柄长3～6cm；托叶线形，早落；叶片心形，常3裂，幼时及萌发枝上的叶多为掌状5裂，裂片卵状三角形或卵形，边缘有细锯齿，齿尖有腺状突。头状果序圆球形，表面有刺，花单性，雌雄同株，无花被；雄花淡黄绿色，成荑黄花序再排成总状，生于枝顶；雌花排成圆球形的头状花序，萼齿5，子房半下位。蒴果带刺，有宿存花萼和花柱，种子多数，细小，扁平。花期3～4月，果期9～10月。

【性味归经】 性平，味苦。归肝经、肾经。

【功效】 祛风活络，利水通经。用于关节痹痛，麻木拘挛，水肿胀满，乳少经闭。

【地理分布】 喜温暖湿润气候，性喜光，耐干旱瘠薄土地。广泛分布于广东、湖北、陕西、四川、云南、河南、安徽、江苏、浙江、福建、广西、江西、湖南、贵州、青海、西藏等地。

67. 闹羊花

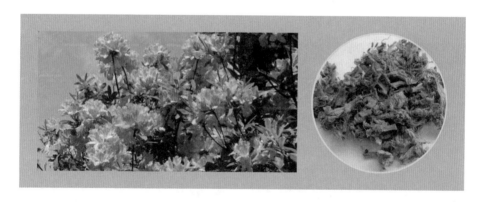

【别名】 羊踯躅花、踯躅花、惊羊花、老虎花、石棠花、黄喇叭花、水兰花、老鸦花、豹狗花、黄蛇豹花、石菊花、苗杜鹃花、闷头花、三钱三、一杯倒、一杯醉、黄牯牛花、山茶花、黄花花、雷公花、黄花女。

【药源】 取自干燥花。4～5月花初开时采收，阴干或晒干均可。

【植物识别】 闹羊花〔学名：*Rhododendron molle*（Blume.） G.Don.〕是杜鹃花科杜鹃属植物，又名羊踯躅。落叶灌木，高0.5～2.0m；互生叶纸质，长圆形至长圆状披针形，幼时上面被微柔毛，下面密被灰白色柔毛。分枝稀疏，枝条直立，幼时密被灰白色柔毛及疏刚毛，老枝光滑。总状伞形花序顶生，花多达13朵，先花后叶或与叶同时开放；花冠阔漏斗形，黄色或金黄色，内有深红色斑点，花冠管向基部渐狭，圆筒状，外面被微柔毛，裂片5，椭圆形或卵状长圆形。蒴果圆锥状长圆形，具5条纵肋，被微柔毛和疏刚毛。花期3~5月，果期7~8月。

【性味归经】味辛，性温。有大毒。归肝、脾经。

【功效】祛风除湿，散瘀定痛。用于治疗风湿痹痛，跌打损伤，皮肤顽癣，龋齿痛。

【地理分布】常见于山坡、石缝、灌木丛中。广泛分布于江苏、浙江、江西、福建、湖南、湖北、河南，四川、贵州等地。

68. 徐长卿

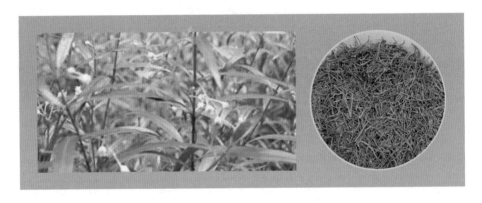

【别名】逍遥竹、遥竹逍、一枝香、瑶山竹、了刁竹、对节莲、竹叶细辛、寮刁竹、铜锣草、英雄草。

【药源】徐长卿的干燥根及根茎。秋季采挖，除去杂质，阴干。

【植物识别】徐长卿〔学名：*Cynanchum paniculatum*（Bge.）Kitag.〕是萝藦科鹅绒藤属植物，多年生直立草本，高约1m。叶对生，纸质，披针形至线形，两端锐尖，两面无毛或叶面具疏柔毛，叶缘有边毛。根须状，多至50余条，茎不分枝，稀从根部发生几条，无毛或被微生。圆锥状聚伞花序生于顶端的叶腋内，长达7cm，着花10余朵；花萼内的腺体或有或无；花冠黄绿色，近辐状，副花冠裂片5，基部增厚，顶端钝；柱头5角形，顶端略为突起。蓇葖果单生，披针形，向端部长渐尖；种子长圆形，种毛白色绢质。花期5~7月，果期9~12月。

【性味归经】 味辛，性温。归肝、胃经。

【功效】 祛风化湿，止痛止痒。用于风湿痹痛，胃痛胀满，牙痛，腰痛，跌扑损伤，荨麻疹、湿疹。

【地理分布】 野生于山坡或路旁。全国大部分地区均有分布。广泛产于江苏、河北、湖南、安徽、贵州、广西及东北等地。

二、祛风湿热药

69. 桑枝

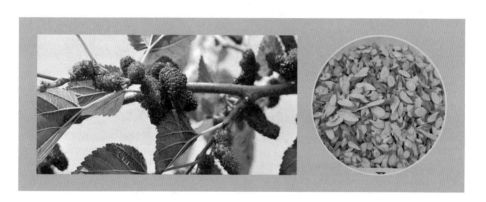

【别名】 桑条。

【药源】 桑树的干燥嫩枝。春末夏初采收，去叶，晒干，或趁鲜切片，晒干。

【植物识别】 桑树〔学名：*Morus alba* L.〕为桑科桑属植物，落叶乔木。桑叶呈卵形，是喂蚕的饲料。叶卵形或宽卵形，先端尖或渐短尖，基部圆或心形，锯齿粗钝，幼树之叶常有浅裂、深裂，上面无毛，下面沿叶脉疏生毛，脉腋簇生毛。雌雄异株，5月开花，菜黄花序。果熟期6~7月，黑紫色或白色。聚花果（桑椹）腋生，圆柱形或卵圆形，紫黑色、淡红或白色，多汁味甜酸。花期4月，果熟5~7月。

【性味归经】 性平，味苦。归肝经。

【功效】 有祛风湿，利关节的功效。用于缓解风湿痹病，肩臂、关节酸痛麻木等症。

【地理分布】 生于丘陵、山坡、村旁、田野等处，多为人工栽培。分布于全国各地。

70. 海桐皮

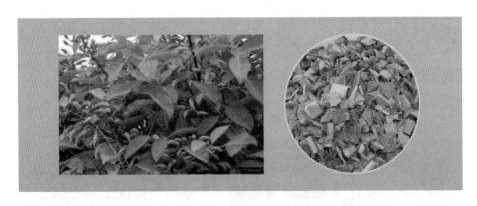

【别名】 鼓桐皮、刺桐皮、钉桐皮、刺通、接骨药。

【药源】 刺桐的干皮或根皮。初夏剥取有钉刺的树皮，晒干。

【植物识别】 刺桐〔学名：*Erythrina variegata* Linn.〕豆科刺桐属植物，落叶乔木，高约20m，干皮灰色，具圆锥形皮刺。羽状复叶具3小叶，常密集枝端；托叶披针形，早落；叶柄长10~15cm；小叶膜质，宽卵形或菱状卵形，长宽15~30cm，先端渐尖而钝，基部宽楔形或截形；基脉3条，侧脉5对；小叶柄基部有一对腺体状的托叶。总状花序顶生，花冠红色，长6~7mm，旗瓣椭圆形。荚果呈念珠状，肾形，暗红色。每年花期时，花色鲜红，花形如辣椒，花序硕长，每一只花序就好似一串熟透了的火红的辣椒。花期3月，果期8月。

【性味归经】　性平，味苦、辛。归肝经、脾经。

【功效】　祛风湿，通经络，杀虫。治风湿痹痛，痢疾，牙痛，疥癣。

【地理分布】　喜强光照射，生于山地疏林，自然生长与人工栽培兼具。广泛分布于广西、广东、云南、浙江、福建、湖南、湖北及贵州等地。

71. 豨莶草

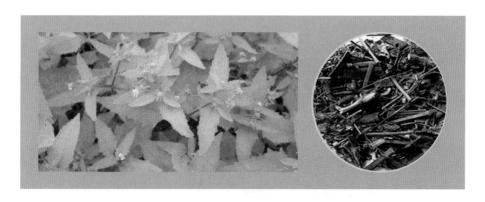

【别名】　棉苍狼、肥猪草、粘苍子、粘金强子、珠草、黄花仔。

【药源】　豨莶草干燥的地上部分。夏、秋二季花开前及花期均可采割，除去杂质，晒干。

【植物识别】　豨莶草〔*Siegesbeckia pubescens* Makino.〕是菊科豨莶草属植物，一年生草本，高30~100cm。茎直立，上部分枝常成复二歧状，全部分枝被灰白色短柔毛。叶对生，叶三角状卵圆形或卵状披针形，上面绿色，下面淡绿，具腺点，两面被毛，三出基脉，侧脉及网脉明显；上部叶渐小，卵状长圆形，边缘浅波状或全缘，近无柄。头状花序多数，集成顶生的圆锥花序；花梗密生短柔毛；总苞阔钟状，总苞片2层，背面被紫褐色头状具柄的腺毛，外层苞片5～6枚，内层苞片卵状长圆表或卵圆形；外层托片长圆形，内弯，内层托片倒卵状长圆形；花冠黄色。瘦果倒卵圆形，有4棱，先端有灰褐色状突起。花果期7～11月。

【性味归经】 性寒，味苦。归肝、肾经。

【功效】 祛风湿，利关节，解毒。用于缓解风湿痹痛，筋骨无力，腰膝酸软，四肢麻痹，半身不遂，风疹湿疮等症。

【地理分布】 自然生长于林缘、林下、荒野、路边。分布于东北、华北、华东、中南、西南地区。

72. 臭梧桐

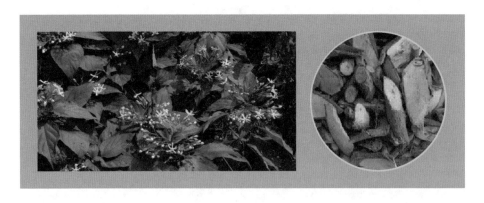

【别名】 香楸、泡火桐、泡花桐、八角梧桐、后庭花、追骨风、海桐、臭桐、臭芙蓉等。

【药源】 马鞭草科植物臭梧桐的嫩枝及叶。8～10月开花后采，或在6～7月开花前采，割取花枝及叶，捆扎成束，晒干。

【植物识别】 臭梧桐〔学名：*Clerodendrum trichotomum* Thunb.〕是马鞭草科大青属植物。灌木或小乔木，高1.5～10.0m。幼枝、叶柄、花序轴等多少被黄褐色柔毛或近于无毛，老枝灰白色，具皮孔，髓白色，有淡黄色薄片状横隔。叶片纸质，卵形、卵状椭圆形或三角状卵形，上表面深绿色，背面淡绿色，两面幼时被白色短柔毛，老时表面光滑无毛，背面仍被短柔毛或无毛，或沿脉毛较密，全缘或有时边缘具波状齿。伞房状聚伞花序顶生或腋生，通常二歧分枝，疏散；苞片叶状，椭圆形，早落；花萼蕾时绿白色，后紫红色；花冠白色或带粉红色，花冠管细，裂片长椭圆形。核果近球形，包藏于增大的宿萼内，成熟时外果皮蓝紫色。花果期6~11月。

【性味归经】 性凉，味辛、苦、甘。归肝经。

【功效】 祛除风湿，降血压。根、茎用于治疗风湿性关节炎，高血压症，痢疾，疟疾。叶外用可治手癣，水田皮炎，湿疹，痔疮。

【地理分布】 生于海拔2000m以下山坡灌丛中。分布于华北、华东、中南、西南等地。

73. 防己

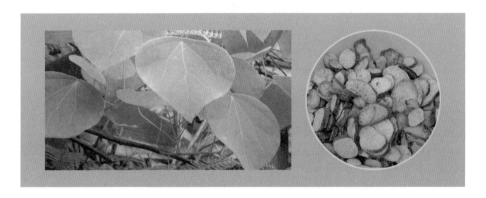

【别名】 粉寸己、汉防己、广防己、粉防己、土防己。

【药源】 粉防己的干燥根。秋季采挖，洗净，除去粗皮，晒至半干，切段，个大者再纵切，干燥（防己药材较为复杂，主要分粉防己和木防己两类。木防己药材包括广防己和汉中防己，有时也包括防己科的木防己）。

【植物识别】 粉防己〔学名：*Stephania tetrandra* S.Moore.〕为防己科千金藤属植物，多年生落叶缠绕藤本。根圆柱形，肉质。茎纤细，有略扭曲的纵条纹。叶互生，宽三角状卵形，全缘，上面绿色，下面灰绿色至粉白色，两面被短柔毛，掌状脉5条；叶柄盾状着生。头状聚伞花序，花小，单性，雌雄同株。核果球形，熟时红色。花期5～6月，果期7～9月。

【性味归经】 性寒，味辛、苦。归膀胱、肺经。

【功效】 祛风止痛，利水消肿。用于风湿痹痛，水肿脚气，小便不利，湿疹疮毒等。

【地理分布】 生于山坡、低地、丘陵地及路旁。广泛分布于河北、河南、陕西、山东、江苏、浙江、安徽、江西、湖北、四川、贵州、广东及福建等地。

74. 丝瓜络

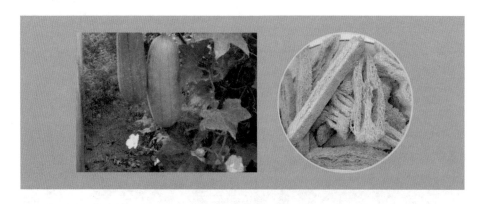

【别名】 丝瓜壳、丝瓜筋、瓜络、丝瓜网。

【药源】 丝瓜成熟干燥果实的维管束。夏、秋二季果实成熟，果皮变黄，内部干枯时采摘，除去外皮及果肉，洗净，晒干，除去种子。

【植物识别】 丝瓜〔学名：*Luffa cylindrica* （L.） Roem.〕是葫芦科丝瓜属植物，一年生攀援草本。茎有5棱，光滑或棱上有粗毛；卷须通常3裂。叶互生，叶片掌状5裂，裂片三角形或披针形，先端渐尖，边缘有锯齿，两面均光滑无毛。雌雄同株，雄花的总状花序有梗，花瓣分离，黄色或淡黄色，倒卵形；雌花的花梗长3~9cm。果实长圆柱形，表面绿色，成熟时黄绿色至褐色，果肉内有强韧的纤维如网状。种子椭圆形，扁平，黑色，边缘有膜质狭翅。花果期8~10月。

【性味归经】 性平，味甘。归肺经、胃经、肝经。

【功效】 通络，活血，祛风。用于痹痛拘挛、胸胁胀痛、乳汁不通。

【地理分布】 丝瓜作为蔬菜在我国低海拔地区大量栽培。丝瓜络以浙江、江苏所产者质量为好。

75. 络石藤

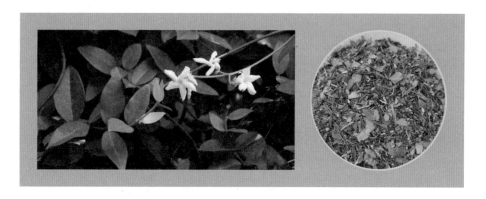

【别名】 石龙藤、络石、络石草、爬墙虎、云花、石龙藤、藤络、软筋藤。

【药源】 取自干燥带叶藤茎。冬季至次春采割，除去杂质，晒干。

【植物识别】 络石〔学名：*Trachelospermum jasminoides*（Lindl.）Lem.〕为夹竹桃科络石属植物，常绿木质藤本，长达10m。全株具乳汁。茎圆柱形，有皮孔；嫩枝被黄色柔毛，老时渐无毛。对生叶革质或近革质，椭圆形或卵状披针形，上面无毛，下面被疏短柔毛；侧脉每边6~12条。聚伞花序顶生或腋生，二歧，花白色，芳香；花萼5深裂；花蕾顶端钝，花冠圆筒形，中部膨大。花冠裂片5，向右覆盖。蓇葖果叉生，无毛，线状披针形；种子多数，褐色，线形，顶端具白色绢质种毛。花期3~7月，果期7~12月。

【性味归经】性微寒，味苦。归心、肝经。

【功效】祛风通络，凉血消肿。用于缓解风湿热痹，筋脉拘挛，腰膝酸痛，喉痹，痈肿，跌扑损伤等症。

【地理分布】生于山野、荒地，常攀援附生于石上、墙上或其他植物上，亦有栽培在庭园中作观赏者。分布河南、山东、安徽、江苏、浙江、福建、广东、广西、江西、湖北、湖南、贵州、云南等地。

76. 雷公藤

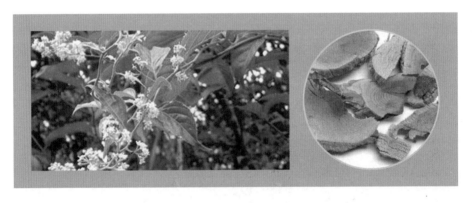

【别名】大茶叶、水莽、红药、山砒霜、黄药、水脑子根、南蛇根、三棱花、早禾花、震龙根、蒸龙草、莽草、水莽子、水莽兜、黄藤、黄藤草、红柴根、菜虫药、断肠草、黄藤根、红紫根、黄腊藤、水莽草、黄藤木。

【药源】雷公藤根的木质部。皮部毒性太大，常刮去之。亦有带皮入药者。夏、秋季采收，挖取根部，去净泥土，晒干，或去皮晒干。切厚片，生用。

【植物识别】雷公藤〔学名：*Tripterygium wilfordii* Hook.f.〕是卫矛科雷公藤属植物，攀援藤本，高达1.5~3.0m。小枝红褐色，有棱角，具长圆形的小瘤状突起和锈褐色绒毛。单叶互生，亚革质，椭圆形、卵形，上面光滑，下面淡绿色，主脉和侧脉在叶的两面均稍隆起，脉上疏生锈褐色短柔毛；叶柄长约5mm，表面密被锈褐色短绒毛。花小，白色，为顶生或腋生的大形圆锥花序；萼为5浅裂；花瓣5，椭圆形。翅果，膜质，黄褐色，3棱，通常中央有种子1粒。种子细长，线形。花期4~6月。果熟期9~10月。

【性味归经】性凉，味苦、辛，有大毒。归心经、肝经。

【功效】祛风除湿，活血通络，消肿止痛，杀虫解毒。主治类风湿关节炎，风湿性关节炎，肾小球肾炎，肾病综合征，红斑狼疮，口眼干燥综合征，贝赫切特病，湿疹，银屑病，麻风病，疥疮，顽癣。

【地理分布】生于背阴多湿稍肥的山坡、山谷、溪边灌木林和次生杂木林中。广泛分布浙江、江西、安徽、湖南、广东、福建等地。

三、祛风湿强筋骨药

77. 狗脊

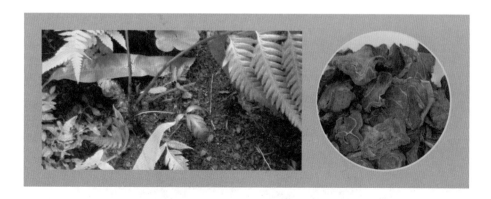

【别名】毛狗儿、金狗脊、金毛狮子、金毛狗脊、金猫咪、百枝、狗青、强膂、黄狗头、金丝毛、金扶筋、扶盖、扶筋、苟脊、老猴毛。

【药源】 金毛狗脊的干燥根茎。秋、冬二季采挖，除去泥沙，干燥；或去硬根、叶柄及金黄色绒毛，切厚片，干燥，即为"生狗脊片"。蒸制后，晒至六、七成干，切厚片，干燥，便为"熟狗脊片"。

【植物识别】 狗脊〔学名：*Cibotium barometz*（L.）J.Sm.〕蚌壳蕨科金毛狗属植物，多年生树蕨，高达2~3m。根茎平卧，有时转为直立，短而粗壮，带木质，密被棕黄色带有金色光泽的长柔毛。叶多数，丛生成冠状，形大；叶柄粗壮，褐色，基部密被金黄色长柔毛和黄色狭长披针形鳞片；叶片卵圆形，长可达2m，3回羽状分裂；下部羽片卵状披针形，上部羽片逐渐短小，至顶部呈狭羽尾状；小羽片线状披针形，渐尖，羽状深裂至全裂，裂片密接，狭矩圆形或近于镰刀形；亚革质，上面暗绿色，下面粉灰色，叶脉开放，不分枝。孢子囊群着生于边缘的侧脉顶上，略成矩圆形，每裂片上2~12枚，囊群盖侧裂呈双唇状，棕褐色。

【性味归经】 味苦、甘，性温。归肝、肾经。

【功效】 除风湿，健腰脚，利关节。主要用来治疗肾虚腰痛脊强，足膝软弱无力，风湿痹痛，尿频，遗精，白带过多。

【地理分布】 生于低海拔山脚沟边，喜林下阴处酸性土壤。广泛分布我国西南、南部、东南及中部地区的河南、湖北等地。

78. 千年健

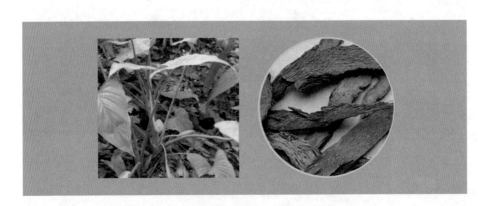

【别名】一包针、千颗针、千年见、绫丝线。

【药源】千年健的干燥根茎。春、秋二季采挖，洗净，除去外皮，晒干。

【植物识别】千年健〔学名：*Homalomena occulta.*〕为天南星科千年健属的植物。多年生草本，根茎匍匐，细长，根肉质，密被淡褐色短绒毛，须根纤维状。叶片线状披针形，向上渐狭，锐尖，叶片膜质至纸质，箭状心形至心形，全缘。肉穗花序，花序柄短于叶柄；佛焰苞绿白色，长圆形至椭圆形，花前度卷成纺锤形，盛花时上部略展开成短舟状。浆果，种子褐色，长形。花果期6~9月。

【性味归经】味苦、辛，性温。肝、肾经。

【功效】止痛，消肿，祛风湿，壮筋骨。治风湿痹痛，肢节酸痛，筋骨痿软，胃痛，痈疽疮肿。

【地理分布】喜海拔1000m以下的沟谷密林、竹林和山坡灌丛中。分布于广东、海南、云南、广西等地。

79. 雪莲花

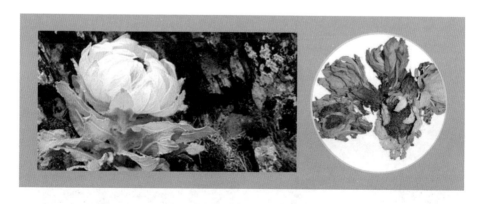

【别名】大拇花、雪荷花、雪莲、大木花。

【药源】为菊科植物绵头雪莲花、大苞雪莲花、水母雪莲花等的带花全株。6~7月间开花时采收，拔起全株，除去泥沙，晾干。

【植物识别】雪莲花〔学名：*Saussurea involucrata*（Kar. et Kir.）Sch.–Bip.〕是菊科凤毛菊属植物。因其顶形似莲花，故得名雪莲花，简称雪莲。为多年生草本，高10～30cm。根状茎粗，颈部被多数褐色的叶围绕。茎粗壮，基部直径2～3cm，无毛。叶密集，基生叶和茎生叶无柄，叶片椭圆形或卵状椭圆形，边缘有尖齿，两面无毛；最上部叶苞叶状，膜质，淡黄色，宽卵形，包围总花序，边缘有尖齿。头状花序10～20个，在茎顶密集成球形的总花序，无小花梗或有短小花梗。总苞半球形，总苞片3～4层，边缘或全部紫褐色，外层长圆形，被稀疏的长柔毛，中层及内层披针形。小花紫色。瘦果长圆形。冠毛污白色。花果期7～9月。

【性味归经】性温，味甘、苦。入脾、肾经。

【功效】补肾壮阳，调经止血。用于雪盲，牙痛，风湿性关节炎，阳痿，月经不调，崩漏，白带，创伤出血。

【地理分布】分布于四川、云南、西藏等高寒地带，俄罗斯及哈萨克斯坦也有分布。生于高山雪线附近的岩缝、石壁和冰磺砾石滩中，海拔2400～4000m。以天山所产最多，质亦最佳。（可作药用，也有一定的观赏价值。1996年中国已将天山雪莲列为二级保护植物，天山雪莲是唯一列入《中国植物红皮书》的雪莲植物，是中国国家三级濒危物种。2000年国务院13号文件已明令禁止采挖野生雪莲）。

80. 石楠

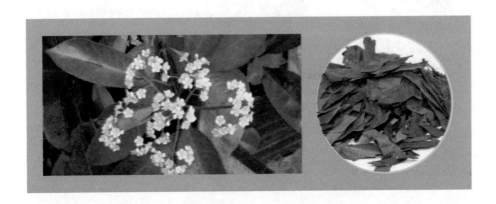

【别名】 水红树、山官木、猪林子、细齿石楠、凿木、千年红、扇骨木。

【药源】 石楠的干燥叶。叶随用随采，或夏季采晒干。

【植物识别】 石楠〔学名：*Photinia serrulata* Lindl.〕是蔷薇科石楠属植物，常绿灌木或中型乔木，高4～6m，有时可达12m，枝褐灰色，全体无毛，冬芽卵形，鳞片褐色，无毛。叶片革质，长椭圆形、长倒卵形或倒卵状椭圆形，边缘有疏生具腺细锯齿，近基部全缘，上面光亮，幼时中脉有绒毛，成熟后两面皆无毛，中脉显著，侧脉25～30对；叶柄粗壮，长2～4cm，幼时有绒毛，以后无毛。复伞房花序顶生，直径10～16cm；总花梗和花梗无毛，花梗长3～5mm；花密生，直径6～8mm；萼筒杯状，长约1mm，无毛；花瓣白色，近圆形，直径3～4mm，内外两面皆无毛；果实球形，直径5～6mm，红色，后成褐紫色，有1粒种子；种子卵形，长2mm，棕色，平滑。花期6～9月，果9～11月成熟。

【性味归经】 味辛、苦，性平。归肝、肾经。

【功效】 祛风除湿，活血解毒。主治风痹，历节痛风，头风头痛，腰膝无力，外感咳嗽，疮痈肿痛，跌打损伤，风湿筋骨疼痛，阳痿遗精等症。

【地理分布】 喜温暖湿润气候，抗寒力不强，喜光也耐荫，对土壤要求不严，以肥沃湿润的砂质土壤最为适宜，萌芽力强，对烟尘和有毒气体有一定的抗性。野生与栽培均有。广泛分布于广东、安徽、江苏、浙江、广西、四川、云南、甘肃行等地。

81. 五加皮

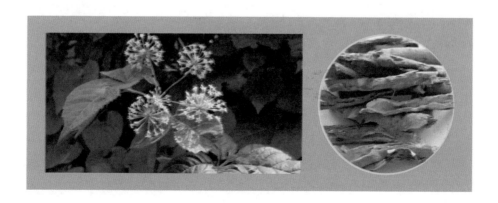

【别名】 五谷皮、南五加皮、红五加皮。

【药源】 细柱五加的干燥根皮。夏、秋二季采挖根部，洗净，剥取根皮，晒干。

【植物识别】 细柱五加〔学名：*AcanthopanargracilistµlusW. W. Smith.*〕为五加科五加属植物，灌木，有时蔓生状，高2～3m。枝灰棕色，无刺或在叶柄基部单生扁平的刺。叶为掌状复叶，在长枝上互生，在短枝上簇生；小叶5，中央一片最大，倒卵形至倒披针形，两面无毛，或沿脉上疏生刚毛，下面脉腋间有淡棕色簇毛，边缘有细锯齿。伞形花序腋生或单生于短枝顶端，萼5齿裂，花黄绿色，花瓣5，长圆状卵形。核果浆果状，扁球形，成熟时黑色，宿存花柱反曲。种子2粒，细小，淡褐色。花期4～7月，果期7～10月。

【性味归经】 味辛、苦、甘，性温。归肝、肾经。

【功效】 祛风湿，补肝肾，强筋骨，利水。主治风湿痹症，筋骨痿软，小儿行迟，体虚乏力，水肿，脚气。

【地理分布】 生长于山坡上或丛林间。广泛分布四川、云南、江苏、浙江、贵州、广西、广东、陕西、河南、山东、安徽、江西、湖北、湖南等地。

82. 桑寄生

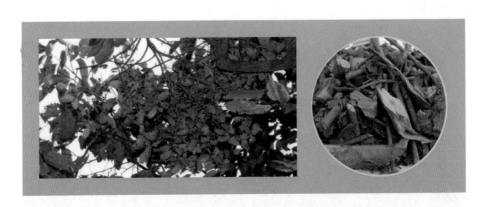

【别名】 土桑寄生、桑上寄生、广寄生、寄生树、冰粉树、寄生、寄屑。

【药源】 桑寄生的干燥带叶茎枝。冬季至次春采割，除去粗茎，切段，干燥，或蒸后干燥。

【植物识别】 桑寄生〔学名：*Taxilluschinensis*（DC.）Danser.〕为桑寄生科钝果寄生属植物。茎枝呈圆柱形，表面红褐色或灰褐色，具细纵纹，并有多数细小凸起的棕色皮孔，嫩枝有的可见棕褐色茸毛；质坚硬，断面不整齐，皮部红棕色，木部色较浅。叶多卷曲，具短柄；叶片革质，展平后呈卵形或椭圆形，表面黄褐色，幼叶被细茸毛，先端钝圆，基部圆形或宽楔形，全缘，无臭，味涩。 总状花序，1～3个生于小枝已落叶腋部或叶腋，具花2～5朵，密集呈伞形，花序和花均密被褐色星状毛，花红色，花托椭圆状。果椭圆状，长6～7mm，直径3～4mm，两端均圆钝，黄绿色，果皮具颗粒状体，被疏毛。花期6～8月。

【性味归经】 味苦、甘，性平。归肝，肾经。

【功效】 祛风湿，补肝肾，强筋骨，安胎。主治风湿痹症，崩漏经多，妊娠漏血，胎动不安，降血压。

【地理分布】 常生于海拔20～400m的平原或低山常绿阔叶林中，寄生于桑树、桃树、李树、龙眼、荔枝、杨桃、油茶、油桐、橡胶树、榕树、木棉、马尾松或水松等多种植物上。桑寄生主产于广东、广西等地，云南、贵州、四川、江西等地亦产。

四、化湿药

83. 广藿香

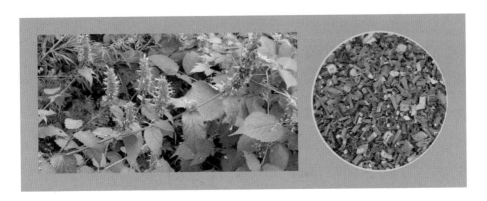

【别名】 排香草、海藿香、藿香、南藿香。

【药源】 广藿香的干燥地上部分。枝叶茂盛时采割，日晒夜闷，反复至干。

【植物识别】 广藿香〔学名：*Pogostemon cablin*（Blanco.） Benth.〕是唇形科藿香属属植物，别称刺蕊草、藿香、香馥草、大土藿香、猫把、青茎薄荷。气香特异，味微苦。多年生草本，茎略呈方柱形，多分枝，枝条稍曲折，表面被柔毛，质脆，易折断，断面中部有髓，老茎类圆柱形，被灰、褐色栓皮。叶对生，阔卵形、卵形或卵状椭圆形，长5~10cm，宽1.5~4.0cm，下部的叶较小，先端钝尖，基部阔楔形或近心形，边缘具不整齐的钝锯齿，两面均密被灰白色短柔毛；叶柄长2.0~2.5cm，密被灰黄色柔毛。轮伞花序密集成穗状，顶生或腋生，长2~8cm，直径1~2cm，花冠唇形，淡紫红色，长约8mm，但较少开花。成熟小坚果卵状长圆形，长约1.8mm，宽约1.1mm，花期6~8月，果期9~10月。

【性味归经】 味辛，性微温。归脾、胃、肺经。

【功效】 芳香化浊，和中止呕，发表解暑。用于湿浊中阻，脘痞呕吐，暑湿表证，湿温初起，发热倦怠，胸闷不舒，寒湿闭暑，腹痛吐泻，鼻渊头痛。治疗夏季中暑引起的恶心呕吐、汗出、昏厥效果显著，有"夏日良药"的美誉。

【地理分布】 生于荒地、田边、路边及草丛中。分布广东、广西、云南、福建等地。

84. 苍术

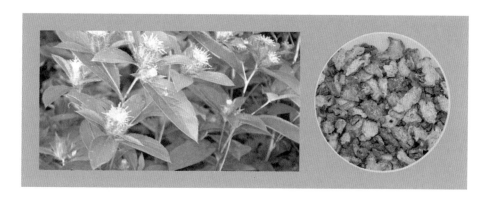

【别名】 赤术、马蓟、茅术、南术、青术、仙术、山芥。

【药源】 苍术的干燥根茎。春、秋二季采挖，除去泥沙，晒干，撞去须根。

【植物识别】 苍术〔学名：*Atractylodes Lancea*（Thunb.） DC.〕是菊科苍术属植物，多年生草本。根状茎平卧或斜升，不定根。茎直立，高可达100cm，单生或少数茎成簇生，基部叶花期脱落；中下部茎叶几无柄，圆形、倒卵形、偏斜卵形、卵形或椭圆形；中部以上或仅上部茎叶不分裂，倒长卵形、倒卵状长椭圆形或长椭圆形，全部叶硬纸质，两面绿色，无毛。头状花序单生茎枝顶端，总苞钟状，苞叶针刺状羽状全裂或深裂。小花白色，瘦果倒卵圆状，被稠密的顺向贴伏的白色长直毛，冠毛刚毛褐色或污白色。6～10月开花结果。

【性味归经】 味辛、苦，性温。归脾、胃、肝经。

【功效】 具有燥湿健脾，祛风散寒、明目的功效。治湿盛困脾，倦怠嗜卧，脘痞腹胀，食欲缺乏，呕吐，泄泻，痢疾，疟疾，痰饮，水肿，时气感冒，风寒湿痹，足痿，夜盲。

【地理分布】 喜凉爽气候，野生于低山阴坡疏林边、灌木丛中及草丛中。我国各地药圃广有栽培。

85. 砂仁

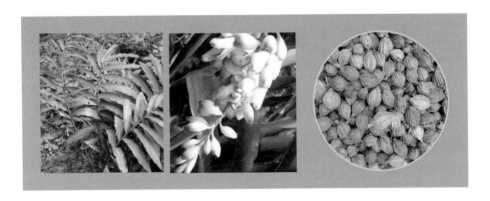

【别名】 缩砂仁、缩沙蜜、缩砂密。

【药源】 砂仁的干燥成熟果实。夏、秋间果实成熟时采收，晒干或低温干燥。

【植物识别】 砂仁〔学名：*Amomum villosum* Lour.〕属姜科豆蔻属植物，多年生草本。株高可达3m，茎散生；根茎匍匐地面，中部叶片长披针形，上部叶片线形，顶端尾尖，两面光滑无毛，叶舌半圆形，穗状花序椭圆形，总花梗被褐色短绒毛；鳞片膜质，椭圆形，苞片披针形，膜质；小苞片管状，花萼顶端具三浅齿，白色，裂片倒卵状长圆形，唇瓣圆匙形，白色，子房被白色柔毛。蒴果椭圆形，成熟时紫红色，干后褐色，种子多角形，有浓郁的香气，味苦凉。5～6月开花；8～9月结果。

【性味归经】 味辛，性温；归脾、胃、肾经。

【功效】 主化湿开胃，温脾止泻，理气安胎。用于湿浊中阻，脘痞不饥，脾胃虚寒，呕吐泄泻，妊娠恶阻，胎动不安。

【地理分布】 自然生于阴湿地，山谷林下，或人工栽培。分布广东、广西、云南等地。

86. 草果

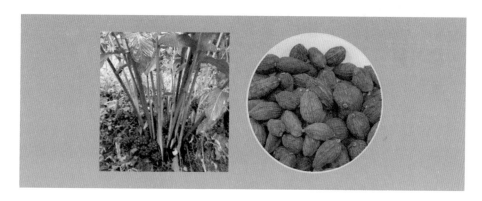

【别名】 草果仁、草果子。

【药源】 草果的成熟果实。秋季果实成熟时采收，除去杂质，晒干或低温干燥。

【植物识别】 草果〔学名：*Amomum tsaoko Crevost et* Lemarie.〕是姜科豆蔻属植物，多年生草本。茎丛生，可高达3m，全株有辛香气，叶片长椭圆形或长圆形，顶端渐尖，基部渐狭，边缘干膜质，两面光滑无毛，叶舌全缘，顶端钝圆。穗状花序不分枝，每花序有花多达30朵；总花梗被密集的鳞片，鳞片长圆形或长椭圆形，苞片披针形，顶端渐尖；小苞片管状，萼管约与小苞片等长，顶端具钝三齿；花冠红色，裂片长圆形，唇瓣椭圆形，蒴果密生，熟时红色，种子多角形，浓郁香味。4~6月开花，9~12月结果。

【性味归经】 味辛，性温。归脾、胃经。

【功效】 燥湿健脾，除痰截疟。主治脘腹胀满，反胃呕吐，食积疟疾等症。（草果作调味香料；全株可提取芳香油。）

【地理分布】 栽培或野生于疏林下。分布云南、广西、贵州等地。

87. 草豆蔻

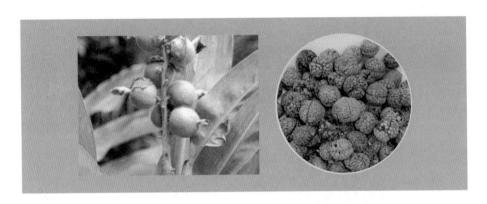

【别名】 草蔻、草蔻仁、大草蔻、漏蔻、飞雷子。

【药源】 草豆蔻的干燥近成熟种子。夏、秋二季采收，晒至九成干，或用水略烫，晒至半干，除去果皮，取出种子团，晒干。

【植物识别】 草豆蔻〔学名：*Alpinia katsumadai* Hayata.〕为姜科草豆蔻属植物。多年生草本，高1～2m。根状茎粗壮，棕红色。叶2列，具短柄；叶片狭椭圆形或披针形，全缘，两面被疏毛或光滑；叶鞘膜质，抱茎，叶舌广卵形，密被绒毛。总状花序顶生，总花梗长25cm，密被黄白色长硬毛；花疏生，小苞片宽大，外被粗毛，花后脱落；萼筒状，外被疏柔毛；花冠白色，唇瓣阔卵形，边缘具缺刻，白色，内面具淡紫红色斑点。蒴果圆球形，外被粗毛，萼宿存，熟时黄色。花期4～6月。果期5～8月。

【性味归经】 味辛，性温。归脾、胃经。

【功效】 燥湿行气，温中止呕。用于寒湿内阻，脘腹胀满冷痛，嗳气呕逆，不思饮食等症。

【地理分布】 生于山地疏或密林中。主产于四川、云南等地。

88. 豆蔻

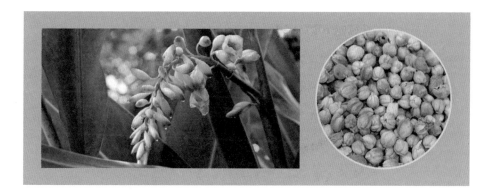

【别名】白蔻、白蔻仁、白豆蔻、蔻米。

【药源】白豆蔻的干燥成熟果实。秋季果实成熟时采收，用时除去果皮，取种子打碎。

【植物识别】白豆蔻〔学名：*Amomum cardamon.*〕，姜科豆蔻属植物，多年生草本。茎丛生，株高3m，茎基叶鞘绿色。叶披针形，顶端有长尾尖，除具缘毛外，两面无毛；无叶柄。叶舌初被疏长毛，后脱落而仅有疏缘毛；叶鞘口无毛；穗状花序圆柱形；苞片卵状长圆形；花萼管被毛；花冠白色或稍带淡黄；唇瓣椭圆形，稍凹入，淡黄色，中脉有带紫边的桔红色带。蒴果近球形，直径约16mm，白色或淡黄色，略具钝三棱，果皮木质，易开裂为三瓣；种子为不规则的多面体，直径约3~4mm，暗棕色，种沟浅，有芳香味。花期2~5月，果期6~8月。

【性味归经】味辛，性温。归入肺、脾经。

【功效】湿消痞，行气温中，开胃消食。用于湿浊中阻，不思饮食，湿温初起，胸闷不饥，寒湿呕逆，胸腹胀痛，食积不消。

【地理分布】生于山沟阴湿处，我国多栽培于树荫下。海南、云南、广西有栽培。原产于印度尼西亚。

89. 厚朴

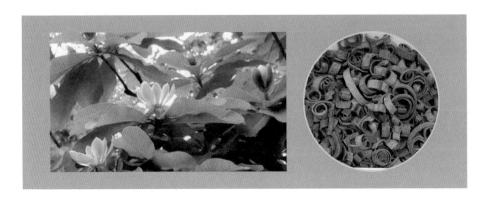

【别名】 川朴、紫油厚朴、重皮、烈朴、厚皮、赤朴。

【药源】 厚朴或凹叶厚朴的干燥枝皮、干皮、根皮。春、夏剥取老树皮，晒干。

【植物识别】 厚朴〔学名：*Magnolia officinalis Rehd. et Wils.*〕是木兰科木兰属植物。落叶乔木，高15m，胸径达35cm；树皮厚，紫褐色，有辛辣味；幼枝淡黄色，有细毛，后变无毛；顶芽大，窄卵状圆锥形，长4~5cm，密被淡黄褐色绢状毛。叶革质，倒卵形或倒卵状椭圆形，上面绿色，无毛，下面有白霜，幼时密被灰色毛。花与叶同时开放，单生枝顶，白色，芳香；花被片9~17，厚肉质，外轮长圆状倒卵形；雄蕊多数，花丝红色；心皮多数。聚合果长椭圆状卵圆形或圆柱状，蓇葖果，顶端有向外弯的橼；种子倒卵圆形，外种皮鲜红色。

【性味归经】 味苦、辛，性温。归脾经，胃经，大肠经。

【功效】 具有行气消积，燥湿除满，降逆平喘的功效。用于治疗食积气滞，腹胀便秘，湿阻中焦，脘痞吐泻，痰壅气逆，胸满喘咳。

【地理分布】 生于海拔1500~2800m的阔叶林中。分布于四川、贵州、云南等地。

利水渗湿类

一、利水消肿药

90. 薏苡仁

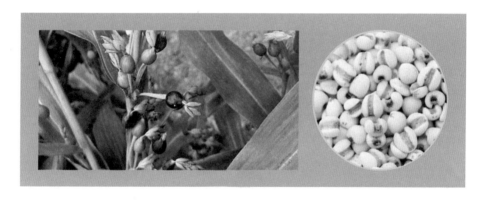

【别名】 药玉米、晚念珠（福建）、水玉米（东北）、六谷迷（广西）。

【药源】 薏苡的干燥成熟种仁。秋季果实成熟时采割植株，晒干，打下果实，再晒干，除去外壳、黄褐色种皮和杂质，收集种仁。

【植物识别】 薏苡〔学名：*Coix lacryma-jobi* L.〕为禾本科薏苡属植物。一年生草本，秆直立，高1.0～1.5m，约有10节。叶鞘光滑，上部者短于节间；叶舌质硬，叶片线状披针形。总状花序，腋生成束，直立或下垂，具总柄；雌小穗位于花序的下部，外包以念珠状总苞，小穗和总苞等长；能育小穗，雌蕊具长花柱，退化雌小穗2个，并列于可育小穗的一侧，顶部突出于总苞。雄小穗常3个着生于一节，其中一个无柄，内含2小花，外稃和内稃都是薄膜质，雄蕊3枚。成熟果实，总苞坚硬具珐琅质，卵形或卵状球形，内包颖果。花、果期7~10月。

【性味归经】味甘，淡，性微寒，无毒。入脾、肾二经，兼入肺经。

【功效】健脾，渗湿，止泻，排脓。用于脾虚腹泻，肌肉酸重，关节疼痛，水肿，脚气，白带，肺脓疡，阑尾炎。

【地理分布】生于低海拔河谷、屋旁、荒野、河边、溪涧或阴湿山谷中。产于我国辽宁、河北、山西、山东、河南、陕西、江苏、安徽、浙江、江西、湖北、湖南、福建、广东、广西、海南、四川、贵州、云南等省区。

91. 泽泻

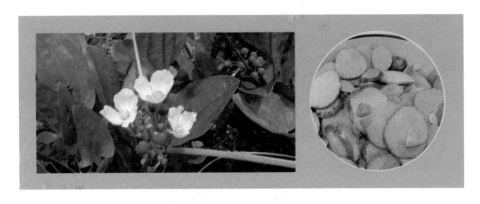

【别名】天鹅蛋、水泽、如意花、车苦菜、天秃、一枝花。

【药源】泽泻的干燥块茎。冬季茎叶开始枯萎时采挖，洗净，干燥，除去须根及粗皮。

【植物识别】泽泻〔学名：*Alisma plantago-aquatica* Linn.〕是泽泻科泽泻属植物，多年生水生或沼生草本，高50~80cm。地下有块茎，球形，外皮褐色，密生多数须根。叶根生；沉水叶条形或披针形；挺水叶宽披针形、椭圆形至卵形，长2~11cm，宽1.3~7.0cm，先端渐尖，稀急尖，基部宽楔形、浅心形，叶脉通常5条，叶柄长1.5~30cm，基部渐宽，边缘膜质。花茎由叶丛中抽出，花序通常有3~5

轮分枝，分枝下有披针形或线形苞片，轮生的分枝常再分枝，组成圆锥状复伞形花序，小花梗长短不等；小苞片披针形至线形，尖锐；萼片3，广卵形，绿色或稍带紫色；花瓣倒卵形，膜质，较萼片小，白色。瘦果椭圆形，或近矩圆形，种子紫褐色，具突起。花期6～8月，果期7～9月。

【性味归经】 味甘，性寒。归入肾、膀胱经。

【功效】 利水渗湿，泄热通淋。主治小便不利，热淋涩痛，水肿胀满，泄泻，痰饮眩晕，遗精。

【地理分布】 生于湖泊、河湾、溪流、水塘的浅水带，沼泽、沟渠及低洼湿地亦有生长。分布黑龙江、吉林、辽宁、河北、河南、山东、江苏，浙江、福建、江西，四川、贵州、云南、新疆等地。四川、福建有大面积的栽培。

92. 冬瓜皮

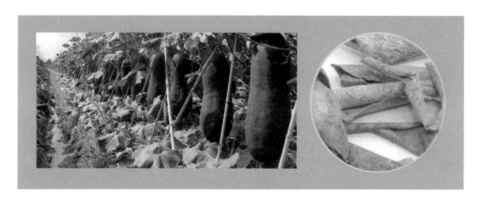

【别名】 白冬瓜、白瓜、白瓜皮、地芝、白东瓜皮、白瓜子、东瓜。

【药源】 冬瓜皮是冬瓜的干燥外层果皮。食用冬瓜时，洗净，削取外层果皮，晒干。

【植物识别】 冬瓜〔*Benincasa hispida*（Thunb.） Cogn.〕是葫芦科冬瓜属植物，一年生攀援草本。茎粗壮，密被黄棕色刺毛，卷须多分2～3叉。单叶互生，掌状浅裂至中裂，呈五角状宽卵形至肾形，边缘具锯齿，两面有粗硬毛。花单性，雌雄同株，单生于叶腋。花萼管状，5裂，裂片三角状卵形，边缘有锯齿；花冠鲜黄色，5裂，花瓣外展，雄蕊3，雌花柄短，子房下位，密被黄褐色长硬毛。瓠果大形，肉质，椭圆形或长方状椭圆形，有时近圆形，果皮淡绿色，表面有毛及蜡质粉霜，果肉肥厚，白色；果梗圆柱形，具纵槽，被粗硬毛。种子多数，白色或黄白色。花果期为夏秋季。

【性味归经】味甘，性凉。归脾、小肠经。

【功效】有消热、利水、消肿的功效。用于水肿胀满，小便不利，暑热口渴，小便短赤。

【地理分布】冬瓜作为蔬菜在我国低海拔地区均产。主要供应季节为夏秋季。

93. 葫芦

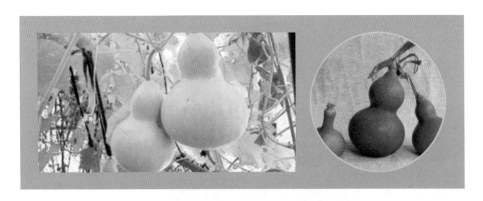

【别名】壶芦、葫芦壳、抽葫芦、蒲芦。

【药源】葫芦的干燥果皮和种子。立冬前后，摘下果实，取出种子，晒干。

【植物识别】葫芦〔学名：*Lagenaria siceraria*（Molina）Standl.〕属葫芦科葫芦属植物，一年生攀援草本，有软毛，叶柄纤细，长16～20cm。有和茎枝一样的毛被，顶端有2腺体；叶片卵状心形或肾状卵形，具5～7掌状脉，两面均被微柔毛，叶背及脉上较密。卷须纤细，初时有微柔毛，后渐脱落，变光滑无毛，上部分2歧。雌雄同株，夏秋开白色花，雌、雄花均单生。果实初为绿色，后变白色至带黄色，由于长期栽培，果形变异很大，因不同品种或变种而异，有的呈哑铃状，中间缢细，下部和上部膨大，上部大于下部，长数十厘米，有的仅长10cm（小葫芦），有的呈扁球形、棒状或构状，成熟后果皮变木质。种子白色，倒卵形或三角形，顶端截形或2齿裂，稀圆，长约20mm。花期夏季，果期秋季。

【性味归经】 味酸、涩，甘。性温，平。入肺、胃、肾经。

【功效】 利尿、消肿、散结。用于水肿，腹水，颈淋巴结结核。

【地理分布】 排水良好、土质肥沃的平川及低洼地和有灌溉条件的岗地。我国各地栽培，亦广泛栽培于世界热带到温带地区。

94. 玉米须

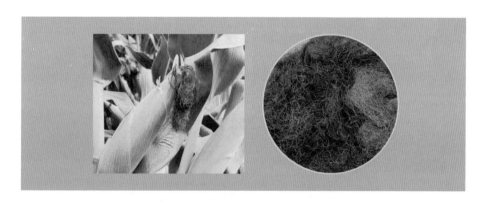

【别名】 棒子毛、玉麦须、玉署黍蕊。

【药源】 玉米的干燥花柱、柱头部分。秋季收获玉米时采收，晒干或烘干。

【植物识别】 玉米〔学名：*Zea mays* L.〕，是禾本科玉蜀黍属植物，一年生草本。秆直立，通常不分枝，高1～4m，基部各节具气生支柱根。叶鞘具横脉；叶舌膜质，长约2cm；叶片扁平宽大，线状披针形，中脉粗壮，边缘微粗糙。雌雄同株，顶生雄性圆锥花序大型，主轴与总状花序轴及其腋间均被细柔毛；雄性小穗孪生，小穗柄一长一短，花药橙黄色。雌花序被多数宽大的鞘状苞片所包藏，雌小穗孪生，成16～30纵行排列于粗壮之序轴上，两颖等长，宽大，无脉，具纤毛；外稃及内稃透明膜质，雌蕊具极长而细弱的线形花柱。颖果球形或扁球形，成熟后露出颖片和稃片之外，胚长为颖果的1/2～2/3。花果期秋季。

【性味归经】 味甘、淡，性平。归膀胱、肝、胆经。

【功效】 利尿消肿，平肝利胆。用于急、慢性肾炎，急、慢性肝炎，高血压，糖尿病，慢性鼻窦炎，尿路结石，胆道结石，小便不利、湿热黄疸等症。

【地理分布】 全国各地广泛栽培。全世界热带和温带地区广泛种植，为一重要粮食作物。

95. 枳椇子

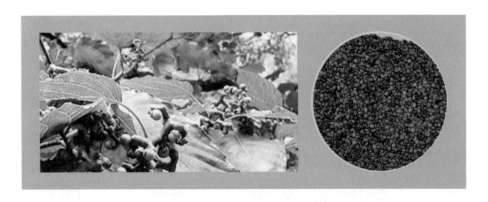

【别名】 碧久子、癫汉指头、背洪子、天藤、还阳藤、金钩钩、万寿果、鸡爪梨、酸枣、鸡爪果、枳枣、鸡爪子、鸡橘子、结留子、曹公爪、棘枸、树蜜、木饧、鸡距子、木蜜、白石木子、蜜屈律、兼穹拐枣、木珊瑚、白石枣、甜半夜、龙爪、转钮子、鸡脚爪、万字果、橘扭子、九扭、金约子。

【药源】 枳椇子是枳椇的干燥带有肉质果柄的果实或种子。种子于果熟时采集晒干，碾碎果壳收种子。

【植物识别】 枳椇〔学名：*Hovenia acerba* Lindl.〕是鼠李科枳椇属植物，高大乔木，高10~25m。小枝褐色或黑紫色，叶互生，厚纸质至纸质，宽卵形、椭圆状卵形或心形。二歧式聚伞圆锥花序，顶生和腋生；花两性，萼片具网状脉或纵条纹，花瓣椭圆状匙形。浆果状核果近球形，成熟时黄褐色或棕褐色，种子暗褐色或黑紫色，具光泽。花期5~7月，果期8~10月。

【性味归经】 味甘，性平。入胃经。

【功效】 解酒毒；止渴除烦；止呕；利大小便。主醉酒；烦渴；呕吐；二便不利。

【地理分布】 野生或栽培。自河北、河南以至广东、贵州、云南均有分布。

96. 荠菜

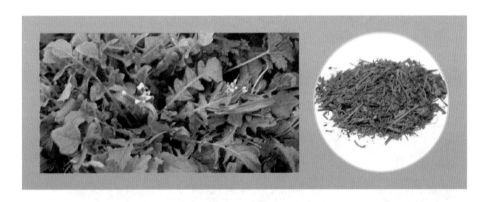

【别名】 清明草、饭铣头草、枕头草、三角草、蒲蝇花、假水菜、地地菜、上巳菜、香善菜，榄豉菜、粽子菜、地菜、荠、荠只菜、香荠菜、香田荠、水荠菜、荠荠菜、芥菜、鸡心菜、菱角菜、地米菜、鸡脚菜、护生草、香芹娘、净肠草、烟盒尊、香料娘、马辛、大荠、老荠、太蕺。

【药源】 荠菜带根干燥全草。春末夏初采集，晒干。

【植物识别】 荠菜〔*Capsella bursa-pastoris*（Linn.） Medic.〕是十字花科荠菜属植物。一年或二年生草本，高30～40cm，主根瘦长，白色，直下，分枝。茎直立，单一或基部分枝。基生叶丛生，莲座状、叶羽状分裂，稀全缘，上部裂片三角形，不整齐，顶片特大，叶片有毛。茎生叶狭披针形或披针形，顶部几成线形，基部成耳状抱茎，边缘有缺刻或锯齿，或近于全缘，叶两面生有单一或分枝的细柔毛，边缘疏生白色长睫毛。花多数，顶生成腋生成总状花序。两性花，萼4片绿色，十字花冠白色。短角果呈倒三角形，无毛，扁平，先端微凹。种子约20～25粒，细小，倒卵形。花期3～5月。

【性味归经】 味甘，性平、凉。入肝、肺、脾经。

【功效】 具有和脾，清热，利水，消肿，平肝，止血，明目的功效。主治乳糜尿、吐血、衄血、痢疾、水肿、淋证、便血、月经过多、目赤肿痛等。

【地理分布】 生长于田野、路边及庭园。全国各地均有分布或栽培。

97. 泽漆

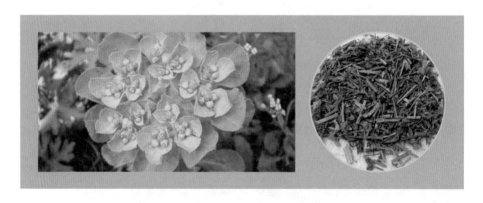

【别名】 猫眼草、烂肠草、灯台草、五凤草、倒毒伞、五朵云、绿叶绿花草、五点草。

【植物识别】 泽漆〔学名：*Euphorbiahelioscopia* L.〕大戟科大戟属植物。一年生或二年生草本，高10～30cm，全株含乳汁。茎基部分枝，茎丛生，基部紫红色，上部淡绿色。叶互生，无柄或因突然狭窄而具短柄；叶片倒卵形或匙形，先端微凹，边缘中部以上有细锯齿。杯状聚伞花序顶生，伞梗5，每伞梗再分生2～3小梗，每小伞梗又第三回分裂为2叉，伞梗基部具5片轮生叶状苞片，与下部叶同形而较大；总苞杯状，先端4浅裂，裂片钝，腺体4，盾形，黄绿色。蒴果球形，3裂，光滑。种子褐色，卵形，表面有凸起的网纹。花期4～5月，果期6～7月。

【药源】泽漆全草入药。春夏采集全草，晒干入药。

【性味归经】味辛、苦，性微寒。归肺、小肠、大肠经。

【功效】行水消肿，化痰止咳，解毒杀虫。主治水气肿满，痰饮喘咳疟疾，菌痢，瘰疬，结核性瘘管，骨髓炎。

【地理分布】生于山沟、路边、荒野、湿地。全国大部分地区均有分布。

98. 桑白皮

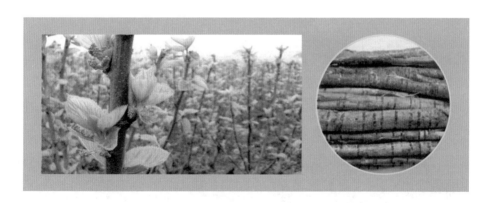

【别名】桑皮、桑根皮、桑根白皮、白桑皮。

【药源】桑树的干燥根皮。秋末叶落时至次春发芽前采挖根部，刮去黄棕色粗皮，纵向剖开，剥取根皮，晒干。

【植物识别】桑树〔学名：*Morus alba* L.〕为桑科桑属植物，落叶乔木。桑叶呈卵形，是喂蚕的饲料。叶卵形或宽卵形，先端尖或渐短尖，基部圆或心形，锯齿粗钝，幼树之叶常有浅裂、深裂，上面无毛，下面沿叶脉疏生毛，脉腋簇生毛。聚花果（桑椹）紫黑色、淡红或白色，多汁味甜。花期4月，果熟5~7月。

【性味归经】 性寒，味甘。归肺经。

【功效】 具有泻肺平喘、行水消肿的功效。主治肺热喘咳、尿少水肿、面目肌肤肿胀等症。也具有降压、抗炎、抗癌等多种现代药理活性。

【地理分布】 全国各地广为分布，生于丘陵、村旁、山坡、田野等处，多为人工栽培。

二、利尿通淋药

99. 车前草

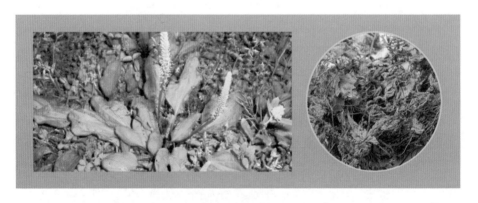

【别名】 车轮草、钱贯草、猪耳草、车轮菜、蛤蟆叶、牛耳朵草。

【药源】 干燥全草均可药用。夏季采挖，除去泥沙，晒干。

【植物识别】 车前草〔学名：*Plantago depressa* Willd.〕属车前科车前属植物，

二年生或多年生草本。须根多数，根茎短，稍粗。叶基生呈莲座状，平卧、斜展或直立；叶片薄纸质或纸质，宽卵形至宽椭圆形。花序3~10个，直立或弓曲上升；花序梗有纵条纹，疏生白色短柔毛；穗状花序细圆柱状；苞片狭卵状三角形或三角状披针形。花萼长2~3cm，萼片先端钝圆或钝尖，龙骨突不延至顶端，前对萼片椭圆形。花冠白色，无毛，冠筒与萼片约等长。蒴果纺锤状卵形、卵球形或圆锥状卵形。种子卵状椭圆形或椭圆形，子叶背腹向排列。花期4~8月，果期6~9月。

【性味归经】　味甘，性寒。归肝、肾、膀胱经。

【功效】　具有利尿、清热、明目、祛痰的功效。主治小便不通、淋浊、带下、尿血、黄疸、水肿、热痢、泄泻、鼻衄、目赤肿痛、喉痹、咳嗽、皮肤溃疡等。

【地理分布】　生于路旁、山野、花圃或菜园、河边湿地。分布于全国各地。

100. 通草

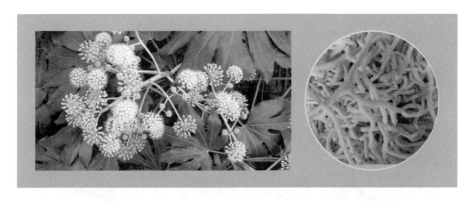

【别名】　寇脱、活莌、离南、倚商、花草。

【药源】　通脱木的干燥茎髓。秋季割取茎，截成段，趁鲜取出髓部，理直，晒干。

【植物识别】　通脱木〔学名：*Tetrapanax papyrifer*（Hook.）K. Koch.〕为五加科通脱木属植物，常绿灌木或小乔木，高1.0~3.5m。茎粗壮，不分枝，幼稚时表面密被黄色星状毛或稍具脱落的灰黄色柔毛。茎髓大，白色；树皮深棕色，略有皱裂；新枝淡棕色或淡黄棕色，有明显的叶痕和大型皮孔。互生叶大，聚生于茎顶；叶柄粗壮，圆筒形；托叶膜质，锥形，基部与叶柄合生，有星状厚绒毛；叶片纸质或薄革质，掌状5~11裂，全缘或有粗齿，上面深绿以，无毛，下面密被白色星状绒毛。伞形花序聚生成顶生或近顶生大型复圆锥花序；萼密被星状绒色，全缘或近全缘；花淡黄白色，花瓣4，稀5，三角状卵形，外面密被星状厚绒毛。果球形，熟时紫黑色。花期10~12月，果期翌年1~2月。

【性味归经】味甘、淡，性微寒。入肺、胃经。

【功效】清热利尿，通气下乳。用于湿热尿赤，淋病涩痛，水肿尿少，乳汁不下。

【地理分布】通常生于向阳肥厚的土壤上，有时栽培于庭园中，海拔2000m以下。分布福建、湖北、广西、湖南、云南、贵州、四川等地。

101. 瞿麦

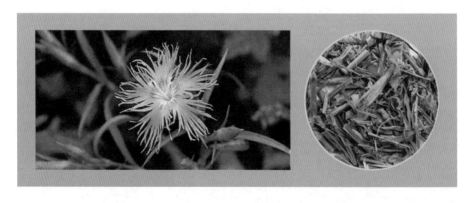

【别名】瞿麦穗、大兰、南天竺草、剪绒花、麦句姜、巨句麦、龙须、山瞿麦、四时美、圣茏草子。

【药源】瞿麦的干燥带花全草入药。夏、秋二季花果期采割，除去杂质，干燥。

【植物识别】瞿麦别名〔学名：*Dianthus superbus* L.〕石竹科石竹属植物，多年生草本，高50～60cm。茎丛生，直立，绿色，无毛，上部分枝。叶片线状披针形，顶端锐尖，中脉特显，基部合生成鞘状，绿色，有时带粉绿色。花萼筒状，苞片4～6，宽卵形，长约为萼筒的1/4；花瓣棕紫色或棕黄色，卷曲，先端深裂成丝状。蒴果长筒形，与宿萼等长。雄蕊和花柱微外露。种子扁卵圆形，黑色，有光泽。花期6～9月，果期8～10月。

【性味归经】味苦，辛，性寒，无毒。归心、肾、小肠、膀胱经。

【功效】利尿通淋，破血通经。用于热淋，血淋，淋沥涩痛，小便不通，月经闭止。

【地理分布】生于山坡或林下。全国大部分地区有分布。

102. 灯芯草

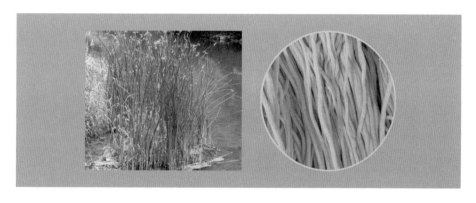

【别名】马棕根、龙须草、野席草、蔺草、野马棕。

【药源】灯芯草干燥茎髓或全草。夏末至秋季割取茎，晒干，取出茎髓，理直，扎成小把。

【植物识别】灯芯草〔学名：*Juncus effusus* L.〕是灯芯草科灯芯草属植物，为多年生草本，高40～100cm。根茎横走，密生须根，茎簇生，直立，细柱形，直径1.5～4.0mm，内弃满乳白色髓，占茎的大部分。叶鞘红褐色或淡黄色，叶片退化呈刺芒状。花序假侧生，聚伞状，多花，密集或疏散；与茎贯连的苞片长5～20cm；花淡绿色，花被片6，排列为2轮，外轮稍长，边缘膜质，背面被柔毛。蒴果长圆状，内有3个完整的隔膜。种子多数，卵状长圆形，褐色。花期6～7月，果期7～9月。

【性味归经】味甘、淡，性微寒。归心、肺、小肠经。

【功效】具有清热、利水渗湿之功效。可用于淋病，水肿，心烦不寐，喉痹，创伤等。

【地理分布】 生于海拔1000～3000m的河边、池旁、水沟、稻田旁、草地及沼泽湿处。我国温暖湿润地区均有分布。（四川所产灯芯草，剥去外皮的称为"灯芯"，未去皮的称为"灯草"。）

103. 石韦

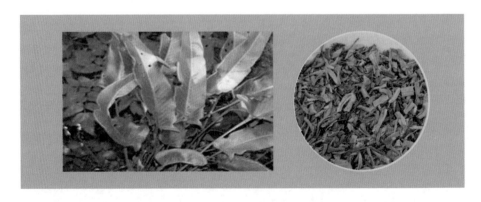

【别名】飞刀剑、肺心草、蜈蚣七、一枝箭、七星剑、大号七星剑、山柴刀、铺地蜈蚣七、肺筋草、木上蜈蚣、蛇舌风。

【药源】 石韦、庐山石韦、西南石韦、华北石韦和有柄韦等的全草。全年均可采收，除去根茎及根，晒干或阴干。

【植物识别】 石韦〔学名：*Pyrrosia lingua*（Thunb.）Farwell.〕是水龙骨科石韦属中型附生蕨类植物，植株高可达30cm。根状茎长而横走，密被鳞片。能育叶通常比不育叶长得高而较狭窄，两者的叶片略比叶柄长，少为等长，罕有短过叶柄的。不育叶片近长圆形，或长圆披针形，下部1/3处为最宽，向上渐狭，短渐尖头，基部楔形，全缘，干后革质，上面灰绿色，近光滑无毛，下面淡棕色或砖红色，被星状毛；能育叶约长过不育叶1/3，而较狭1/3 ~ 2/3。主脉下面稍隆起，上面不明显下凹，侧脉在下面明显隆起，清晰可见，小脉不显。孢子囊群近椭圆形，在侧脉间整齐成多行排列，布满整个叶片下面，或聚生于叶片的大上半部，初时为星状毛覆盖而呈淡棕色，成熟后孢子囊开裂外露而呈砖红色。

【性味归经】 味甘、苦，性微寒。归肺、膀胱经。

【功效】 利水通淋，清肺泄热。治淋痛，肾炎，尿血，慢性气管炎，痢疾，尿路结石，崩漏，肺热咳嗽，金疮，痈疽。

【地理分布】 生于山野的岩石上，或树上。分布广东、安徽、江苏、浙江、福建、广西、湖北、江西、四川、贵州、云南等地。

104. 冬葵子

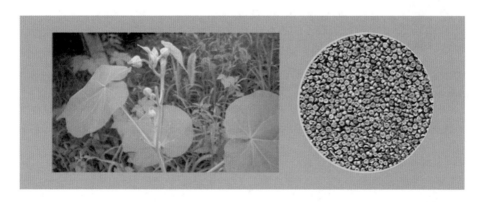

【别名】 葵子、葵菜子。

【药源】 冬葵的干燥成熟种子。夏秋季种子成熟时采收、晒干。

【植物识别】 冬葵〔学名：*Malva crispa* Linn.〕是锦葵科锦葵属植物。一年生草本，高约1m，茎被星状长柔毛。叶互生，叶柄长2~8cm，仅上面槽内被绒毛；托叶卵状披针形，被星状柔毛；叶片肾形至圆形，直径5~11cm，常为掌状5~7裂，裂片短，三角形，具钝尖头，边缘有钝齿，两面被极疏糙状毛或几无毛。花数朵簇生于叶腋间，几无柄至有极短柄；总苞的小苞片3枚，线状披针形，被纤毛；萼杯状，5裂，被疏星状长硬毛；花冠淡白色至淡红色，花瓣5，先端凹入，具爪。果扁圆形，种子肾形，紫褐色，秃净。花期3~11月。

【性味归经】 味甘，性寒、滑、无毒。归大肠、小肠、膀胱经。

【功效】 具有利尿通淋，下乳，润肠的功效。主治淋症，乳汁不通、乳房胀痛，便秘。

【地理分布】 生于低海拔平地、山野等处。我国各地均有分布。

105. 海金沙

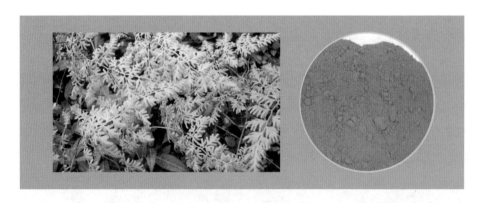

【别名】 蛤蟆藤、金沙藤、罗网藤、左转藤、铁线藤、吐丝草、鼎擦藤、猛古藤。

【药源】 海金沙的干燥成熟孢子。秋季孢子未脱落时采割藤叶，晒干，搓揉或打下孢子，除去藤叶。

【植物识别】 海金沙〔学名：*Lygodium japonicum* （Thunb.） Sw.〕是海金沙科海金沙属植物。多年生攀援草本，长1～4m，根茎细而匍匐，被细柔毛。茎细弱、呈干草色，有白色微毛。叶为1～2回羽状复叶，两面均被细柔毛；能育羽片卵状三角形，小叶卵状披针形，边缘有温齿或不规则分裂，穗长2～4mm，孢子囊盖鳞片状，卵形，每盖下生一横卵形的孢子囊，环带侧生，聚集一处。孢子囊多在夏秋季产生。

【性味归经】 味甘、咸，性寒。归膀胱、小肠经。

【功效】 具有清利湿热，通淋止痛的功效。主治通利小肠，疗伤寒热狂，治湿热肿毒，小便热淋膏淋血淋石淋经痛，解热毒气。

【地理分布】 多生于路边、山坡灌丛、林缘溪谷丛林中，常缠绕生长于其他较大型的植物上。喜温暖湿润环境，喜散射光，忌阳光直射，喜排水良好的沙质壤土。分布于我国广东、江苏、浙江、贵州、四川、云南、安徽南部、福建、香港、广西、湖南、陕西南部。

106. 地肤子

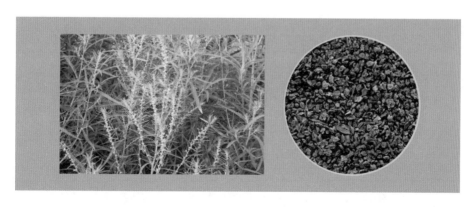

【别名】 地葵、地麦、落帚子、独扫子、竹帚子、千头子、帚菜子、铁扫把

子、扫帚子。

【药源】 地肤干燥成熟的果实。秋季果实成熟时采收植株，晒干，打下果实，除去杂质。

【植物识别】 地肤〔学名：*Kochia scoparia*（*L.*）Schrad.〕是藜科地肤属植物，一年生草本，高50～150cm。茎直立，多分枝，绿色，秋季常变为红色地肤子，幼枝有白柔毛。叶互生，全缘，上面绿色，无毛，下面淡绿色，无毛或有短柔毛；幼叶边缘有白色长柔毛，其后逐渐脱落。花1朵或数朵生于叶腋，成穗状花序，花小，黄绿色；花被筒状，先端5齿裂，裂片三角形，向内弯曲，包裹子房，中肋突起似龙骨状，裂片背部有一绿色突起物。胞果扁圆形，基部有宿存花被，展开成5枚横生的翅。种子1枚，扁球形，黑色。花期7～9月。果期8～10月。

【性味归经】 味辛、苦，性寒。归肾、膀胱经。

【功效】 具清热利湿，祛风止痒的功效。用于小便涩痛，阴痒带下，风疹，湿疹，皮肤瘙痒。

【地理分布】 生长于山沟湿地、田野、路旁。分布山西、陕西、河南、黑龙江、吉林、辽宁、河北、山东、安徽、江苏、甘肃等地。

107. 鸡骨草

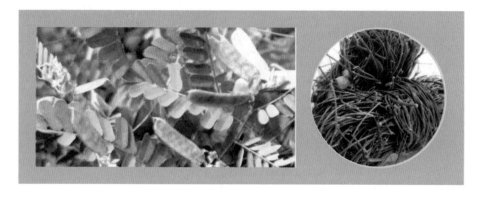

【别名】猪腰草、大黄草、假牛甘子、红母鸡草、黄食草、黄头草、黄仔强、小叶龙鳞草。

【药源】广州相思子的干燥全株。全年均可采挖，除去泥沙，干燥。

【植物识别】广州相思子〔学名：*Abrus pulchellus subsp. cantoniensis*（Hance.）Verdc.〕是豆科相思子属植物。攀援灌木，可高达1m，小枝及叶柄被粗毛。主根粗壮，长达60cm。茎细，深红紫色，幼嫩部分密被黄褐色毛。偶数羽状复叶；小叶7~12对，倒卵形或长圆形，上面疏生粗毛，下面被紧贴的粗毛，小脉两面均突起；托叶成对着生。总状花序短，腋生；萼钟状，花冠突出，淡红色。荚果长圆形，扁平，被疏毛，有种子4~5颗。种子长圆形，黑褐色。花期8月，果期9~10月。

【性味归经】味甘、微苦，性凉。归肝、胆、胃经。

【功效】 具有利湿退黄，清热解毒，疏肝止痛之功效。主治黄疸，乳痈，胁肋不舒，胃脘胀痛。对急慢性肝炎、肝硬化腹水、胃痛等疗效显著。

【地理分布】 生于疏林、灌丛或山坡，海拔约200m。分布广东、广西等地。

108. 地耳草

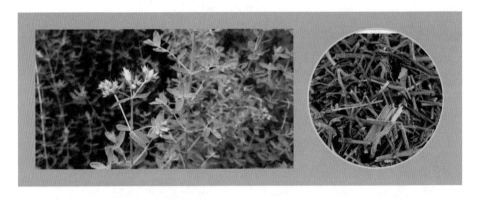

【别名】 雀舌草、田基黄、香草。

【药源】 地耳草的干燥全草。夏秋季采收，晒干。

【植物识别】 地耳草〔学名：*Hypericum japonicum* Thunb. ex Murray.〕是藤黄科金丝桃属植物。一年生草本，高15~30cm，无毛。根多须状，茎直立，或倾斜，细瘦，有4棱，节明显，基部近节处生细根。单叶，短小，对生，叶片卵形，全缘；先端钝，叶面有微细的透明点。聚伞花序顶生，成叉状而疏，花小，黄色；萼片5，披针形；花瓣5，长椭圆形，内曲，几与萼片等长。蒴果长圆形，长约4mm，外面包围有等长的宿萼。花期5~7月。

【性味归经】 性凉，味甘、微苦。归肝经、胆经、大肠经。

【功效】 清热利湿，解毒消肿，散瘀止痛。用于肝炎，早期肝硬化，阑尾炎，眼结膜炎，扁桃体炎；外用治疮疖肿毒，带状疱疹，毒蛇咬伤，跌打损伤。

【地理分布】 生于山野及较潮湿的地方。分布广东、福建、湖南、江苏、浙江、江西、四川、云南、贵州、广西等地。

109. 虎杖

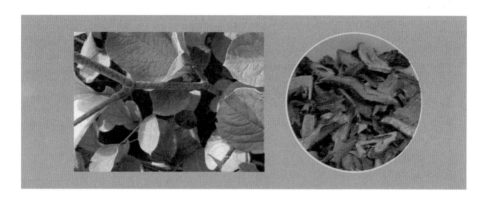

【别名】 斑杖根、酸筒杆、川筋龙、酸汤梗、大叶蛇总管、花斑竹、斑庄、黄地榆。

【药源】 虎杖的干燥根茎和根。春、秋二季采挖，除去须根，洗净，趁鲜切短段或厚片，晒干。

【植物识别】 虎杖〔学名：*Reynoutria japonica* Houtt.〕蓼科虎杖属植物。多年生灌木状草本，高达1m以上。根茎横卧地下，木质，黄褐色，节明显。茎直立，圆柱形，丛生，无毛，中空，散生紫红色斑点。叶互生，叶柄短，托叶鞘膜质，褐色，早落；叶片宽卵形或卵状椭圆形，全缘，无毛。花单性，雌雄异株，成腋生圆锥花序；花梗细长，上部有翅；花被5深裂，裂片2轮，外轮3片，背部生翅。瘦果椭圆形，有3棱，黑褐色。花期6~8月。果期9~10月。

【性味归经】 味微苦，性微寒。归肝、胆、肺经。

【功效】 具有祛风利湿，散瘀定痛，止咳化痰的功效。用于关节痹痛，湿热黄疸，经闭，症瘕，水火烫伤，跌扑损伤，痈肿疮毒，咳嗽痰多。

【地理分布】 生于低海拔山沟、山坡灌丛、溪边、林下阴湿处。产中国陕西南部、甘肃南部、华东、华中、华南、四川、云南及贵州。

110. 茵陈

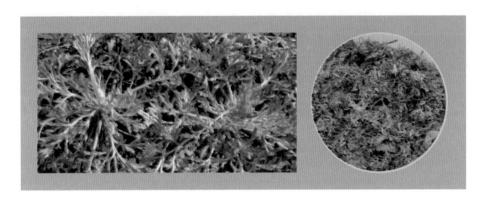

【别名】 黄蒿、茵陈蒿、臭蒿、绵茵陈、绒蒿、野兰蒿、石茵陈、狼尾蒿。

【药源】 茵陈蒿的干燥地上部分。春季采收的习称"绵茵陈"，秋季采割的称"花茵陈"。

【植物识别】 茵陈蒿〔学名：*Artemisia capillaris* Thunb.〕是菊科蒿属植物，半灌木状草本，植株有浓烈的香气。茎直立，高0.5～1.0m，基部木质化，表面黄棕色，具纵条纹，多分枝；幼时全体有褐色丝状毛，成长后近乎无毛。叶1～3回羽头深裂，下部裂片较宽短，常被短绢毛；中部叶裂片细长如发，上部叶羽头分裂，3裂，近乎无毛。头状花序球形，多数集成圆锥状；花淡绿色，外层雌花能育，柱头2裂叉状；中部两性花不育，柱头头状不分裂。瘦果长圆形，无毛。花期9～10月，果期10～12月。

【性味归经】 性微寒，味苦、辛。归脾经、胃经、膀胱经。

【功效】 清湿热，退黄疸。用于黄疸尿少，湿疮瘙痒及传染性黄疸型肝炎。

【地理分布】 生于山坡、路边、林下及草地生长。全国各地均有分布。

111. 叶下珠

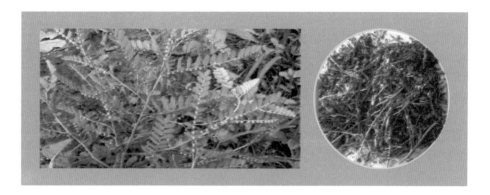

【别名】 龙珠草、企枝叶下珠、珠仔草、碧凉草、假油甘（潮汕）。

【药源】 叶下珠的全草或带根全草。夏、秋间采收，晒干。

【植物识别】 叶下珠〔学名：*Phyllanthus urinaria* L.〕是大戟科叶下珠属植物，一年生草本，高数寸至尺许。茎直立，带紫红色，有纵棱。叶互生，作复瓦状排列，形成二行，很似羽状复叶，叶片矩圆形，长二、三分，全绿，先端尖或钝，基部圆形，几无叶柄。腋生花细小，雌雄同株，夏秋沿茎叶下面开白色小花，无花柄。蒴果圆球状，红色，形如小珠，排列于假复叶下面；种子橙黄色。花期4~6月，果期7~11月。

【性味归经】 味微苦、甘，性凉。归肺、肝经。

【功效】 清热利尿，明目，消积。用于肾炎水肿，泌尿系感染、结石，肠炎，痢疾，小儿疳积，眼角膜炎，黄疸型肝炎。外治毒蛇咬伤、指头蛇疮、皮肤飞蛇卵等

【地理分布】 生于山坡、路旁、田边或林缘。分布于广东、江苏、四川、贵州、安徽、浙江、江西、福建、广西、云南等地。

112. 垂盆草

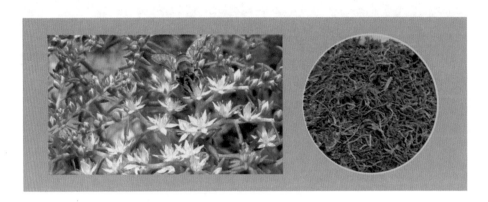

【别名】石头菜，佛甲草。

【药源】垂盆草新鲜或干燥全草。夏、秋二季采收，除去杂质。鲜用或干燥。

【植物识别】垂盆草〔学名：*Sedum sarmentosum Bunge.*〕，景天科景天属植物，多年生多肉草本。花茎细，匍匐，节上生根，叶轮生，叶倒披针形至长圆形。聚伞花序，花少，两性花，花无梗；萼片披针形至长圆形，花瓣5，黄色，披针形至长圆形，鳞片楔状四方形。蓇葖果，种子卵形。5～7月开花，8月结果。

【性味归经】味甘、淡，性凉。归肝、胆、小肠经。

【功效】利湿退黄，清热解毒。用于湿热黄疸，小便不利，痈肿疮疡，蛇虫咬伤，水火烫伤，咽喉肿痛，口腔溃疡及湿疹，带状疱疹。

【地理分布】分布于吉林、辽宁、陕西、甘肃、湖北、山东、江苏、福建、河南、安徽、浙江、江西、湖南、四川、河北、山西、贵州等地。生于山坡岩石上或栽培。

第七部分 温里药

113. 附子

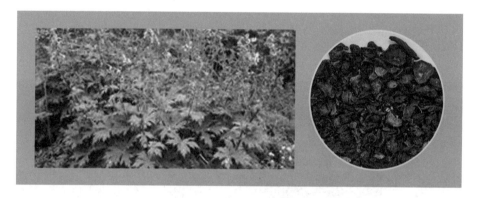

【别名】 乌头、附片。

【药源】 乌头的侧根（子根）的加工品。6月下旬至8月上旬采挖，除去母根、须根及泥沙，习称"泥附子"。加工炮制为盐附子、黑附子（黑顺片）、白附片、淡附片、炮附片。

【植物识别】 乌头〔学名：*Aconitum carmichaeli* Debx.〕为毛茛科乌头属植物，多年生草本，高0.6～1.5m。块根常2个并连，纺锤形或倒卵形，外皮黑褐色；栽培品侧根甚肥大，径达5cm。茎直立或稍倾斜，圆柱形，表面青绿色，上部为短茸毛或散生少数贴伏柔毛，下部老茎多带紫色，茎下部光滑无毛。叶互生，革质，五角形，掌状3全裂。两性花，顶生总状花序狭长，密生反曲柔毛；萼片5，蓝紫色，上萼片高盔形；花瓣2，无毛，有长爪，距长1～2.5mm。蓇葖长，种子长3～3.2mm，三棱形，只在二面密生横膜翅。花期9～10月，果期10～11月。

【性味归经】 性大热，味辛、甘，有毒。入心经、肾经、脾经。

【功效】 乌头为散寒止痛药，既可祛经络之寒，又可散脏腑之寒。有回阳、逐冷、祛风湿的作用。治大汗亡阳、四肢厥逆、霍乱转筋、肾阳衰弱的腰膝冷痛、形寒爱冷、精神不振以及风寒湿痛、脚气等症。然其有大毒，用之宜慎。

【地理分布】 分布于云南、四川、湖北、贵州、湖南、广西、浙江、江苏、广东、江西、安徽、陕西、河南、山东、辽宁等省区。生于山地草坡、灌丛及林缘。

114. 干姜

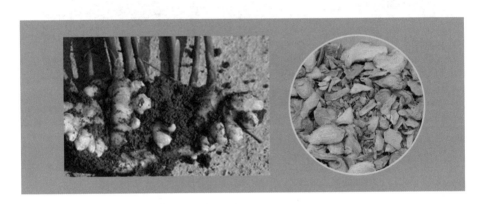

【别名】 白姜、均姜、干生姜。

【药源】 干姜为姜的干燥根茎。冬季采挖，除去须根及泥沙，晒干或低温干燥。趁鲜切片晒干或低温干燥者称为"干姜片"。

【植物识别】 姜〔学名：*Zingiber officinale* Rosc.〕是姜科姜属植物，多年生草本。株高0.5～1.0m，根茎肥厚，多分枝，有芳香及辛辣味。叶片披针形或线状披针形，无毛，无柄，叶舌膜质。总花梗长达25cm；穗状花序球果状，苞片卵形，淡绿色或边缘淡黄色，顶端有小尖头。花萼管长约1cm；花冠黄绿色，裂片披针形；唇瓣中央裂片长圆状倒卵形，短于花冠裂片，有紫色条纹及淡黄色斑点，侧裂片卵形；雄蕊暗紫色。花期在秋季，果期冬季，种子黑色。

【性味归经】味辛，性热。归脾、胃、肾、心、肺经。

【功效】有温经散寒，回阳通脉，燥湿消痰的功效。用于脘腹冷痛，呕吐泄泻、肢冷脉微、痰饮喘咳。干姜能引血药入血分，气药入气分，又能去恶养新，有阳生阴长之意，因此血虚的人可以用，而吐血、衄血、下血等症也宜使用。

【地理分布】姜喜欢肥沃疏松的壤土或沙壤土，作为蔬菜或烹饪调味品在全国大部分地区有栽种。

115. 肉桂

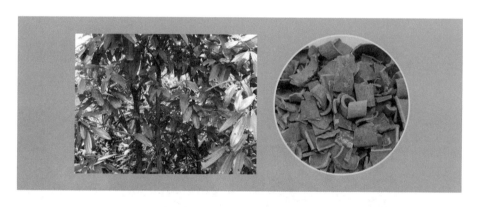

【别名】牡桂、玉桂、筒桂。

【药源】肉桂的干燥树皮。多于秋季剥取，阴干。

【植物识别】肉桂〔学名：*Cinnamomum cassia* Presl.〕是樟科樟属中等大乔木，芳香，树皮灰褐色，老树皮厚达13mm。一年生枝条圆柱形，黑褐色，有纵向细条纹，略被短柔毛，当年生枝条多少四棱形，黄褐色，具纵向细条纹，密被灰黄色短绒毛。顶芽小，芽鳞宽卵形，先端渐尖，密被灰黄色短绒毛。叶互生或近对生，长椭圆形至近披针形，先端稍急尖，基部急尖，革质，边缘软骨质，内卷，上表面绿色，有光泽，无毛，下表面淡绿色，晦暗，疏被黄色短绒毛；叶柄粗壮，腹面平坦或下部略具槽，被黄色短绒毛。圆锥花序腋生或近顶生，三级分枝，分枝末端为3花的聚伞花序。花白色，花被裂片，花丝被柔毛，扁平，花药卵圆状长圆形，子房卵球形。果椭圆形，成熟时黑紫色，无毛，果托浅杯状。花期6～8月，果期10～12月。

【性味归经】性热，味辛、甘。入肾经、脾经、心经、肝经。

【功效】具补火助阳，引火归源，散寒止痛，活血通经的功效。用于阳痿，宫冷，腰膝冷痛，肾虚作喘，阳虚眩晕，目赤咽痛，心腹冷痛，虚寒吐泻，寒疝，奔豚，经闭，痛经。

【地理分布】栽培于砂土及斜坡山地。分布福建、广西、广东、云南等地。主产于广西、广东、云南等地。

116. 高良姜

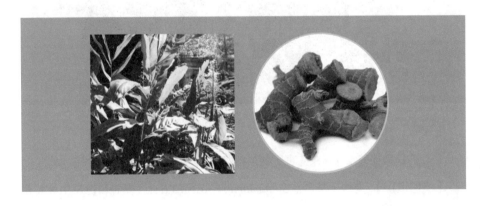

【别名】高凉姜、良姜、蛮姜、风姜、小良姜、佛手根、海良姜。

【药源】高良姜的干燥根茎。夏末秋初采挖，除去须根和残留的鳞片，洗净，切段，晒干。

【植物识别】高良姜〔学名：*Alpinia officinarum* Hance.〕是姜科山姜属植物，多年生草本，可高达110cm。根茎圆柱状形，棕红色横生，节上有环形膜质鳞片，节上生根。茎丛生，直立。叶无柄或近无柄；叶片线状披针形，先端渐尖或尾尖，基部渐窄，全缘，两面无毛；叶鞘开放，抱茎，具膜质边缘。总状花序顶生，直立，花序轴被绒毛；花萼筒状，花冠管漏斗状，长圆形，唇瓣卵形，白色而有红色条纹，侧生退化雄蕊锥状；密被绒毛，花柱细长。蒴果球形，熟时橙红色；种子棕色，有钝棱角。4～11月开花结果。

【性味归经】 味辛，性热。归脾、胃经。

【功效】 具有温中，散寒，祛风，止痛的功效。治胃脘冷痛，噎嗝反胃，嗳气吞酸，霍乱吐泻，宿食不消，痢疾，瘴疟，寒疝，产后瘀血腹痛，风寒湿痹。

【地理分布】 生长在路边、山坡的草地或灌木丛中。分布于广东的海南及雷州半岛、广西、云南南部等地。

117. 胡椒

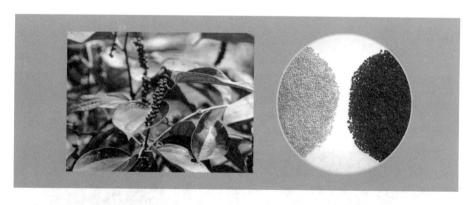

【别名】味履支、浮椒、玉椒。

【药源】 胡椒的干燥近成熟的果实。（黑胡椒粉是未成熟果实采收，晒干加工而成，白胡椒粉是果实完全成熟后采摘加工晒干而成。）它的种子含有挥发油、胡椒碱、粗脂肪、粗蛋白等。

【植物识别】 胡椒〔学名：*Piper nigrum* L.〕胡椒科胡椒属植物，木质攀援常绿藤本。茎长达5m许，多节，节处略膨大，幼枝略带肉质。叶互生，叶片革质，阔卵形或卵状长椭圆形，全缘，上表面深绿色，下表面苍绿色。雌雄异株，成为杂性，成穗状花序，侧生茎节上；总花梗与叶柄等长，花穗长约10cm；每花有一盾状或杯状苞片，陷入花轴内，通常具侧生的小苞片；无花被，花丝短，花药2室；雌蕊子房圆形，1室，有毛，浆果球形，稠密排列，果穗圆柱状，幼时绿色，熟时红黄色。种子小。花期4～10月，果期10月至次年4月。

【性味归经】味辛，性温。归胃、大肠经。

【功效】温中，下气，消痰，解毒。治寒痰食积，脘腹冷痛，反胃，呕吐清水，泄泻，冷痢。

【地理分布】生长于荫蔽的树林中。栽培土质以肥沃的砂质壤土为佳，排水、光照需良好。我国福建、广东、广西及云南等省区均有栽培。原产东南亚，现广植于热带地区。

118. 花椒

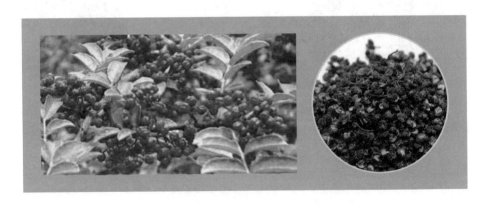

【别名】檓、蜀椒、大椒、秦椒、川椒、山椒。

【药源】花椒的干燥成熟果皮，一般在立秋前后成熟采收，晒干。

【植物识别】花椒〔学名：*Zanthoxylum bungeanum* Maxim.〕是芸香科、花椒属植物，落叶小乔木，高可达5m。茎干上的刺，枝有短刺。叶轴常有甚狭窄的叶翼；

小叶对生，卵形，椭圆形，稀披针形，叶缘有细裂齿，齿缝有油点；叶背被柔毛，叶背干有红褐色斑纹。花序顶生或生于侧枝之顶，花被片黄绿色，形状及大小大致相同；花柱斜向背弯。果紫红色、绿色，散生微凸起的油点。花期4～5月，果期8～9月或10月。

【性味归经】味辛，性热，归脾、胃经。

【功效】有芳香健胃，温中散寒，除湿止痛，杀虫解毒，止痒解腥之功效。主要治疗呕吐，风寒湿痹，齿痛等症。

【地理分布】分布于西南及陕西、广东、湖北、湖南、广西等地。生于海拔600～1900m的疏林或灌木丛中，尤以石灰岩山坡多见。

119. 荜澄茄

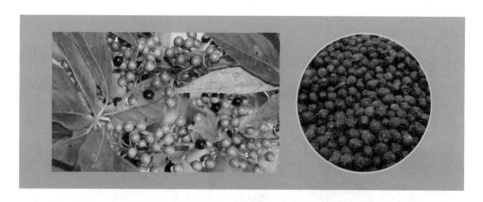

【别名】山姜子、山苍子、山苍树、木姜子。

【药源】荜澄茄（又名山苍子、山鸡椒、山香椒、山香根、豆豉姜、木姜子）的干燥成熟果实。秋季果实成熟时采收，除去杂质，晒干。生用。

【植物识别】荜澄茄〔*Litsea cubeba*（Lour.）Pers.〕为樟科木姜子属植物。落叶灌木或小乔木，可高达10m，全体无毛，有强烈姜香。根圆锥形，灰白色。茎皮灰褐色，小枝细长，幼时被短毛。叶互生，叶柄长达1cm，长圆状披针形或长椭圆形，上表面亮绿色，下表面灰绿色，幼时被毛，后无毛。伞形花序单生或簇生，春季先叶开淡黄色小花。果球形如黄豆大，香辣，成熟时黑色，基部有6齿状宿存花被。花期2~3月，果期7~8月。

【性味归经】味辛，性温。归脾、胃、肾、膀胱经。

【功效】温中散寒，行气止痛。用于胃寒呕逆，脘腹冷痛，寒疝腹痛，寒湿郁滞，小便浑浊。

【地理分布】生于向阳丘陵和山地的灌丛或疏林中，海拔100~2900m，对土壤和气候的适应性较强，但在土壤酸度为5~6度的地区生长较为旺盛。产于广东、湖北、江西、广西、福建、浙江、湖南、江苏、安徽、贵州、四川、云南、西藏。

120. 荜茇

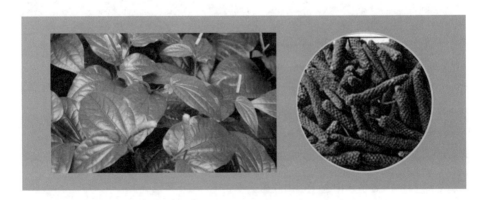

【别名】荜菝、毕勃、荜拨。

【药源】荜茇的未成熟果穗。果实由黄变黑时摘下，晒干或生用。

【植物识别】荜茇〔学名：*Piper longum* L.〕胡椒科胡椒属植物。属多年生草质藤本，根状茎直立，多分枝。茎下部匍匐，枝横卧，质柔软，有纵校和沟槽，幼时被粉状短柔毛。叶互生；下部的叶卵圆形，具较长的柄，向上的叶渐成为卵状长圆形，柄较短，顶端叶无柄，基都抱茎，下面脉上被短柔毛。花单性异株，无花被；穗状花序与叶对生；雄花序长4~5cm，直径约3mm；苞片近圆形，盾状；雄蕊2，花丝极短；雌花序长1.5~2.5cm，直径约4mm，于果期延长；苞片直径约1mm；子房卵形，柱头3。浆果下部与花序轴合生，先端有脐状凸起，直径约2mm。花期春季，果期7~10月。

【性味归经】 味辛，性热。归胃、大肠经。

【功效】 具温中散寒，下气止痛的功效。用于脘腹冷痛，呕吐，泄泻，寒凝气滞，胸痹心痛，头痛，牙痛。

【地理分布】 生于气候湿润且土层疏松、肥沃的山间、盆地、沟边。产于云南东南至西南部，广西、广东和福建亦有栽培。

121. 小茴香

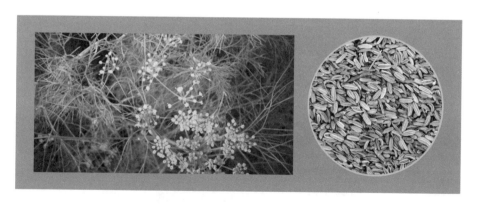

【别名】 怀香、怀香籽、茴香子、香丝菜、谷香。

【药源】 茴香的干燥成熟果实。

【植物识别】 茴香〔学名：*Foeniculum vulgare.*〕是伞形科茴香属植物，多年生草本，高0.4~2.0m，具强烈香气。茎直立，光滑无毛灰绿色或苍白色，上部分枝开展，表面有细纵沟纹。茎生叶互生，较下部的茎生叶叶柄长5~15cm，中部或上部叶的叶柄部或全部成鞘状，叶鞘边缘膜质；叶片轮廓为阔三角形，四至五回羽状全裂，末回裂片丝状。复伞形花序顶生或侧生，无总苞和小总苞；小伞形花序有花14~30朵，花柄纤细，不等长；花小，无萼齿；花瓣黄色，倒卵形或近倒卵形。双悬果长圆形，尖锐，内含两粒略带黄色的种子。花期5~6月，果期7~9月。

【性味归经】 味辛，性温。归肝、肾、脾、胃经。

【功效】 散寒止痛，理气和胃。用于寒疝腹痛，睾丸偏坠，痛经，少腹冷痛，脘腹胀痛，食少吐泻，睾丸鞘膜积液。盐小茴香暖肾散寒止痛。用于寒疝腹痛，睾丸偏坠，经寒腹痛。

【地理分布】 全国各地均种植。喜湿润凉爽气候，耐盐，适应性强，对土壤要求不严，但以选地势平坦、肥沃疏松、排水良好的砂壤土或轻碱性黑土为宜。

122.吴茱萸

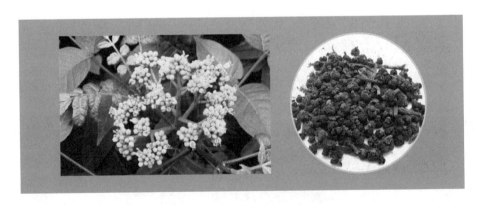

【别名】 左力纯幽子、吴萸、臭辣子树、漆辣子、茶辣、米辣子。

【药源】 吴茱萸嫩果经泡制凉干后即是传统中药吴茱萸。8~11月果实尚未开裂时，剪下果枝，晒干或低温干燥，除去枝、叶、果梗等杂质。

【植物识别】 吴茱萸〔学名：*Euodia rutaecarpa*（Juss.）Benth.〕芸香科吴茱萸属植物，别名吴萸、茶辣、漆辣子、臭辣子树、左力纯幽子、米辣子等。常绿灌木或小乔木，高2.5~5.0m。幼枝、叶轴、小叶柄均密被黄褐色长柔毛。单数羽状复叶，对生；小叶2~4对，椭圆形至卵形，先端短尖，急尖，少有渐尖，基部楔形至圆形，全缘，罕有不明显的圆锯齿，两面均密被淡黄色长柔毛，厚纸质或纸质，有油点。花单性，雌雄异株，聚伞花序，偶成圆锥状，顶生；花轴基部有苞片2枚，上部的苞片鳞片状；花小，黄白色。萼片5，广卵形，外侧密披淡黄色短柔毛；花瓣5，长圆形，内侧密被白色长柔毛。蒴果扁球形，熟时紫红色，表面有腺点；种子卵圆形，黑色，有光泽。花期6~8月，果期9~10月。

【性味归经】味辛、苦，性热。归肝、脾、胃、肾经。

【功效】有散寒止痛，降逆止呕，助阳止泻的功效。用于治疗厥阴头痛，寒疝腹痛，寒湿脚气，经行腹痛，脘腹胀痛，呕吐吞酸，五更泄泻，外治口疮，高血压。

【地理分布】生长于低海拔向阳的疏林下或林缘旷地。分布于广东、湖北、广西、湖南、陕西、甘肃、浙江、福建、安徽、四川、贵州、云南。

123. 丁香

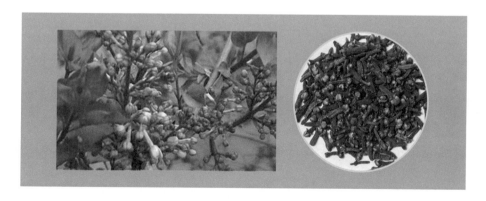

【别名】公丁香、丁子香、支解香、雄丁香、雌丁香。

【药源】丁香以花蕾和其果实入药。花蕾称公丁香或雄丁香，果实称母丁香或雌丁香。在花蕾开始呈白色，渐次变绿色，最后呈鲜红色时可采集。将采得的花蕾除去花梗晒干即成。

【植物识别】 丁香〔学名：*Eugenia caryophyllata* Thunb.〕，桃金娘科丁子香属植物。常绿乔木。高达10m。叶对生，叶柄细长，向上渐短；叶片长方倒卵形或椭圆形，长5～10cm，宽2.5～5.0cm，先端渐尖，基部渐窄下延至柄，全缘。花有浓香，聚伞圆锥花序顶生，花径约6mm；花萼肥厚，绿色后转紫红色，管状，先端4浅裂，裂片三角形，肥厚；花冠白色稍带淡紫，基部管状，较萼稍长，先端具4裂片。浆果红棕色，稍有光泽，长方椭圆形，长1.0～1.5（～2.5）cm，直径5～8（～12）mm，先端有肥厚宿存花萼裂片，有香气。种子数粒，长方形。秋季开花，冬季结果。

【性味归经】 味辛，性温。归脾、胃、肾经。

【功效】 温中，暖肾，降逆。治呃逆，呕吐，反胃，泻痢，心腹冷痛，疝癖，疝气，癣疾。

【地理分布】 丁香为喜高温树种，喜土壤肥沃、排水好的沙土。栽培和野生于热带地区，原产于非洲摩洛哥，现我国广东也有种植。

第八部分　理气药

124. 青皮

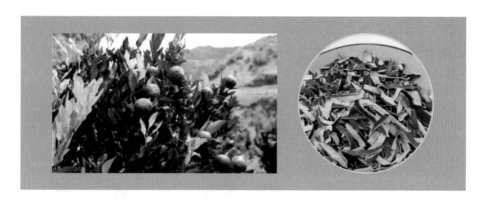

【别名】 青柑皮、细青皮、青橘皮、大青皮、小青皮、青桔皮、青皮片、中青皮。

【药源】 青皮为橘及其栽培变种的干燥幼果或未成熟果实的果皮。5～6月收集自落的幼果，晒干，习称"个青皮"；7～8月采收未成熟的果实，在果皮上纵剖成四瓣至基部，除尽瓤瓣，晒干，习称"四花青皮"。

【植物识别】 橘〔学名：*Citrus reticulata* Blanco.〕为芸香科柑橘属植物，常绿小乔木或灌木，高3～4m。枝细，多有刺。叶互生，叶柄有窄翼，顶端有关节；叶片披针形或椭圆形，先端渐尖微凹，基部楔形，全缘或为波状，具不明显的钝锯齿，有半透明油点。花单生或数朵丛生于枝端或叶腋；花萼杯状，5裂；花瓣5，白色或带淡红色，开时向上反卷。柑果近圆形或扁圆形，横径4～7cm，果皮薄而宽，容易剥离，囊瓣7～12，汁胞柔软多汁。种子卵圆形，白色，一端尖，数粒至数十粒或无。花期3～4月，果期10～12月。

【性味归经】 味苦、辛，性温。归肝、胆、胃经。

【功效】 有疏肝破气，消积化滞的功效。用于胸胁胀痛，疝气疼痛，乳癖，乳痛，食积气滞，脘腹胀痛。

【地理分布】 栽培于丘陵、低山地带、江河湖泊沿岸或平原。在广东、浙江、江西、湖南、海南、广西、江苏、安徽、湖北、四川、贵州、云南等地均有栽培。

125. 陈皮

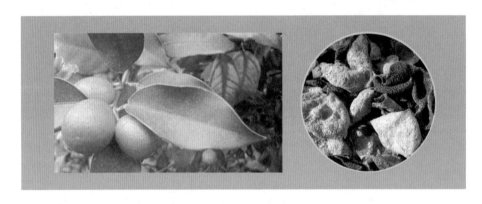

【别名】 橘皮、柑皮、广陈皮、贵老、新会皮。

【药源】 陈皮为橘及其栽培变种的干燥成熟果皮。10～12月果实成熟时，摘下果实，剥取果皮，阴干或通风干燥。橘皮入药以陈久者为良，故名陈皮、贵老。

【植物识别】 橘〔学名：*Citrus reticulata* Blanco.〕为芸香科柑橘属植物，常绿小乔木或灌木，高3～4m。枝细，多有刺。叶互生，叶柄有窄翼，顶端有关节；叶片披针形或椭圆形，先端渐尖微凹，基部楔形，全缘或为波状，具不明显的钝锯齿，有半透明油点。花单生或数朵丛生于枝端或叶腋；花萼杯状，5裂；花瓣5，白色或带淡红色，开时向上反卷。柑果近圆形或扁圆形，横径4～7cm，果皮薄而宽，容易剥离，囊瓣7～12，汁胞柔软多汁。种子卵圆形，白色，一端尖，数粒至数十粒或无。花期3~4月，果期10~12月。

【性味归经】味苦、辛，性温。归肺、脾经。

【功效】理气健脾，调中，燥湿化痰。用于脘腹胀满，消化不良，食少吐泻，咳嗽痰多。

【地理分布】栽培于丘陵、低山地带、江河湖泊沿岸或平原。在广东、湖北、广西、浙江、江西、江苏、安徽、湖南、海南、四川、贵州、云南等地均有栽培。

126. 橘红

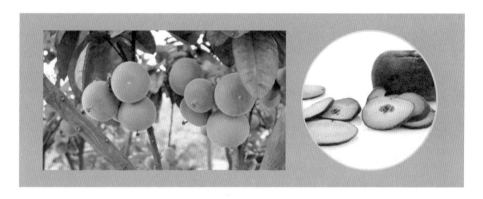

【别名】化州橘、红橘红皮、光七爪、毛橘红。

【药源】　为芸香科植物福橘或朱橘等多种橘类的果皮的外层红色部分。取新鲜橘皮，用刀抒下外层果皮，晾干或晒干。

【植物识别】福橘〔学名：*Citrus reticulata* Blanco.〕为芸香科柑橘属植物，常绿小乔木或灌木，高3~4m。枝细，多有刺。叶互生；叶柄长0.5~1.5cm，有窄翼，顶端有关节；叶片披针形或椭圆形，长4~11cm，宽1.5~4.0cm，先端渐尖微凹，基部楔形，全缘或为波状，具不明显的钝锯齿，有半透明油点。花单生或数朵丛生于枝端或叶腋；花萼杯状，5裂；花瓣5，白色或带淡红色，开时向上反卷。柑果近圆形或扁圆形，横径4~7cm，果皮薄而宽，容易剥离，囊瓣7~12，汁胞柔软多汁。种子卵圆形，白色，一端尖，数粒至数十粒或无。花期3~4月，果期10~12月。

【性味归经】味辛、苦，性温。归肺、脾经。

【功效】理气宽中，燥湿化痰。用于咳嗽痰多，食积伤酒，呕恶痞闷散寒，燥湿，利气，消痰。用于风寒咳嗽，喉痒痰多，食积伤酒，呕恶痞闷。

【地理分布】栽培于低海拔丘陵、山地、江河湖泊沿岸或平地。广东、江苏、安徽、浙江、江西、台湾、湖南、湖北、广西、海南、四川、贵州、云南等地均有栽培。

127. 枳壳

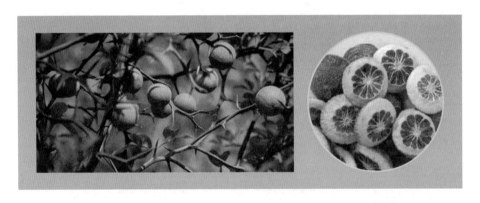

【别名】香圆枳壳、枸橘壳、皮头橙枳壳、香橼枳壳、玳玳橼枳壳、酸橙枳壳、钩头橙枳绿衣枳壳、壳、玳玳花枳壳、代代花枳壳、代代橼枳壳、枸积壳。

【药源】枳壳为酸橙及其栽培变种的接近熟果实。7月果皮尚绿时采收，自中部横切为两半，晒干或低温干燥。

【植物识别】酸橙〔学名：*Citrus aurantium* L.〕是芸香科柑橘属常绿小乔木，枝叶密茂，刺多。枝三棱形，有长刺。叶互生；叶柄有狭长形或狭长倒心形的叶翼，长8~15mm，宽3~6mm；叶片革质，倒卵状椭圆形或卵状长圆形，长

3.5～10.0cm，宽1.5～5.0cm，先端短而钝，渐尖或微凹，基部楔形或圆形，全缘或微波状，具半透明油点。两性花，花单生或数朵簇生于叶腋及当年生枝条的顶端，白色，芳香；花萼杯状，5裂；花瓣5，长圆形。柑果近球形，熟时橙黄色，味酸。花期4～5月，果期6～11月。

【性味归经】味苦、辛、酸，性温。归脾经、胃经。

【功效】具理气宽中，行滞消胀的功效。用于治疗胸胁气滞，胀满疼痛，食积不化，痰饮内停；胃下垂，脱肛，子宫脱垂。（枳壳与枳实为同一品种，不同点是比枳实稍显成熟，效力比枳实缓和。）

【地理分布】栽培于低海拔丘陵、山地、江河湖泊沿岸。我国长江流域及其以南各省区均有栽培。

128. 枳实

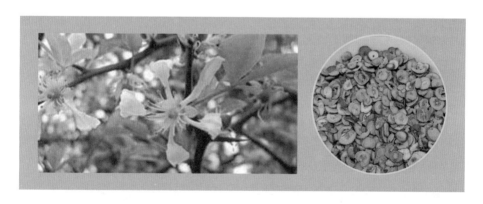

【别名】拘头橙、香橙、臭橙。

【药源】枳实为酸橙及其栽培变种的干燥幼果。5～6月间采摘或采集自落的果实，自中部横切为两半，晒干或低温干燥，较小者直接晒干或低温干燥。

【植物识别】酸橙〔学名：*Citrus aurantium* L.〕是芸香科柑橘属常绿小乔木，枝叶密茂，刺多。枝三棱形，有长刺。叶互生；叶柄有狭长形或狭长倒心形的叶翼，长8～15mm，宽3～6mm；叶片革质，倒卵状椭圆形或卵状长圆形，长3.5～10.0cm，宽1.5～5.0cm，先端短而钝，渐尖或微凹，基部楔形或圆形，全缘或微波状，具半透明油点。两性花，花单生或数朵簇生于叶腋及当年生枝条的顶端，白色，芳香；花萼杯状，5裂；花瓣5，长圆形。柑果近球形，熟时橙黄色，味酸。花期4～5月，果期6～11月。

【性味归经】 味苦、辛、微酸，性微温。归脾、胃经。

【功效】 具破气消积，化痰散痞的功效。用于积滞内停，痞满胀痛，泻痢后重，大便不通，痰滞气阻胸痹，结胸；胃下垂，脱肛，子宫脱垂。

【地理分布】 栽培于低海拔山地、丘陵、江河湖泊沿岸。我国长江流域及其以南各省区均有栽培。

129. 佛手

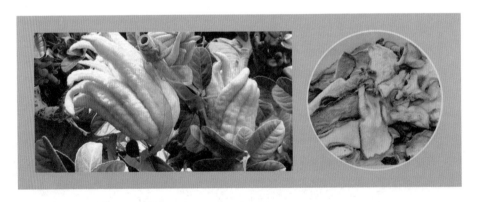

【别名】 五指柑、密罗柑、佛手香橼、佛手柑、九爪木、五指橘、佛手香圆。

【药源】 佛手的干燥果实。秋季果实尚未变黄或变黄时采收，纵切成薄片，晒干或低温干燥。

【植物识别】 佛手〔学名：*Citrus medica* L. var. *sarcodactylis* Swingle.〕属芸香科柑橘属植物。常绿灌木或小乔木，是香橼的变种之一。果实在成熟时各心皮分离，形成细长弯曲的果瓣，状如手指，故名佛手。高达丈余，茎叶基有长约6cm的硬锐刺，新枝三棱形。单叶互生，长椭圆形，有透明油点。花多在叶腋间生出，常数朵成束，其中雄花较多，部分为两性花，花冠五瓣，白色微带紫晕。春分至清明第一次开花，常多雄花，结的果较小，另一次在立夏前后，9～10月成熟，果大供药用，皮鲜黄色，肉白，无种子。

【性味归经】 味辛、苦，性温。归肝、脾、胃、肺经。

【功效】 具止呕消胀，理气化痰，疏肝健脾，祛风清热的功效。治疗胃炎、溃疡、胃痛、十二指肠溃疡、胆囊炎、胆管炎等等消化系统疾病。

【地理分布】 栽培于低海拔丘陵、山地、江河湖泊沿岸。我国长江流域及以南各省区均有栽培。

130. 沉香

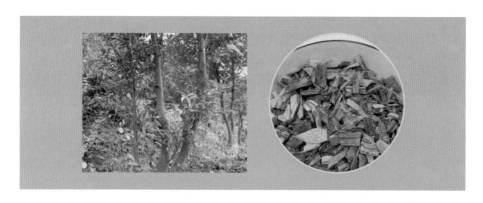

【别名】 蜜香、拨香、沉水香、奇南香。

【药源】 沉香为白木香含有树脂的木材。全年均可采收，割取含树脂的木材，除去不含树脂的部分，阴干。

【植物识别】 白木香〔学名：*Aquilaria sinensis*（Lour.）Gilg.〕为瑞香科沉香属植物，常绿乔木，植株高达15m。树皮灰褐色；小枝叶柄及花序均被柔毛或夹白色绒毛。叶互生,叶柄长约5mm;叶片革质,长卵形、倒卵形或椭圆形,先端渐尖,基部楔形,全缘,上面暗绿色或紫绿色,光亮,下面淡绿色,两面被疏毛,后渐脱落,光滑而亮。伞形花序顶生和腋生,芳香,花黄绿色,被绒毛;花被钟形。蒴果倒卵形,木质,扁压状,密被灰白色毛,基部具稍带木质的宿存花被。种子黑棕色,卵形,红棕色。花期3~6月,果期6~7月。

【性味归经】 味辛、苦,性微温。脾、胃、肾经。

【功效】 具有行气止痛,温中止呕,纳气平喘的功效。用于胸腹胀闷疼痛,胃寒呕吐呃逆,肾虚气逆喘急。

【地理分布】 白木香树喜土层厚、腐植质多的湿润而疏松的砖红壤或山地黄壤。多生于山地雨林或半常绿季雨林中。主要分布于广东、海南、福建、广西。

131. 木香

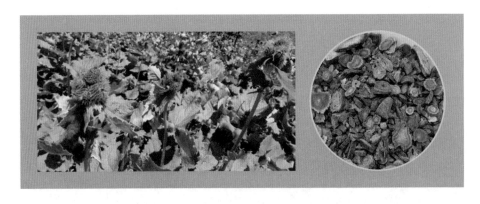

【别名】 青木香、五木香、蜜香、广木香、南木香、云木香、川木香。

【药源】 木香的干燥根。秋、冬二季采挖,除去泥沙及须根,切段,大的再纵剖成瓣,干燥后撞去粗皮。

【植物识别】 木香〔学名:*Aucklandia lappa* Decne.〕菊科植物,多年生高大草本,高1.5~2.0m。柱根粗壮,圆形,直径可达5cm,表面黄褐色,有稀疏侧根。茎直立，被有稀疏短柔毛。基生叶大型，具长柄；叶片三角状卵形或长三角形，叶缘呈不规则浅裂或波状，疏生短刺，上表面深绿色，被短毛，下表面淡绿带褐色，被短毛；茎生叶较小，叶基翼状，下延抱茎。头状花序顶生及腋生，通常2～3个丛生于花茎顶端，几无总花梗，腋生者单一，有长的总花梗；总苞片约10层，外层较短，先端长锐尖如刺，疏被微柔毛；花全部管状，暗紫色。瘦果线形。花期5～8月，果期9～10月。

【性味归经】味辛、苦，性温。归脾、大肠、三焦经。

【功效】具行气止痛，健脾消食的功效。主治行气止痛，调中导滞。主胞胁胀满足，脘腹胀痛，嗳吐泄泻，痢疾后重。用于胸脘胀痛、泻痢后重、食积不消、不思饮食，中气不省，突发耳聋，蛇虫咬伤，牙痛。

【地理分布】多生于海拔2500m以上的高山草地和灌丛中。主产于云南、四川，为野生植物，尚未由人工引种栽培。

132. 檀香

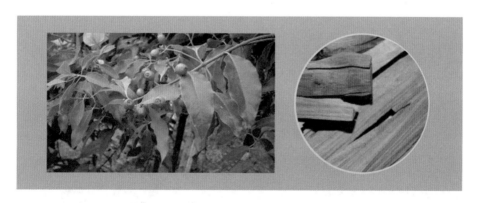

【别名】黄檀香、真檀、白檀、白檀香、浴香。

【药源】檀香树干的干燥心材，以夏季采收为佳。

【植物识别】檀香〔学名：*Santalum album* L.〕为檀香科檀香属植物，常绿小乔木，高约10m。树皮褐色，粗糙或有纵裂；枝圆柱状，带灰褐色，具条纹，有多数皮孔和半圆形的叶痕；多分枝，幼枝光滑无毛；小枝细长，淡绿色，节间稍肿大。叶对生，叶椭圆状卵形，膜质，背面有白粉，无毛；中脉在背面凸起，侧脉约10对，网脉不明显。三歧聚伞式圆锥花序腋生或顶生，苞片2枚，微小，位于花序的基部，钻状披针形早落；花多数，最初为淡黄色，后变为深锈紫色；花被管钟状，淡绿色；花被4裂，裂片卵状三角形，内部初时绿黄色，后呈深棕红色；蜜腺4枚，略呈圆形。核果外果皮肉质多汁，成熟时深紫红色至紫黑色，顶端稍平坦。花期5~6月，果期7~9月。檀香树被称为"黄金之树"。

【性味归经】味辛，性温，无毒。归脾、胃、心、肺经。

【功效】具行气温中、开胃止痛的功效。用于寒凝气滞、胸膈不舒、胸痹心痛，脘腹疼痛、呕吐食少以及冠心病、心绞痛。

【地理分布】檀香为热带树种，喜高温多雨气候。但根部最忌积水，植物对土壤的肥力要求较高。檀香根浅，幼苗阶段是苗高茎细的形态，防风能力差。檀香生长需要一定的阴蔽，但不能太大。主产于印度、印度尼西亚、海南、广东、云南南部等地。

133. 川楝子

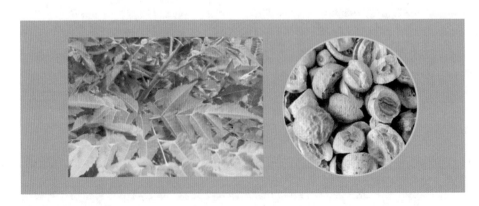

【别名】苦楝子、楝子、川楝树子、楝实、练实、金铃子、石茱萸、仁枣、楝

树果、川楝实。

【药源】　川楝子为川楝的干燥成熟果实。冬季果实成熟时采收，除去杂质，干燥。

【植物识别】　川楝〔学名：*Melia toosendan Sieb. et Zucc.*〕是楝科楝属植物，落叶乔木。幼枝密被褐色星状鳞片，老时无，暗红色，具皮孔，叶痕明显。2回羽状复叶，具长柄；小叶对生，具短柄或近无柄，膜质，椭圆状披针形，两面无毛，全缘或有不明显钝齿。圆锥花序聚生于小枝顶部之叶腋内，密被灰褐色星状鳞片；萼片长椭圆形至披针形，两面被柔毛，外面较密；花瓣淡紫色，匙形，外面疏被柔毛。核果大，椭圆状球形，果皮薄，熟后淡黄色。花期3~4月，果期10~11月。

【性味归经】　味苦，性寒。有小毒。归肝、胃、小肠、膀胱经。

【功效】　除湿热，清肝火，止痛，杀虫。治热厥心痛，胁痛，疝痛，虫积腹痛。

【地理分布】　分布于甘肃、河南、湖北、湖南、广西、四川、贵州、云南等地。生于海拔500~2100m的杂木林和疏林内或平坝、丘陵地带湿润处。常栽培于村旁附近或公路边。

134. 荔枝核

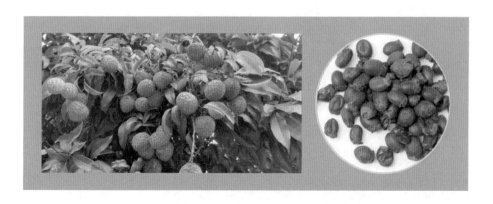

【别名】 大荔核、枝核、荔仁、荔仁。

【药源】 荔枝的干燥成熟种子。夏季采摘成熟果实，除去果皮和肉质假种皮，洗净，晒干。

【植物识别】 荔枝〔学名：*Litchi chinensis* Sonn.〕是无患子科荔枝属植物，常绿乔木，高约12m，树皮灰黑色，小枝圆柱状褐红色密生白色皮孔。叶连柄长约10~25cm，小叶2或3对，较少4对；叶薄革质或革质，披针形或卵状披针形，全缘，腹面深绿色有光泽，背面粉绿色。花序顶生，阔大，多分枝；萼被金黄色短绒毛。果皮有鳞斑状突起，成熟时至鲜红色，果卵圆形至近球形长2~3.5cm成熟时通常暗红色至鲜红色种子全部被肉质假种皮包裹。花期春季果期夏季。

【性味归经】 味甘、微苦，性温。归肝、肾经。

【功效】 行气散结，祛寒止痛。用于寒疝腹痛，睾丸肿痛。

【地理分布】 荔枝喜高温多雨气候。但根部忌积水。分布于华南和西南等地，尤以广东和福建南部、栽培最盛。

135. 乌药

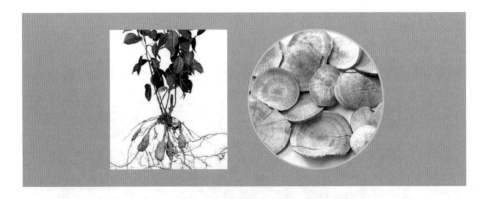

【别名】 香桂樟、天台乌、铜钱柴、台乌、矮樟、班皮柴。

【药源】 乌药的干燥块根。全年均可采挖，除去细根，洗净，趁鲜切片，晒干或直接晒干。

【植物识别】 乌药〔学名：*Lindera aggregata*（Sims.）Kosterm.〕樟科山胡椒属植物，常绿灌木或小乔木，高可达5m，胸径4cm。树皮灰褐色，根有纺锤状或结节状膨胀，外面棕黄色至棕黑色，表面有细皱纹；幼枝青绿色，具纵向细条纹，密被金黄色绢毛，后渐脱落；顶芽长椭圆形；叶互生，卵形，椭圆形至近圆形，先端长渐尖或尾尖，基部圆形，革质或有时近革质，上表面绿色，有光泽，下表面苍白色，幼时密被棕褐色柔毛，后渐脱落，偶见残存斑块状黑褐色毛片。花期3~4月，果期5~11月。

【性味归经】 味辛，性温。归肺、脾、肾、膀胱经。

【功效】 有行气止痛，温肾散寒的功效。用于寒凝气滞，胸腹胀痛，气逆喘急，膀胱虚冷，遗尿尿频，疝气疼痛，经寒腹痛。

【地理分布】 生于荒山灌木林中或高草丛中阳光充足、土壤肥沃处。分布于广东、广西、安徽、江苏、江西、浙江、福建、湖北、湖南、陕西等地。主产于浙江、安徽、湖南、湖北。

136. 玫瑰花

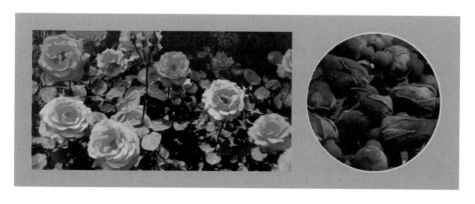

【别名】刺玫花、徘徊花、笔头花、湖花、红玫瑰、刺玫菊。

【药源】 玫瑰的干燥花蕾。春末夏初花将开放时分批采摘，及时低温干燥。

【植物识别】 玫瑰〔学名：*Rosa rugosa* Thunb.〕是蔷薇科蔷薇属植物，直立灌木，可高达2m；小枝密被绒毛，并有针刺和腺毛，有直立或弯曲、淡黄色的皮刺，皮刺外被绒毛。托叶大部贴生于叶柄，离生部分卵形，边缘有带腺锯齿，下面被绒毛。花单生于叶腋，或数朵簇生，苞片卵形，边缘有腺毛，外被绒毛；萼片卵状披针形，先端尾状渐尖，常有羽状裂片而扩展成叶状，上面有稀疏柔毛，下面密被柔毛和腺毛；花瓣倒卵形，重瓣至半重瓣，芳香，紫红色至白色；花柱离生，被毛，稍伸出萼筒口外，比雄蕊短很多。果椭球形，砖红色，萼片宿存。花期5~6月，果期8~9月。

【性味归经】 味甘、微苦，性微温。归肝、脾、胃经。

【功效】 具有理气解郁、和血散瘀的功效。用于治疗肝胃气痛、新久风痹、吐血咯血、月经不调、赤白带下、痢疾、乳痈、肿毒等症。

【地理分布】 常见观赏花卉，全国各地均有栽培。玫瑰喜阳光充足，耐寒、耐旱，喜排水良好、疏松肥沃的壤土或轻壤土，在黏壤土中生长不良，开花不佳。

137. 绿萼梅

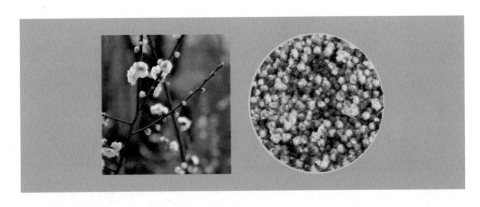

【别名】 绿梅花、白梅花。

【药源】绿萼梅的干燥花蕾。冬末至次年早春采摘初开放的花朵，晒干。

【植物识别】绿萼梅〔学名：*Armeniaca mume* Sieb. f. *viridicalyx*（Makino）T. Y. Chen.〕是蔷薇科杏属植物，落叶乔木，高达10m。树皮灰棕色，小枝细长，先端刺状。单叶互生，叶柄长1.5cm，被短柔毛；叶片椭圆状宽卵形，春季先叶开花，有香气，1～3朵簇生于二年生侧枝叶腋。花梗短；花萼通常红褐色，但有些品种花萼为绿色或绿紫色；花瓣5，白色或淡红色，直径约1.5cm，宽倒卵形；雄蕊多数。果实近球形，直径2～3cm，黄色或绿白色，被柔毛；核椭圆形，先端有小突尖，腹面和背棱上的沟槽，表面具蜂窝状孔穴。花期春季，果期5～6月。

【性味归经】性平，味酸、涩。归胃、肝、肺经。

【功效】具有疏肝解郁，和中，化痰的功效。用于胸胁胀痛，胃痛，消化不良，神经衰弱。

【地理分布】绿萼梅喜阳光充足、通风良好的环境。喜温暖气候，但耐寒。喜较高的空气湿度，有一定的抗旱性，对土壤的要求不严，但喜湿润而富含腐殖质的沙质壤土，土质黏重、排水不良时易烂根死亡。绿萼梅也是梅花名品，全国各地均有栽培。

138. 九里香

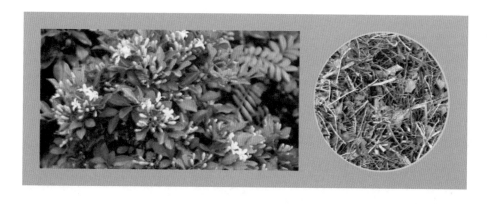

【别名】 千里香、过山香、石辣椒、万里香、七里香、黄金桂、山黄皮、九秋香、千只眼、月橘。

【药源】 九里香的叶和带叶嫩枝。全年均可采收，除去老枝，阴干。

【植物识别】 九里香〔学名：*Murraya exotica* L.〕芸香科九里香属植物，小乔木，可高达5m。枝白灰或淡黄灰色，但当年生枝绿色。嫩枝呈圆柱形，表面灰褐色，具纵皱纹，质坚韧，不易折断，断面不平坦。羽状复叶互生，有小叶3～9片，多已脱落；小叶片呈倒卵形或近菱形，先端钝，急尖或凹入，基部略偏斜，全缘，黄绿色，薄革质，上表面有透明腺点。盆栽株高1～2m，多分枝，直立向上生长。干皮灰色或淡褐色，常有纵裂。聚伞花序，花白色，径约4cm。浆果近球形，肉质红色，果熟期10月至翌年2月。果实气香，味苦、辛，有麻舌感。

【性味归经】 味辛、微苦，性温，小毒。入心、肝、肺三经。

【功效】 具行气活血，散瘀止痛，解毒消肿的功效。主治胃脘疼痛，跌扑肿痛，疮痈，蛇虫咬伤。

【地理分布】 生于干旱的旷地或疏林中。分布于广东、海南、福建、湖南、广西、贵州、云南等地。

139. 柿蒂

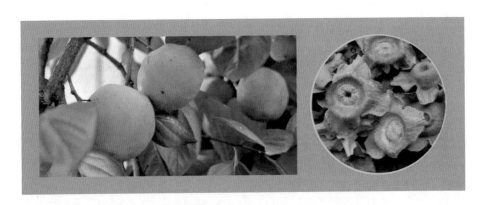

【别名】 柿丁、柿钱、柿子把。

【药源】 柿的宿存花萼。冬季果实成熟时采摘，晒干，生用。

【植物识别】 柿〔学名：*Diospyros Kaki* L.f.〕是柿科柿属植物，落叶大乔木，高达14m。树皮深灰色至灰黑色，长方块状开裂；枝开展，有深棕色皮孔，嫩枝有柔毛。单叶互生，叶片卵状椭圆形至倒卵形或近圆形，先端渐尖或钝，基部阔楔形，全缘，上表面深绿色，主脉生柔毛，下表面淡绿色，有短柔毛，沿脉密被褐色绒毛。花杂性，雄花成聚伞花序，雌花单生叶腋；花萼下部短筒状，4裂，内面有毛；花冠黄白色，钟形，4裂。浆果形状多为卵圆球形，橙黄色或鲜黄色，基部有宿存萼片。种子褐色，椭圆形。花期5月，果期9～10月。

【性味归经】 味苦、涩，性平。归胃经。

【功效】 降逆下气。治呃逆的噫气、反胃，伤寒呕哕不止，脑满咳逆不止，百日咳及血淋。

【地理分布】 柿的适应范围广，作为果树在我国广为栽培。分布于广东、江西、湖南、湖北、山西、辽宁、河北、河南、山东、安徽、江苏、浙江、福建、陕西、甘肃等地。

140. 刀豆

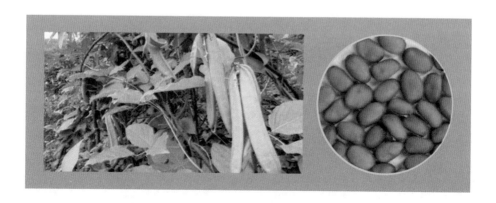

【别名】葛豆、挟剑豆、野刀板藤、刀坝豆、大刀豆、刀豆角、刀鞘豆。

【药源】刀豆的干燥成熟种子。秋季采收成熟果实，剥取种子，晒干。

【植物识别】刀豆〔学名：*Canavalia gladiata* (Jacq.) DC.〕是豆科刀豆属的栽培植物，一年生缠绕草质藤本，长达3m。茎无毛，三出复叶互生，柄长7～15cm；顶生小叶阔卵形或卵状长圆形，全缘，具短柄。总状花序腋生，花疏，有短梗；花萼钟状，二唇形，上唇大，2裂，下唇小，3齿裂；花冠蝶形，淡红紫色，旗瓣圆形，翼瓣狭窄而分离，较短，龙骨瓣弯曲；雄蕊10枚，连合为单体，对着旗瓣的1枚基部稍离生；子房具短柄，有疏长硬毛。荚果大而扁，长可达30cm，边缘有隆脊。种子10～14颗，椭圆形，红色，扁平而光滑，种脐约占种子全长的3/4。花期6～7月，果期8～10月。

【性味归经】味甘，性温。归肺、胃、肾、大肠经。

【功效】具温中下气，益肾补元的功效。治虚寒呃逆，呕吐，腹胀，肾虚腰痛，痰喘。

【地理分布】喜温暖，不耐寒霜。以排水良好而疏松的砂壤土栽培为好。广东、广西、海南、四川、云南普遍栽培。

141. 大腹皮

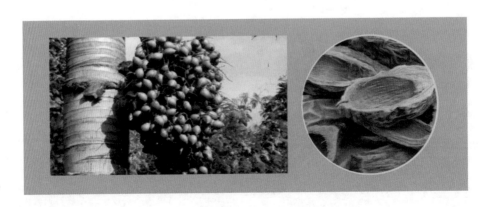

【别名】 槟榔皮、槟榔衣、大腹毛、茯毛、大腹绒。

【药源】 槟榔的干燥果皮。冬季至次春采收未成熟的果实，煮后干燥，纵剖两瓣，剥取果皮，习称"大腹皮"；春末至秋初采收成熟果实，煮后干燥，剥取果皮，打松，晒干。

【植物识别】 槟榔〔学名：*Areca catechu* L.〕棕榈科槟榔属植物，常绿乔木。高10～18m，不分枝，叶脱落后形成明显的环纹。羽状复叶，丛生于茎顶端，光滑，叶轴三棱形；小叶片披针状线或线形。花序着生于最下一叶的基部，有佛焰苞状大苞片，长倒卵形，长达40cm，光滑，花序多分枝。坚果卵圆形或长圆形，长5～6cm，花萼和花瓣宿存，熟时红色。每年开花2次，花期3～8月，冬花不结果。

【性味归经】 味辛，性微温。归脾、胃、大肠、小肠经。

【功效】 有行气宽中，行水消肿的功效。用于湿阻气滞，脘腹胀闷，大便不爽，水肿胀满，脚气浮肿，小便不利。

【地理分布】 槟榔属温湿热型阳性植物，喜高温、雨量充沛湿润的气候环境。常见散生于低山谷底、岭脚、坡麓和平原溪边热带季雨林次生林间，也有成片生长于富含腐殖质的沟谷，山坎、疏林内及微酸性至中性的沙质壤土荒山旷野。主产于广东海南岛、云南等地。

142. 薤白

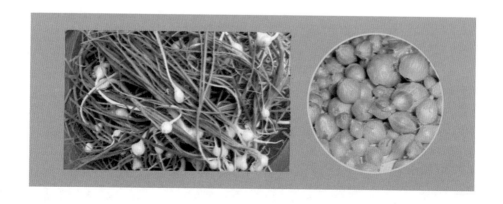

【别名】子根蒜、野薤白、小根菜、夕白、介白、宅蒜、泽蒜、小野蒜、小根蒜、大头菜子、薤白头、野白头、野蒜头、小独蒜、小蒜、薤根、䪥头、䪥子、野蒜、也白头、南薤白、菜芝根、荞子根、祥谷菜根、野薤、九白、双芽、莜子、鸿荟、山薤、九白头、屁股锥子。

【药源】薤的干燥鳞茎。夏、秋二季采挖，洗净，除去须根，蒸透或置沸水中烫透，晒干。

【植物识别】薤白〔学名：*Allium macrostemon* Bunge.〕石蒜科葱属植物，多年生草本，高30~60cm。鳞茎近球形，旁侧常有1~3个小鳞茎附着，外有白色膜质鳞被，后变黑色。叶苍绿色，半圆柱状狭线形，中空，先端渐尖，基部鞘状抱茎。花茎单一，直立，高30~70cm，伞形花序顶生，球状，下有膜质苞片，卵形，先端长尖；花梗长1~2cm，有的花序只有很少的小花，而间以许多的肉质小珠芽，甚而全变不小株芽；花被片6，粉红色或玫瑰色。蒴果倒卵形，先端凹入。花期5~6月，果期8~9月。

【性味归经】味辛、苦，性温，无毒。归肺、胃、大肠经。

【功效】具有宽胸、通阳、理气、散结之功效。治胸痹心痛彻背，脘痞不舒，干呕，泻痢后重，疮疖。

【地理分布】我国南北均产，生长于海拔1500m以下的丘陵、山坡、山谷或草地。

消食药

143. 山楂

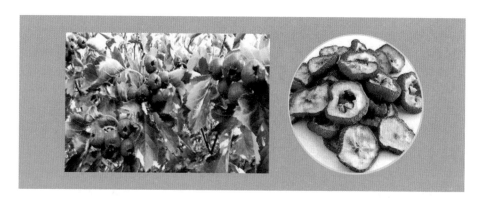

【别名】 山里红果、山里果、红果子、山里红、酸里红、酸枣、红果、山林果。

【药源】 山楂的干燥成熟果实。

【植物识别】 山楂〔学名：*Crataegus pinnatifida* Bunge.〕，蔷薇科山楂属，落叶乔木，高可达6m。枝密生，有细刺，幼枝有柔毛。小枝紫褐色，老枝灰褐色。叶片三角状卵形至棱状卵形，基部截形或宽楔形，两侧各有3~5羽状深裂片，基部1对裂片分裂较深，边缘有不规则锐锯齿。复伞房花序，花序梗、花柄都有长柔毛；花白色，有独特气味。直径约1.5cm；萼筒外有长柔毛，萼片内外两面无毛或内面顶端有毛。山楂果深红色，近球形。花期5~6月，果期9~10月。

【性味归经】 味酸甘，性微温。入脾、胃、肝经。

【功效】 具有消食化积，行气散瘀的功效。主治饮食积滞，泻痢腹痛，疝气痛，瘀阻胸腹痛，痛经。

【地理分布】 生于荒山坡、溪边、路边疏林及灌丛中。分布于广东、江苏、湖北、浙江、安徽、湖南、河南、四川、贵州、江西、福建、广西、云南、陕西等地。

144. 鸡屎藤

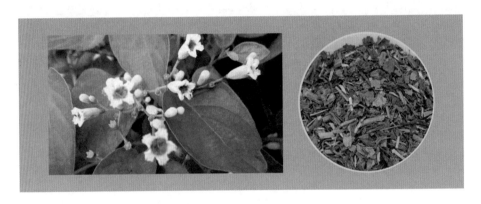

【别名】 牛皮冻、鸡矢藤、臭藤。

【药源】 鸡矢藤的全草，夏季采收全草，晒干。

【植物识别】 鸡屎藤〔学名：*Paederia scandens*（Lour.） Merr.〕茜草科鸡屎藤属植物，多年生草质藤本，无毛或近无毛，揉碎后有恶臭味。叶对生，纸质或近革质，形状变化很大，卵形、卵状长圆形至披针形，两面无毛或近无毛，有时下面脉腋内有束毛；托叶长3~5mm，无毛。圆锥花序式的聚伞花序腋生和顶生，扩展，分枝对生，末次分枝上着生的花常呈蝎尾状排列；花具短梗或无；萼管陀螺形，花冠浅紫色。小坚果无翅，球形，成熟时近黄色，有光泽，平滑。花期6~7月，果期10月。

【性味归经】 味甘、涩、微苦，性平。归肝、脾经。

【功效】 祛风利湿，止痛解毒，消食化积，活血消肿。用于风湿筋骨痛，跌打损伤，外伤性疼痛，肝胆及胃肠绞痛，消化不良，小儿疳积，支气管炎；外用于皮炎，湿疹及疮疡肿毒。

【地理分布】喜温暖湿润的环境。土壤以肥沃、深厚、湿润的砂质土壤较好，生于溪边、河边、路边、林旁及灌木林中，常攀援于其他植物或岩石上。分布于山东、湖北、江苏、浙江、江西、福建、广东、广西、安徽、湖南等地。

145. 隔山消

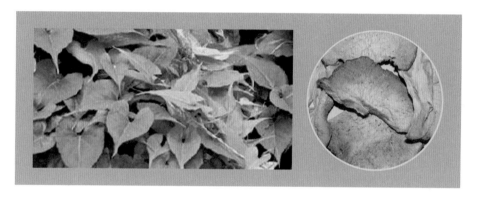

【别名】隔山牛皮消、白何首乌、白首乌、隔山撬、山瓜蒌。

【药源】隔山消的块根。秋季采收，洗净，晒干。

【植物识别】隔山消〔学名：*Cynanchum wilfordii*（Maxim.）Hems L.〕是萝藦科鹅绒藤属植物，草质藤本。肉质根近纺锤形，长约10cm，径约2cm，灰褐色。茎被单列毛。叶对生，叶片薄纸质，卵形，长5～6cm，宽2～4cm，先端短渐尖，基部耳状心形，两面被微柔毛。近伞房状聚伞兵花序半球形，有花15～20朵，花序梗被单列毛；花萼外面被柔毛，花冠淡黄色，辐状，裂片长圆形，外面无毛，内面被长柔毛。蓇葖果单生，披针形，长达12cm，直径约1cm。种子卵形，顶端具长约2cm的白色绢质种毛。花期5～9月，果期7～10月。

【性味归经】味甘、苦，性温。归胃、脾、肾经。

【功效】 补肝肾，强筋骨，健脾胃，解毒。主肝肾两虚，头昏眼花，失眠健忘，须发早白，阳痿，遗精，腰膝酸软，脾虚不运，脘腹胀满，泄泻，产后乳少。

【地理分布】 生于每拔800～1300m的山坡、山谷或灌木丛中、路边草地。分布于山东、湖北、山西、辽宁、陕西、甘肃、新疆、江苏、安徽、河南、湖南和四川等地。

146. 莱菔子

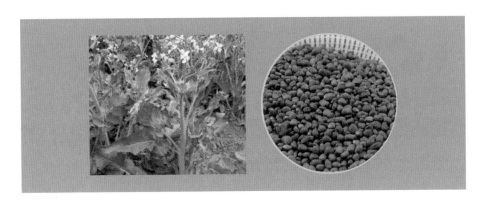

【别名】 萝卜子、萝白子、菜头子。

【药源】 萝卜的干燥成熟种子。夏季果实成熟时采割植株，晒干，搓出种子，除去杂质，再晒干。

【植物识别】 萝卜〔学名：*Raphanus sativus* L.〕十字花科萝卜属，一年生或二年生直立草本，高30～100cm。直根，肉质，长圆形、球形或圆锥形，外皮绿色、白色或红色。茎分枝，无毛，稍具粉霜。基生叶和下部茎生叶大头羽状半裂，顶裂片卵形疏生粗毛；上部叶长圆形，有锯齿或近全缘。总状花序顶生或腋生；萼片长圆形。长角果圆柱形，长3～6cm，在种子间处缢缩，形成海绵质横膈；种子1～6颗，卵形，微扁，红棕色，并有细网纹。花期4～5月，果期5～6月。

【性味归经】 味辛、甘，性平。归脾、胃、肺经。

【功效】 具有消食除胀，降气化痰的功效。主治咳喘痰多，食积气滞，胸闷食少。

【地理分布】 萝卜作为蔬菜在全国均有种植。

147. 麦芽

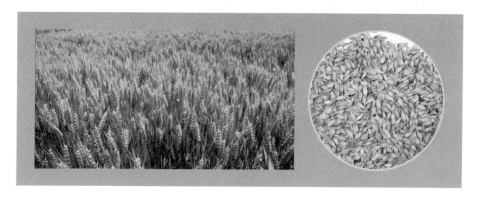

【别名】 麦蘖、大麦蘖、大麦毛、大麦芽、扩麦蘖、草大麦。

【药源】 大麦的成熟果实经发芽干燥而成。将大麦用水浸泡后，捞出，保持适宜温、湿度，待幼芽长至约0.5cm时，晒干或低温干燥。生用、炒黄或炒焦用。

【植物识别】 大麦〔学名：*Hordeum vulgare* L.〕是禾本科大麦属植物，一年生草本。秆粗壮，光滑无毛，直立，中空。叶鞘松弛抱茎，多无毛或基部具柔毛；两侧有两披针形叶耳；叶舌膜质，叶片扁平。穗状花序，小穗稠密，小穗均无柄，颖线状披针形，外被短柔毛，内稃与外稃几等长。颖果熟时粘着于稃内，不脱出。花期3~4月，果期4~5月。

【性味归经】 味甘，性平。归脾、胃、肝经。

【功效】 具行气消食、健脾开胃、退乳消胀的功效。属消食药，用于食积不消、脘腹胀痛、脾虚食少、乳汁郁积、乳房胀痛、妇女断乳。

【地理分布】 大麦作为粮食作物，在我国北方区域各地普遍栽培。

148. 稻芽

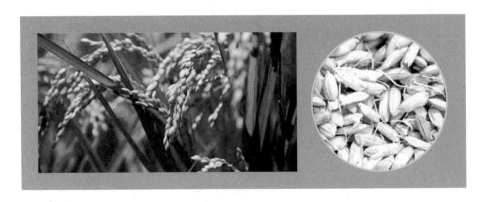

【别名】 稻谷芽、粟蘖、谷蘖、蘖米、稻蘖、粟芽、红谷芽、稻芽、香稻芽、水稻芽、裸子芽、香谷芽、稻谷芽。

【药源】 稻的成熟果实经发芽干燥的炮制加工品。将稻谷用水浸泡后，保持适宜的温、湿度，待须根长至约1cm时，干燥。

【植物识别】 稻芽又名谷芽，为稻的成熟果实经发芽干燥的炮制加工品。稻〔学名：*Oryza sativa* L.〕是禾本科稻属植物，一年生水生草本。秆直立，高0.5~1.5m，随品种而异。叶鞘无毛、松弛；叶舌披针形；叶片线状披针形，无毛，粗糙。圆锥花序大型疏展，棱粗糙；小穗含1成熟花；颖极小，仅在小穗柄先端留下半月形的痕迹，锥刺状；两侧孕性花外稃质厚，具5脉，中脉成脊，表面有方格状小乳状突起，厚纸质，遍布细毛端毛较密，有芒或无芒；内稃与外稃同质，具3脉，先端尖而无喙。颖果长约5mm，宽约2mm；胚比约为颖果长的1/4。花期7~8月，果期8~9月。

【性味归经】 味甘，性温。归脾、胃经。

【功效】 消食和中，健脾开胃。用于食积不消，腹胀口臭，脾胃虚弱，不饥食少。但麦芽消食健胃力较强；而稻芽力较弱，故稻芽更宜于轻症，或病后脾虚者。

【地理分布】 水稻为我国重要粮食作物，在我国广为种植。

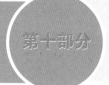

第十部分　驱虫药

149. 苦楝皮

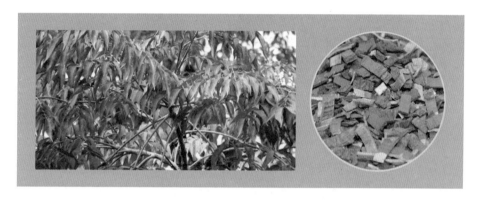

【别名】　楝根木皮（《纲目》）、楝皮（《斗门方》）、双白皮（《南京民间药草》）。

【药源】　楝皮是川楝的干燥树皮和根皮。春、秋二季剥取，晒干，或除去粗皮，晒干。

【植物识别】　川楝〔学名：*Melia toosendan* Sieb. et Zucc.〕是楝科楝属植物，落叶乔木，高10余米。幼枝密被褐色星状鳞片，老时无，暗红色，具皮孔，叶痕明显。2回羽状复叶，具长柄；小叶对生，具短柄或近无柄，膜质，椭圆状披针形，先端渐尖，基部楔形或近圆形，两面无毛，全缘或有不明显钝齿。圆锥花序聚生于小枝顶部之叶腋内，密被灰褐色星状鳞片；萼片长椭圆形至披针形，两面被柔毛，外面较密；花瓣淡紫色，匙形，外面疏被柔毛。核果大，椭圆状球形，果皮薄，熟后淡黄色。花期3~4月，果期10~11月。

【性味归经】　味苦，性寒。有毒。归脾、胃、肝经。

【功效】 具有杀虫，疗癣的功效。主治蛔虫病，钩虫病，蛲虫病，疥癣，湿疮。

【地理分布】 生于土壤湿润，肥沃的杂木林和疏林内。产于中国甘肃、湖北、四川、贵州和云南等省，其他省区广泛栽培。

150. 南瓜子

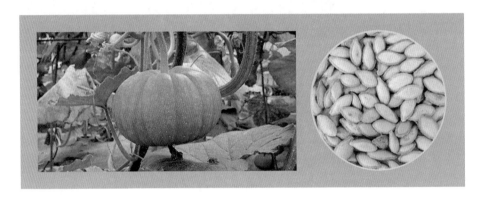

【别名】 金瓜米、南瓜仁、白瓜子、窝瓜子、倭瓜子。

【药源】 南瓜的种子。秋季采摘成熟果实，取出种子，洗净晒干。

【植物识别】 南瓜〔学名：*Cucurbita moschata*（Duch. ex Lam.） Duch. ex Poiret.〕葫芦科南瓜属植物，一年生蔓生草本。茎有短刚毛，卷须3～4裂。叶片稍柔软，宽卵形或卵圆形，5浅裂，两面密生粗糙毛，边缘有细齿。花雌雄同株，单生，黄色；雄花花萼裂片线形，花冠钟状，雄蕊3；雌花花萼裂片显著叶状，花柱短。果梗粗壮，有棱和槽，长5～7cm，瓜蒂扩大成喇叭状；瓠果形状多样，因品种而异，外面常有数条纵沟或无。种子多数，长卵形或长圆形，灰白色，边缘薄，长10～15mm，宽7～10mm。花期4～7月，果期8～10月。

【性味归经】 味甘，性平。归胃、大肠经。

【功效】 驱虫，消肿。用于治绦虫、蛔虫、血吸虫病，治疗产后手足浮肿、百日咳、痔疮等。

【地理分布】 南瓜是喜温的短日照植物，耐旱性强，对土壤要求不严格，但以肥沃、中性或微酸性沙壤土为好。南瓜果实作肴馔，亦可代粮食。在我国各地广泛种植。

151. 槟榔

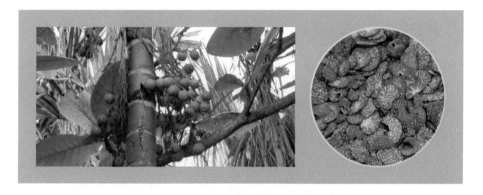

【别名】 橄榄子、大腹子、槟榔子、宾门、青仔。

【药源】 槟榔的干燥成熟种子。春末至秋初采收成熟果实，用水煮后，干燥，除去果皮，取出种子，干燥。

【植物识别】 槟榔树〔学名：*Areca catechu* L.〕是棕榈科槟榔属植物，常绿乔木。高10～18m，不分枝，叶脱落后形成明显的环纹。羽状复叶，丛生于茎顶端，光滑，叶轴三棱形；小叶片披针状线或线形。花序着生于最下一叶的基部，有佛焰苞状大苞片，长倒卵形，长达40cm，光滑，花序多分枝；花单性同株；雄花小，多数，无柄，紧贴分枝上部，通常单生，很少对生，萼片3，厚而细小，花瓣3，卵状长圆形。坚果卵圆形或长圆形，长5～6cm，花萼和花瓣宿存，熟时红色。每年开花2次，花期3～8月，冬花不结果。

【性味归经】 性温，味苦、辛。归肺经、胃经、大肠经。

【功效】 具有杀虫，破积，降气行滞，行水化湿的功效。主治虫积，食滞，脘腹胀痛，泻痢后重，脚气，水肿，疟疾。

【地理分布】 槟榔属温湿热型阳性植物，喜高温、雨量充沛湿润的气候环境。常见散生于低山谷底、岭脚、坡麓和平原溪边热带季雨林次生林间，也有成片生长于富含腐殖质的沟谷，山坎、疏林内及微酸性至中性的沙质壤土荒山旷野。主产于广东、云南、海南岛。

152. 使君子

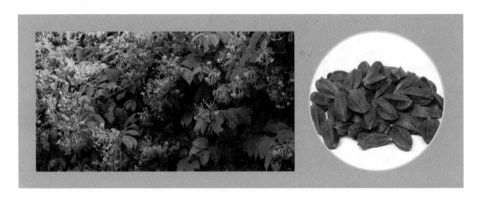

【别名】 君子仁、五棱子、索子果、冬君子、冬均子、留求子、史君子、病柑子、病疳子。

【药源】 使君子的干燥成熟果实。秋季果皮变紫黑色时采收，除去杂质，干燥。

【植物识别】 使君子〔学名：*Quisqualis indica* L.〕是使君子科使君子属植物，攀援状灌木。高2～8m，小枝被棕黄色短柔毛。叶对生或近对生，叶片膜质，卵形或椭圆形，先端短渐尖，基部钝圆，表面无毛，背面有时疏被棕色柔毛，幼时密生锈色柔毛。顶生穗状花序，组成伞房花序式；苞片卵形至线状披针形，被毛；花瓣5，先端钝圆，初为白色，后转淡红色。果卵形，短尖，无毛，具明显的锐棱角5

条，成熟时外果皮脆薄，呈青黑色或栗色；种子1颗，白色，圆柱状纺锤形。花期初夏，果期秋末。

【性味归经】　味甘，性温，小毒。归脾经，胃经。

【功效】　具杀虫，消积健脾的功效。治蛔虫腹痛，小儿疳积，乳食停滞，腹胀，泻痢。

【地理分布】　生于平原灌木丛或路旁。分布于四川、福建、广西、江西、湖南、贵州、云南及广东海南岛等地。

153. 鹤草芽

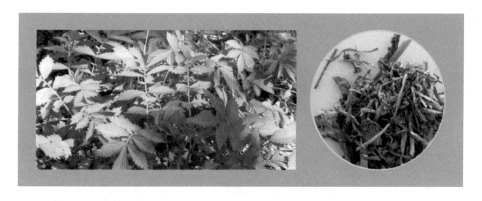

【别名】　狼牙、狼牙子、狼齿、仙鹤草根芽、施州龙芽草。

【药源】　龙牙草（仙鹤草）的地下冬芽。于地上部分枯萎后采集（9～11月）直至翌年春植株萌发前（3～4月），挖出根部，取下冬芽，去掉地下根部，但可留冬芽上的须根，洗净晒干或于55℃以下烘干。

【植物识别】　龙芽草〔学名：*Agrimonia pilosa* L db.〕是蔷薇科龙芽草属植物，多年生草本。根多呈块茎状，根茎短，茎高可达100cm，叶为间断奇数羽状复叶，叶柄被稀疏柔毛或短柔毛；小叶片无柄或有短柄，顶端急尖至圆钝，边缘有急尖到圆钝锯齿，上面被疏柔毛，稀脱落几乎无毛，托叶草质，绿色，镰形，茎下部托叶有时卵状披针形。花序穗状总状顶生，花序轴被柔毛，花梗被柔毛；裂片带形，小苞片对生，卵形，萼片三角卵形；花瓣黄色，花柱丝状，柱头头状。果实倒卵圆锥形，5～12月开花结果。

【性味归经】味苦、涩，性平。归肠、胃、脾经。

【功效】具有止血、健胃、滑肠、止痢、杀虫的功效。主治脱力劳乏，妇女月经不调，红崩白带，胃寒腹痛，赤白痢疾，吐血，咯血，肠风、尿血、子宫出血，十二指肠出血等症。全草提取仙鹤草素为止血药。

【地理分布】生长在溪边、山坡草地及疏林中，海拔100～2500m。中国南北各省区均产。

154. 榧子

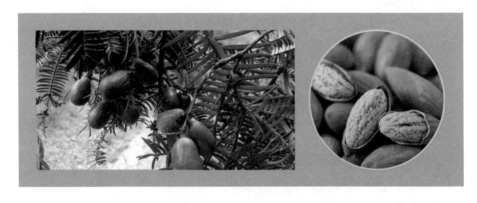

【别名】香榧、柀子、玉山果、赤果、彼子、榧实、玉榧、野杉子。

【药源】香榧的干燥成熟种子。果实大小如枣，核如橄榄，呈椭圆形，富有油脂并有一种特殊香气，很能诱人食欲。秋季种子成熟时采收，除去肉质假种皮，洗净，晒干。

【植物识别】香榧〔学名：*Torreya grandis* Fort. ex Lindl. cv. Merrillii.〕为红豆杉科榧树属植物。常绿乔木，高达25m。树皮灰褐色，枝开张，小枝无毛。叶呈假二列状排列，线状披针形，愈向上部愈狭，先端突刺尖，基部几成圆形，全缘，质坚硬，上面暗黄绿色，有光泽，下面淡绿色，中肋明显，在其两侧各有一条凹下黄白色的气孔带。花单性，通常雌雄异株。香榧的果实为坚果，橄榄形，果壳较硬，内有黑色果衣包裹淡黄色果肉，可食用，营养丰富。种子矩圆状倒卵形或圆柱形，长2.7~3.2cm，径1.0~1.6cm，微有纵浅凹槽，基部尖，胚乳微内皱。花期初夏，果期次年秋末。

【性味归经】味甘，性平。归肺、胃、大肠经。

【功效】具有杀虫，消积，润燥的功效。主治治虫积腹痛，小儿疳积，燥咳，便秘，痔疮。

【地理分布】 世界上稀有的经济树种，中国原产树种。生于南方，安徽、江苏、浙江、福建、江西、湖南、湖北等省海拔1500m以下，温暖多雨，黄壤、红壤、黄褐土地区。

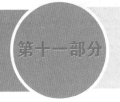

第十一部分　　止血类

一、 凉血止血药

155. 槐花

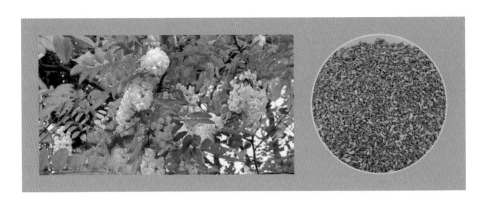

【别名】 白槐、槐蕊、豆槐花、金药树花、槐花米、黑槐花、细叶槐花、护房树花、槐树花、家槐花。

【药源】 槐的干燥花及花蕾。夏季花开放或花蕾形成时采收，即使干燥，除去枝、梗及杂质。

【植物识别】 槐〔学名：*Sophora japonica* Linn.〕是豆科槐属植物，落叶乔木，高10~25m。树皮灰绿色或黄绿色，幼枝绿色。羽状复叶，小叶9~15片，卵状长圆形，先端渐尖，基部阔楔形，上表面绿色，下表面灰白色，疏生短柔毛。圆锥花序顶生；两性花，萼钟状，有5小齿，被疏毛；花冠蝶形，乳白色；雄蕊10枚，雌蕊1枚。荚果肉质，节荚之间紧缩成串珠状，下垂，无毛，不开裂。种子1~6个，肾形。花期7~8月，果期10月。

【性味归经】 味苦，性微寒，无毒。归肝、大肠经。

【功效】 具有清热、凉血、止血、降压的功效。对吐血、尿血、痔疮出血、风热目赤、高血压病、高脂血症、颈淋巴结核、血管硬化、大便带血、糖尿病、视网膜炎、银屑病等有显著疗效；还可以驱虫、治咽炎。能增强毛细血管的抵抗力，减少血管通透性，可使脆性血管恢复弹性的功能，从而降血脂和防止血管硬化。

【地理分布】 生于山坡原野，全国各地普遍栽培，尤以黄土高原及华北平原最为常见。

156. 槐角

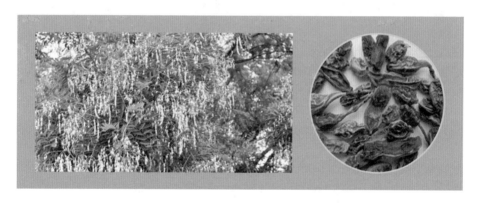

【别名】 槐豆、槐连灯、槐实、槐子、九连灯、槐荚、天豆、槐连豆。

【药源】 槐角为槐的干燥成熟果实。冬季采收，除去杂质，干燥。

【植物识别】 槐〔学名：*Sophora japonica* Linn.〕是豆科槐属植物，落叶乔木，高10~25m。树皮灰绿色或黄绿色，幼枝绿色。羽状复叶，小叶9~15片，卵状长圆形，先端渐尖，基部阔楔形，上表面绿色，下表面灰白色，疏生短柔毛。圆锥花序顶生；两性花，萼钟状，有5小齿，被疏毛；花冠蝶形，乳白色；雄蕊10枚，雌蕊1枚。荚果肉质，节荚之间紧缩成串珠状，下垂，无毛，不开裂。种子1~6个，肾形。花期7~8月，果期10月。

【性味归经】 性寒，味苦。归肝经、大肠经。

【功效】 清热泻火，凉血止血。用于肠热便血，痔肿出血，肝热头痛，眩晕目赤。

【地理分布】 生于山坡原野，全国各地普遍栽培，尤以黄土高原及华北平原最为常见。

157. 侧柏叶

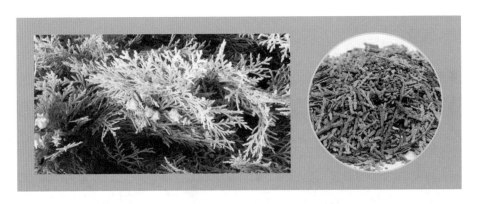

【别名】 柏叶、扁柏叶、丛柏叶。

【药源】 侧柏的干燥枝梢和叶。多在夏、秋二季采收，阴干。

【植物识别】 侧柏〔学名：*Platycladus orientalis*（L.）Franco.〕属柏科侧柏属植物，常绿乔木，裸子植物。树冠广卵形，小枝扁平，排列成1个平面。叶小，鳞片状，紧贴小枝上，呈交叉对生排列，叶背中部具腺槽。雌雄同株，花单性。雄球花黄色，由交互对生的小孢子叶组成，每个小孢子叶生有3个花粉囊，珠鳞和苞鳞完全愈合。球果当年成熟种子卵圆形或近椭圆形，顶端微尖，灰褐色或紫褐色，长6~8mm，稍有棱脊，无翅或有极窄之翅。花期3~4月，10月成熟。

【性味归经】 味苦、涩，性微寒。归肺、肝、大肠经。

【功效】　凉血止血，化痰止咳，生发乌发。用于吐血，衄血，咯血，便血，崩漏下血，肺热咳嗽，血热脱发，须发早白。

【地理分布】　喜生于湿润肥沃排水良好的钙质土壤耐寒、耐旱、抗盐碱，在平地或悬崖峭壁上都能生长；在干燥、贫脊的山地上，生长缓慢，植株细弱。侧柏为我国特产，除青海、新疆外，全国均有分布。

158. 羊蹄

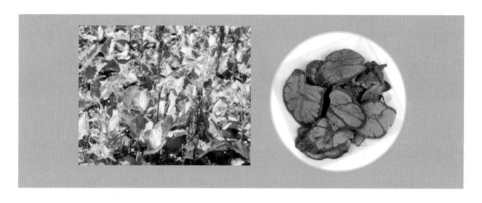

【别名】　牛舌头、土大黄、野菠菜、羊蹄叶、羊皮叶子。

【药源】　羊蹄干燥根。春、秋挖根，洗净，切片，晒干。

【植物识别】　羊蹄〔学名：*Rumex japonicus* Houtt.〕是蓼科酸模属多年生草本植物，茎直立，高可达100cm，基生叶长圆形或披针状长圆形，顶端急尖，基部圆形，边缘微波状茎上部叶狭长圆形；托叶鞘膜质，易破裂。花序圆锥状，花两性，多花轮生；花梗细长，花被片淡绿色，网脉明显；瘦果宽卵形，两端尖，暗褐色，有光泽。5~6月开花，6~7月结果。

【性味归经】　味苦、酸，性寒；有小毒。归心、肝、大肠经。

【功效】　凉血止血，通大便，解毒，杀虫的功效。用于大便秘结，淋浊，黄疸，吐血，肠风，秃疮。

【地理分布】 生于山野、路旁或湿地。分布于我国华北、东北、华东、华中、华南各地。

159. 苎麻根

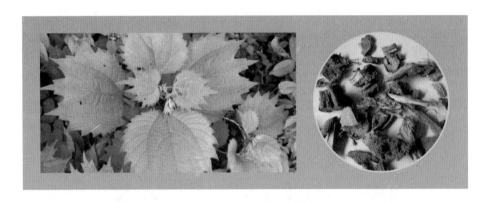

【别名】 线麻、园麻、苎麻头、纻、苎根、银苎、天名精、川绵葱、山麻。

【药源】 苎麻的干燥根。冬春季采挖，洗净，晒干。

【植物识别】 苎麻〔学名：*Boehmeria nivea*（L.）Gaudich.〕为荨麻科苎麻属植物，亚灌木或灌木。高0.5～1.5m，茎上部与叶柄均密被开展的长硬毛和近开展和贴伏的短糙毛。叶互生，叶片草质，通常圆卵形或宽卵形，少数卵形，上面稍粗糙，疏被短伏毛，下面密被雪白色毡毛，侧脉约3对；托叶分生，钻状披针形，背面被毛。圆锥花序腋生，或植株上部的为雌性，下部为雄性，或同一植株的全为雌性。瘦果近球形，光滑，基部突缩成细柄。花期8～10月。

【性味归经】 性寒，味甘。归肝经、心经、膀胱经。

【功效】 具清热利尿，安胎止血，解毒的功效。用于感冒发热、麻疹高烧、尿路感染、肾炎水肿、孕妇腹痛、胎动不安、先兆流产、跌打损伤、骨折、疮疡肿痛、出血性疾病。

【地理分布】 苎麻中国古代重要的纤维作物之一。原生于热带、亚热带海拔

200～1700m山谷林边或草坡，为喜温短日照植物。现广西、广东、云南、贵州、江西、福建、浙江、湖北、四川，甘肃、陕西、河南的南部广泛栽培。

160. 白茅根

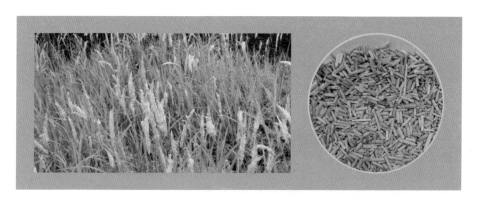

【别名】 白花茅根、茹根、地菅、白茅菅、坚草根、茅根、丝茅、地节根、兰根、地筋、兼杜、万根草、茅草根、甜草根。

【药源】 白茅根为白茅的干燥根茎。春、秋二季采挖，洗净，晒干，除去须根及膜质叶鞘，捆成小把或切段。

【植物识别】 白茅〔学名：*Imperata cylindrica*（L.） Beauv.〕是禾本科白茅属植物，多年生草本。根茎密生鳞片，秆丛生、直立，高可达80cm。叶多丛集基部，秆生叶片线形或线状披针形，先端渐尖，基部渐狭，根生叶长，几与植株相等，茎生叶较短。叶鞘聚集于秆基，叶舌膜质。圆锥花序稠密、柱状，分枝短缩密集，小穗披针形或长圆形；第一外稃卵状披针形，第二外稃与其内稃近相等，卵圆形，顶端具齿裂及纤毛。颖果椭圆形，花果期4～6月。

【性味归经】 味甘，性寒。归肺、胃、膀胱经。

【功效】 具凉血止血，清热解毒的功效。用于吐血，尿血，热淋，水肿，黄疸，小便不利，热病烦渴，胃热呕哕，咳嗽。

【地理分布】 生于路旁向阳干草地或山坡上。分布于东北、华北、华东、中南、西南及陕西、甘肃等地。

161. 大蓟

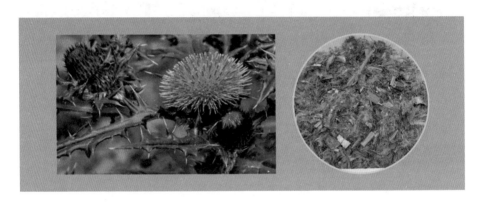

【别名】 老虎脷、马蓟、刺蓟、大刺儿菜、大刺盖、草鞋刺。

【药源】 为菊科蓟属植物蓟的干燥根。夏、秋二季花开时采割地上部分，除去杂质，晒干。

【植物识别】 蓟〔学名：*Cirsium japonicum Fisch. ex DC.*〕为菊科蓟属植物，多年生草本，高0.5~1.0m。根簇生，圆锥形，肉质，表面棕褐色。茎直立，有细纵纹，基部有白色丝状毛。基生叶丛生，有柄，倒披针形或倒卵状披针形，长15~30cm，羽状深裂，边缘齿状，齿端具针刺，上表面疏生白色丝状毛，下表面脉上有长毛；茎生叶互生，基部心形抱茎。头状花序顶生，总苞钟状，外被蛛丝状毛；总苞片4~6层，披针形，外层较短；花两性，管状，紫色。瘦果长椭圆形，冠毛多层，羽状，暗灰色。花期5~8月，果期7~9月。

【性味归经】 味甘、苦，凉。归心、肝经。

【功效】　具凉血止血，祛瘀消肿的功效。用于吐血，衄血，崩漏，尿血，便血，外伤出血，痈肿疮毒。

【地理分布】　生于山野、路旁、荒地。产于全国大部分地区。

162. 小蓟

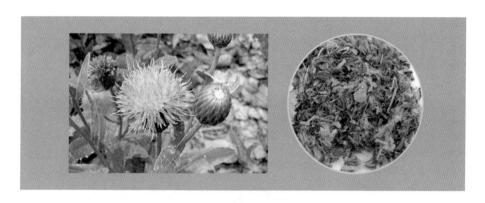

【别名】　刺儿菜、曲曲菜、刺角菜、白鸡角刺、青青菜、刺菜、荠荠菜、小鸡角刺。

【药源】　刺儿菜的干燥地上部分。夏秋季花期采集。晒干，生用或炒炭用。

【植物识别】　刺儿菜〔学名：*Cirsium setosum*（Wild.）MB.〕属菊科蓟属植物。多年生草本，高25～50cm，茎直立，有纵槽，幼茎被白色蛛丝状毛。叶互生，基生叶和中部茎叶椭圆形、长椭圆形或椭圆状倒披针形；上部茎叶渐小，椭圆形或披针形或线状披针形，叶缘有细密的针刺，针刺紧贴叶缘。头状花序顶生，雌雄异株；总苞钟状，总苞片5～6层，雄花序总苞长1.8cm，雌花序总苞长约2.3cm；花管状，淡紫色。瘦果椭圆形或长卵形，具纵棱，冠毛羽状。花期5～6月，果期6～7月。

【性味归经】　味甘、微苦，性凉。归心、肝经。

【功效】　具有止血、凝血、抗菌、抗炎以及对心血管系统的作用等多种药理活性。用于治疗衄血、吐血、尿血、血淋、便血、崩漏、外伤出血和痈肿疮毒等传统疾病。

【地理分布】全国大部分地区均产，生于山坡、河旁或荒地、田间。

二、化瘀止血药

163.降香

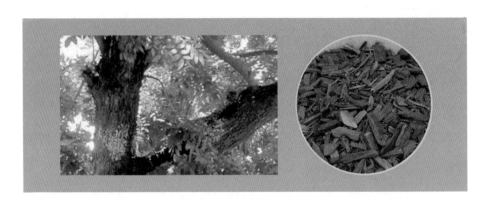

【别名】紫藤香、降真香、紫降香、降真、降香檀。

【药源】降香檀树干和根的干燥心材。全年均可采收，除去边材，阴干。

【植物识别】降香檀〔学名：*Dalbergia odorifera* T.Chen.〕为豆科黄檀属植物，又名花梨木、降香黄檀。高10～15m，小枝有小而密集皮孔。羽状复叶长12～25cm。圆锥花序腋生，分枝呈伞房花序状；总花梗长3～5cm；基生小苞片近三角形；花梗长约1mm；花萼下方1枚萼齿较长，披针形；花冠乳白色或淡黄色，各瓣近等长。荚果舌状长圆形，基部略被毛，顶端钝或急尖，基部骤然收窄与纤细的果颈相接。每年换叶1次，12月开始落叶，翌年2～3月为无叶期，3～4月雨季到来时，花、叶同时抽出。花期4～6月。10～12月果实陆续成熟，荚果内含种子为肾形。

【性味归经】 味辛，性温。归肝、脾经。

【功效】 化瘀止血，理气止痛。用于衄血，吐血，肝郁胁痛，胸痹刺痛，外伤出血，跌扑伤痛，呕吐腹痛。

【地理分布】 降香檀为热带树种，主产于海南、广东、广西、云南南部等地。降香檀对立地条件要求不严，在陡坡、山脊、岩石裸露、干旱瘦瘠的地区均能适生。

164. 茜草

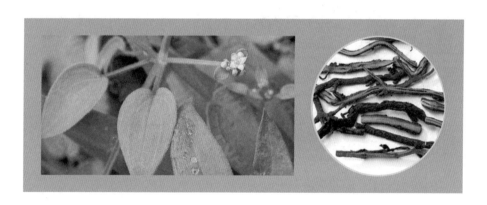

【别名】 活血草、四轮车、红茜草、锯锯藤、挂拉豆、拉拉秧、红线草、小血藤、血见愁。

【药源】 植物茜草的干燥根及根茎。春、秋二季采挖，晒干，生用或炒用。

【植物识别】 茜草〔学名：*Rubia cordifolia* L.〕是茜草科茜草属植物，多年生草质攀援藤木，长通常可达3.5m；根状茎和其节上的须根均红色；茎多条，细长，方柱形，棱上生倒生皮刺；叶片轮生，纸质，披针形或长圆状披针形，顶端渐尖，心形，边缘有齿状皮刺，两面粗糙，叶柄长可达2.5cm。聚伞花序腋生和顶生，有花数十朵，花序和分枝均细瘦，花冠淡黄色，花冠裂片近卵形。果球形，橘黄色。8～9月开花，10～11月结果。

【性味归经】味甘苦、性寒，无毒。归肝、心经。

【功效】凉血止血、活血化瘀。主血热咯血、衄血、跌打损伤、风湿痹痛、崩漏、经闭、尿血、便血、吐血、产后瘀阻腹痛、黄疸、疮痈、痔肿。

【地理分布】常生于海拔1000～2000m疏林、林缘、灌丛或草地上。主要产于中国东北、华北、西北和四川、西藏等地。

165. 三七

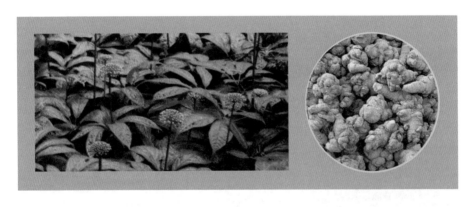

【别名】田七、滇七、参三七、汉三七。

【药源】三七的干燥根和根茎。秋季花开前采挖，洗净，分开主根、支根及根茎，干燥。支根习称"筋条"，根茎习称"剪口"。云南文山州历史悠久、产量大、质量好，习称"文三七""田七"，为著名的道地药材。

【植物识别】三七〔学名：*Panax notoginseng*（Burkill.）F. H. Chen ex C. H.〕是五加科人参属多年生植物，直立草本，高30～60cm。根状茎（芦头）短，具有老茎残留痕迹；主根粗壮肉质，倒圆锥形或短圆柱形，有分枝和多数支根，表面棕黄色或暗褐色，具疣状突起及横向皮孔。茎直立，单生，不分枝，近于圆柱形，有纵条纹。掌状复叶3~6片轮生茎顶，具长柄；小叶膜质，椭圆倒卵形或长圆披针形。伞形花序单生于茎顶叶丛中，总花梗长达30cm；花瓣黄绿色，长圆状卵形，先端尖；子房下位，2室，花盘平坦或微凹。果扁球形，熟时红色。种子扁球形，1~3粒。花期6~8月。果期8~10月。

【性味归经】 味甘、微苦。性温，归肝、胃经。

【功效】 具有止血、破血散瘀、消炎定痛和滋补之功效。用于衄血，吐血，咯血，便血，功能性子宫出血，产后血瘀腹痛，跌打损伤。为治疗跌打损伤之主要药物。

【地理分布】 生于山坡丛林下。分布于广西西南部、云南东南部，一般人为栽培。江西、湖北及其他省近年也有栽培。

166. 蒲黄

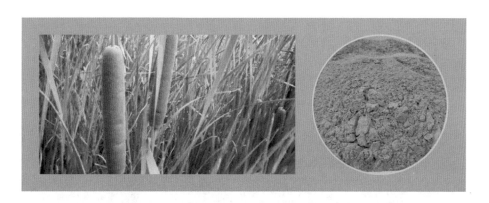

【别名】 蒲棒花粉、蒲花、蒲厘花粉、蒲草黄。

【药源】 香蒲的干燥花粉。夏季采收蒲棒上部的黄色雄花序，晒干后碾轧，筛取花粉。剪取雄花后，晒干，成为带有雄花的花粉，即为草蒲黄。

【植物识别】 香蒲〔学名：*Typha orientalis* Presl.〕香蒲科香蒲属的一个种，多年生水生或沼生草本植物。根状茎乳白色，地上茎粗壮，向上渐细。叶扁平，线形，宽4～10mm，长0.5～1.2m，深绿色，质稍厚而柔，叶鞘抱茎。雌雄花序紧密连接，雄花序在上，雄花有早落的佛焰状苞片，花被鳞片状或茸毛状，雄蕊2～3。雌花序长10～30cm，雌花小苞片较柱头短，匙形，花被茸毛状与小苞片等长，柱头线头圆柱形。果皮具长形褐色斑点，小坚果无沟。种子褐色，微弯。花期6～7月，果期7～8月。

【性味归经】 性平，味甘。归肝经、脾经、心包经。

【功效】 具有止血、化瘀、通淋的功效。用于吐血、咯血、衄血、崩漏、外伤出血、经闭、痛经、脘腹刺痛、跌打肿痛、血淋湿痛。

【地理分布】 生于海拔2500m以下池、沼、浅水中。分布几遍全国。

三、收敛止血药

167. 棕榈

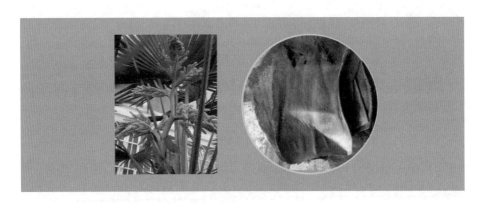

【别名】 棕板、棕衣树、棕骨、棕树、陈棕、棕皮。

【药源】 棕榈的干燥叶柄。采棕时割取旧叶柄下延部分及鞘片，除去纤维状的棕毛，晒干。

【植物识别】棕榈〔学名：*Trachycarpus fortunei*（Hook.）H. Wendl.〕属棕榈科棕榈属植物。常绿乔木，高可达9m；树干圆柱形，被不易脱落的老叶柄基部和密集的网状纤维；叶片近圆形，深裂成30～50片具皱折的线状剑形，宽约2.5～4.0cm，长60～70cm的裂片，叶柄两侧具细圆齿。花序粗壮，雌雄异株。花黄绿色，卵球形；果实阔肾形，有脐，成熟时由黄色变为淡蓝色，披白粉，种子胚乳角质。花期4月，果期12月。

【性味归经】性平，味苦、涩。归肺经、肝经、大肠经。

【功效】收涩止血。用于衄血，尿血，吐血，便血，崩漏下血。

【地理分布】栽培于村边、溪边、田边、丘陵地或山地。长江以南各地多有分布。

168. 继木

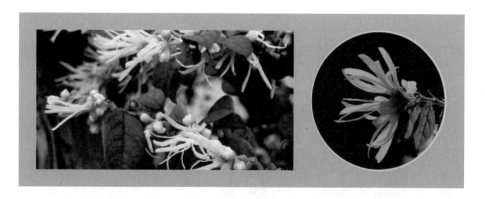

【别名】继树、继花、坚漆、刺木花、鱼骨柴、满山白。

【药源】继木以根、叶和花入药。根、叶全年可采，花于清明前后采，鲜用或晒干。

【植物识别】继木〔学名：*Loropetalum chinense*（R. Br.）Oliver.〕是金缕梅

科继木属植物，灌木，有时为小乔木，多分枝，小枝有星毛。叶互生，卵形或椭圆形，革质，长2~5cm，顶端锐尖，基部钝，全缘。花3~8朵簇生，有短花梗，萼杯状，4裂，裂齿卵形；花瓣4，白色或黄白色，带状，比新叶先开放，或与嫩叶同时开放。发育雄蕊4，花丝极短，花药4室，瓣裂，药隔伸出呈刺状，退化雄蕊与发育雄蕊互生；子房半下位或下位，2室，花柱2；胚珠每室1。蒴果木质，卵球形，被棕色星状茸毛，上半部2裂，下半部被宿存萼筒包裹；种子卵形，黑色。花期5月，果期10月。

【性味归经】 味甘、苦、涩，性凉。主归脾、胃、大肠经。

【功效】 具有止血，止泻，止痛，生肌的功效，用于子宫出血，腹泻；外用治烧伤，外伤出血。花有清热，止血的功效，用于鼻出血，外伤出血。根可行血祛瘀，用于血瘀经闭，跌打损伤，慢性关节炎，外伤出血。

【地理分布】 多生于低海拔山坡疏林边，荒山草地中，沟谷丛林中，尤以红壤丘陵荒山灌丛中为最多。分布于我国中部、南部及西南各省。

169. 藕节

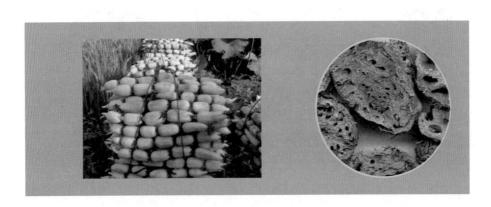

【别名】 光藕节、藕节巴。

【药源】 莲的干燥根茎节部。秋、冬或春初挖取根茎（藕），洗净泥土，切下节部，除去须根，晒干。

【植物识别】 莲〔学名：*Nelumbo* Adans.〕，又名荷花，属莲科莲属植物，多年生挺水草本。根茎横生，肥厚，节间膨大，内有多数纵行通气孔洞，外生须状不定根。节上生叶，露出水面；叶柄着生于叶背中央，粗壮，圆柱形，多刺；叶片圆形，上表面粉绿色，下面叶脉从中央射出，有1~2次叉状分枝。花单生于花梗顶端，芳香；花瓣椭圆形或倒卵形；雄蕊多数，心皮多数埋藏于膨大的花托内，子房椭圆形，花柱极短。花后结莲蓬，倒锥形，直径5~10cm，有小孔25~30个，每孔内含果实1枚；坚果椭圆形或卵形，果皮革质，坚硬，熟时黑褐色。种子卵形，或椭圆形，种皮红色或白色。花期6~8月，果期9~10月。

【性味归经】 性平，味甘、涩。归肝经、肺经、胃经。

【功效】 止血，消瘀。用于衄血、尿血、吐血、咯血、崩漏。

【地理分布】 生于海拔2000m以下池、沼、浅水中。分布遍布全国。

170. 仙鹤草

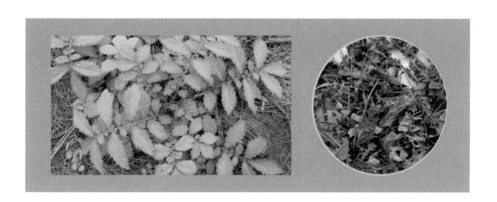

【别名】 龙牙草、瓜香草、黄龙尾、施州龙牙草、铁胡蜂、鹤草芽、金顶龙芽。

【药源】 龙牙草的干燥的地上部分。夏、秋二季茎叶茂盛时采割，除去杂质，干燥。

【植物识别】 仙鹤草〔学名：*Agrimonia pilosa* Ldb.〕是蔷薇科龙芽草属植物，

多年生草本。根多呈块茎状，根茎短，茎高可达120cm，叶为间断奇数羽状复叶，叶柄被稀疏柔毛或短柔毛；小叶片无柄或有短柄，顶端急尖至圆钝，边缘有急尖到圆钝锯齿，上面被疏柔毛，托叶草质，绿色，镰形，茎下部托叶有时卵状披针形，花序穗状总状顶生，花序轴被柔毛，花梗被柔毛；裂片带形，小苞片对生，卵形，萼片三角卵形；花瓣黄色，花柱丝状，柱头头状。果实倒卵圆锥形，5～12月开花结果。

【性味归经】味苦、涩，性平。归肠、胃、脾经。

【功效】具有止血、健胃、滑肠、止痢、杀虫的功效。主治脱力劳乏，妇女月经不调，红崩白带，胃寒腹痛，赤白痢疾，吐血，咯血，肠风，尿血，子宫出血，十二指肠出血等症。全草提取仙鹤草素为止血药。

【地理分布】生于溪边、路旁、草地、灌丛、林缘及疏林下。我国大部分地区均有分布。

171. 白芨

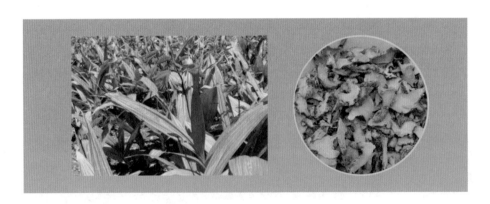

【别名】朱兰、紫兰、连及草、甘根、白给、箬兰、紫蕙。

【药源】白芨球根。夏秋两季采挖，除去残茎及须根，洗净，置沸水煮至无白心，除去外皮，晒干，切片生用。

【植物识别】白芨〔学名：*Bletilla striata.*〕是兰科白芨属植株，多年生草本球根（块根）植株，高18～60cm，叶4～6枚，狭长圆形或披针形，先端渐尖，基部收狭成鞘并抱茎。花序具3～10朵花，常不分枝或极罕分枝；花序轴或多或少呈"之"字状曲折；花苞片长圆状披针形，长2.0～2.5cm，开花时常凋落；花大，紫红色或粉红色；萼片和花瓣近等长，狭长圆形；花瓣较萼片稍宽；唇瓣较萼片和花瓣稍短，倒卵状椭圆形，白色带紫红色，具紫色脉；唇盘上面具5条纵褶片，从基部伸至中裂片近顶部，仅在中裂片上面为波状。白芨的种子极细小，似粉末，没有胚乳，只有几个细胞构成的发育不完全的胚。花期4～5月，果期7～9月。有变种白花白芨，花白色，园艺品种尚有蓝、黄、粉红等色。

【性味归经】味苦、甘、涩，性寒，归肺、肝、胃经。

【功效】有收敛止血，消肿生肌之功。用于咳血吐血，外伤出血，疮疡肿毒，皮肤皲裂，肺结核咳血，溃疡病出血。

【地理分布】生于海拔100～3000m的常绿阔叶林下，栋树林或针叶林下、路边草丛或岩石缝中。白芨原产中国，广布于长江流域各省。主要产自甘肃东南部、陕西南部、江苏上海、安徽、浙江、江西、福建、湖北、湖南、广东、广西、云南、四川、贵州西南部。

172. 紫珠叶

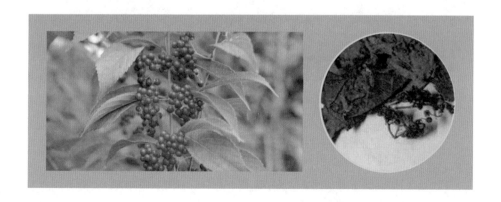

【别名】裸花紫珠、止血草、杜虹花、紫荆、紫珠叶、紫株、紫珠草、大叶紫珠、粗糠仔、粗糠草、鸦鹊板、螃蟹目、雅目草、雅木草、白毛柴、白奶雪草。

【药源】紫珠叶为杜虹花的干燥叶。夏、秋二季枝叶茂盛时采摘，干燥。

【植物识别】杜虹花〔学名：*Callicarpa formosana* Rolfe.〕是马鞭草科紫珠属植物，落叶灌木，高可达3m。小枝被黄褐色星状毛，叶对生，叶片卵状椭圆形或椭圆形，顶端通常渐尖，基部钝或浑圆，边缘有细锯齿，叶柄粗壮，复聚伞花序腋生，苞片细小；花萼杯状，萼齿钝三角形；花冠紫色或淡紫色，无毛，裂片钝圆。小核果近球形，紫红色。5~7月开花，8~11月结果。

【性味归经】性凉，味苦、涩。归肝经、肺经、胃经。

【功效】具有凉血收敛止血，散瘀解毒消肿之功效。常用于衄血，咯血，吐血，便血，崩漏，外伤出血，热毒疮疡，水火烫伤。

【地理分布】生于海拔600m以下沟谷、灌丛。喜高温，分布于我国广东、江西、浙江、广西、福建、云南。

173. 断血流

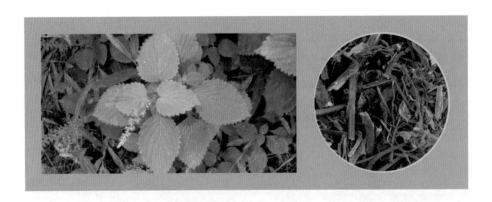

【别名】走马灯笼草、荫风轮、绣球草、灯笼草、山藿香、脚癣草、楼台草。

【药源】中药断血流是灯笼草的干燥地上部分。夏季开花前采收，除去泥沙，切段，晒干。

【植物识别】　灯笼草〔学名：*Clinopodium polycephalum*（Vant.）C. Y. Wu & Hsuan.〕是唇形科风轮菜属植物，别名灯笼草、山藿香、走马灯笼草、荫风轮、脚癣草、绣球草、楼台草。直立多年生草本，高0.5～1.0m，多分枝，匍匐根。茎四棱形，叶对生，叶片卵形，先端钝或急尖，基部阔楔形至几圆形，边缘具疏圆齿状牙齿，上面榄绿色，下面略淡，糙硬毛。轮伞花序多花，圆球伏，苞叶叶状，较小，生于茎及分枝近顶部者退化成苞片状；花梗密被腺柔毛。花萼圆筒形，花冠紫红色，冠筒伸出于花萼，上唇直伸，先端微缺。小坚果卵形，棕色。7～8月开花，果期8～9月。

【性味归经】　性凉，味苦、涩。归肝经。

【功效】　具清热解毒，凉血活血的功效。主治风热感冒，咳嗽，目赤肿痛，咽喉肿痛，白喉，腹痛痢疾，吐血，衄血，尿血，崩漏，外伤出血，肝炎，胆囊炎、痄腮，胃痛，关节疼痛、疮疡肿痛，毒蛇咬伤，湿疹，痔疮，跌打肿痛。

【地理分布】　生于山坡、路旁、林下、灌丛或草地。分布于华东、西南及湖北、河北、陕西、甘肃、河南、湖南、广西等地。

174. 瓦松

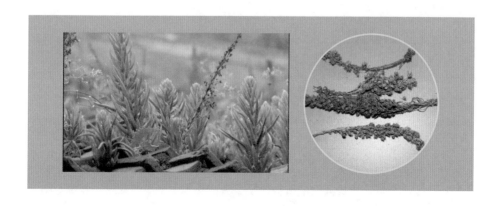

【别名】 流苏瓦松、天王铁塔草、瓦花、向天草。

【药源】 瓦松的干燥地上部分。夏、秋季采集，用开水烫后，晒干。

【植物识别】 瓦松〔学名：*Orostachys fimbriatus*（Turcz.）Berger.〕是景天科瓦松属植物，二年生草本。花茎一般高10～20cm，叶互生，线形至披针形，长可达3cm，宽2～5mm。花序总状，紧密，或下部分枝，可呈宽20cm的金字塔形；苞片线状渐尖；花梗长达1cm，萼片长圆形，长1～3mm；花瓣5，红色，披针状椭圆形，长5～6mm，宽1.2～1.5mm，先端渐尖，基部1mm合生。蓇葖果长圆形；种子多数，卵形，细小。花期8～9月，果期9～10月。

【性味归经】 味酸、苦，性凉。归肝、肺、脾经。

【功效】 具凉血止血，解毒，敛疮功效。主治止血，利湿，清热解毒，消肿。治吐血，鼻衄，血痢，肝炎，疟疾，湿疹，痈毒，痔疮，热淋，疔疮，汤火灼伤。

【地理分布】 广泛分布在海拔1500m以下深山向阳坡面，岩石隙间，古老瓦房瓦缝中也有生长，耐旱耐寒，全国大部分地区均产。

175. 松花粉

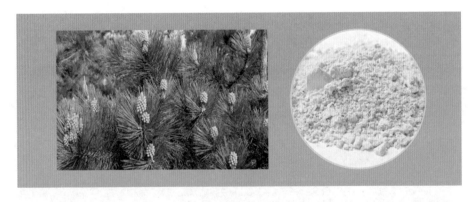

【别名】 松黄、松粉、松花。

【药源】 马尾松（或同属的植物油松、云南松等）干燥的花粉。春季花刚开时，采摘花穗，晒干，收集花粉，除去杂质。

【植物识别】 马尾松〔学名：*Pinus massoniana* Lamb.〕是松科松属植物，常绿乔木，高可达40m。一年生枝淡红褐色或淡灰色，无毛；二、三年生枝上的苞片宿存；冬季红褐色，稍有树脂。树皮纵深裂或不规则鳞片状，少有浅裂成薄片剥落。针叶2针一束，粗硬，长10～15cm，树脂管约10个，边生；叶鞘宿存。雄球花丛生新枝基部，淡红褐色，圆柱形，穗状，雌球花生于枝端，淡紫红色。球果卵圆形，成熟后蝉褐色，宿存；鳞盾肥厚，横脊显著，鳞脐凸起有刺尖。种子长卵圆形，种翅长约10mm。花期4～5月，球果次年10月成熟。

【性味归经】 性温，味甘、苦。归肝经、脾经。

【功效】 具收敛止血，燥湿敛疮的功效。用于外伤出血，湿疹，黄水疮，皮肤糜烂，脓水淋漓。

【地理分布】 马尾松全国分布极广，一般在海拔2000m以下山地均有。

四、温经止血药

176. 艾叶

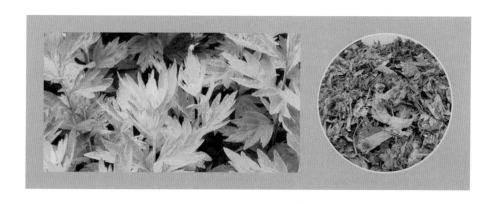

【别名】 艾、香艾、蕲艾、医草、冰台、灸草、黄草、遏草、蓬藁、艾蒿、艾绒、萧茅。

【药源】 艾叶是艾的干燥叶，夏季花未开时采收，除去杂质，晒干或阴干。

【植物识别】 艾〔学名：*Artemisia argyi* Levl. et Van.〕是菊科蒿属植物，多年生草本或略成半灌木状，植株有浓烈香气。主根明显，略粗长，侧根多。茎单生或少数，褐色或灰黄褐色，基部稍木质化，上部草质，并有少数短的分枝，叶厚纸质，上面被灰白色短柔毛，基部通常无假托叶或极小的假托叶；上部叶与苞片叶羽状半裂、头状花序椭圆形，花冠管状或高脚杯状，外面有腺点，花药狭线形，花柱与花冠近等长或略长于花冠。瘦果长卵形或长圆形。花果期9～10月。

【性味归经】 味辛、苦，性温。归肝、脾、肾经。

【功效】 温经止血。有温经止血、散寒调经、安胎的作用。用于治疗虚寒和各种出血疾病。

【地理分布】 分布广，除极干旱与高寒地区外，几乎遍及全国。生于低海拔至中海拔地区的荒地、路旁河边及山坡等地，也见于森林草原及草原地区，局部地区为植物群落的优势种。

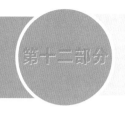

第十二部分 活血化瘀类

一、活血止痛药

177. 姜黄

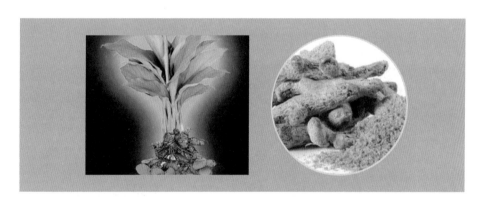

【别名】郁金、宝鼎香、毫命、黄姜。

【药源】姜黄的干燥根茎。冬季茎叶枯萎时采挖，除去须根。煮或蒸至透心，晒干，切厚片，生用。

【植物识别】姜黄〔学名：*Curcuma longa* L.〕是姜科姜黄属植物，多年生草本。株高1.0～1.5m，根状茎很发达、粗壮，成丛，分枝很多，末端膨大呈块根，橙黄色，极香；叶每株5～7片，叶片长圆形或椭圆形，绿色，两面均无毛。花葶由叶鞘内抽出，总花梗长12～20cm；穗状花序圆柱状，苞片卵形或长圆形，长3～5cm，淡绿色，顶端钝，上部无花的较狭，顶端尖，开展，白色，边缘染淡红晕；花萼白色，具不等的钝3齿，被微柔毛；花冠淡黄色，管长达3cm，上部膨大，裂片三角形，后方的1片稍较大，具细尖头；侧生退化雄蕊比唇瓣短，与花丝及唇瓣的基部相连成管状；唇瓣倒卵形，淡黄色，中部深黄，子房被微毛。蒴果膜质，球形，3瓣裂。种子卵状长圆形，具假种皮。花果期8~11月。

【性味归经】 性温，味辛、苦，无毒。入心、脾经。

【功效】 行气破瘀，通经止痛。主治胸腹胀痛，肩臂痹痛，心痛难忍，产后血痛，疮癣初发，月经不调，闭经，跌打损伤。

【地理分布】 栽培或野生于平原、山间草地或灌木丛中。分布于广东、湖北、福建、广西、云南、四川、陕西、江西等地。

178. 郁金

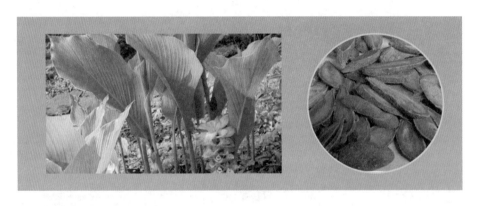

【别名】 黄丝郁金、桂郁金、莪苓、毛莪术、绿丝郁金。

【药源】 中药郁金（又名片姜），是郁金的干燥根茎。冬季茎叶枯萎后采挖，洗净，除去须根，趁鲜纵切厚片，晒干。

【植物识别】 郁金〔学名：*Curcuma wenyujin* Y.H.Chen & C.Ling.〕是姜科姜黄属植物郁金的栽培品种，多年生草本，株高可达1m；根茎肉质，肥大，纺锤状，黄色，芳香；叶基生，叶片长圆形，叶面无毛，叶背无毛；花葶单独由根茎抽出，穗状花序圆柱形，小花数朵，生于苞片内，有花的苞片淡绿色，卵形，花葶被疏柔毛；花萼白色筒状，不规则3齿裂；花冠管漏斗形，喉部被毛，裂片3，长圆形，花冠裂片纯白色，唇瓣黄色，倒卵形。侧生退化雄蕊长圆形，花期4～6月，极少秋季开花（一般还分为：温郁金、黄丝郁金、桂郁金、绿丝郁金）。

【性味归经】味辛、苦，性温。归肝经、心经、肺经。

【功效】清心解郁，行气化瘀，利胆退黄。用于经闭痛经，胸腹胀痛、刺痛，热病神昏，癫痫发狂，黄疸尿赤。

【地理分布】栽培或野生。生于向阳湿润的田园或水沟边上。主产于广东、浙江、四川、广西、云南、福建、江西。浙江省瑞安市特产温郁金，所产温郁金为中国国家地理标志产品之一。

179. 川芎

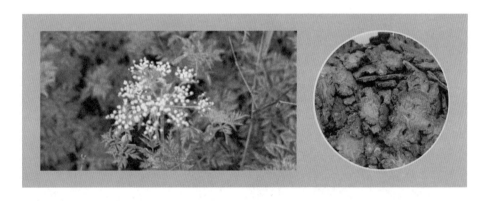

【别名】京芎、台芎、马衔芎䓖、芎䓖、贯芎、香果、胡䓖、雀脑芎、西芎。

【药源】川芎的干燥根茎。夏季当茎上的节盘显着突出，并略带紫色时采挖，除去泥沙，晒后炕干，再去须根。

【植物识别】川芎〔学名：*Ligusticum chuanxiong* hort.〕伞形科藁本属植物，多年生草本，高30～60cm。根状茎呈不规则的结节状拳形，结节顶端有茎基团块，外皮黄褐色，有香气。茎常数个丛生，直立，上部分枝，节间中空，下部节明显膨大成根状，易生根。叶互生，二至三回羽状复叶，卵状披针形。复伞形花序顶生，萼齿不发育；花瓣白色，倒卵形至心形。双悬果卵圆形，5棱，有窄翅，背棱中有油管1个。夏季开花。

【性味归经】 味辛，性温。入肝、胆经。

【功效】 具有活血行气，祛风止痛的功效。用于月经不调，经闭痛经，症瘕腹痛，胸胁刺痛，跌扑肿痛，头痛，风湿痹痛。

【地理分布】 川芎喜气候温和、雨量充沛、日照充足而又较湿润的环境。喜土层深厚、疏松肥沃、排水良好、有机质含量丰富、中性或微酸性的砂质壤土。主产于四川（灌县、崇庆），在浙江、贵州、甘肃、内蒙古、云南、广西、江苏、陕西、河北等省区均有栽培。

180. 延胡索

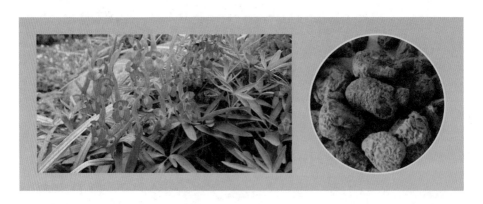

【别名】 延胡、元胡索、玄胡索、元胡。

【药源】 延胡索的干燥块茎。块茎为著名的常用中药，含20多种生物碱。夏初茎叶枯萎时采挖，除去须根，洗净，置沸水中煮至恰无白心时，取出，晒干。

【植物识别】 延胡索〔学名：*Corydalis yanhusuo* W. T. Wang ex Z. Y. Su et C. Y. Wu.〕是罂粟科紫堇属植物，多年生草本，高10~30cm。茎直立，常分枝，基部以

上具1~2鳞片，通常具3~4枚茎生叶，鳞片和下部茎生叶常具腋生块茎。块茎圆球形，直径0.5~2.5cm，质黄。叶为二回三出或近三回三出，小叶三裂或三深裂，具全缘的披针形裂片；下部茎生叶常具长柄，叶柄基部具鞘。总状花序疏生5~15花，苞片披针形或狭卵圆形，全缘，有时下部的稍分裂。花瓣紫红色，萼片小，早落。外花瓣宽展，具齿，顶端微凹，具短尖；上花瓣瓣片与距常上弯，距圆筒形，蜜腺体约贯穿距长的1/2，末端钝，下花瓣具短爪，向前渐增大成宽展的瓣片。蒴果线形，具1列种子。花期4月，果期5~6月。

【性味归经】 味辛、苦，性温，无毒。入肝、胃、心、肺、脾经。

【功效】 活血散瘀，理气止痛。主治心腹腰膝诸痛、月经不调、症瘕、崩中、产后血晕、恶露不尽、跌打损伤。用于胸胁、脘腹疼痛，经闭痛经，产后瘀阻，跌扑肿痛。

【地理分布】 分布于河北、山东、江苏、浙江等地，主产于浙江。广泛生于山地林下，多人为栽培。

181. 枫香脂

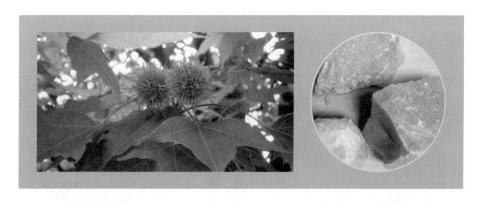

【别名】 白胶香、枫脂、白胶、胶香。

【药源】 枫香树的干燥树脂。7~8月间割裂树干，使树脂流出，10月至次年4月采收，阴干。

【植物识别】 枫香树〔学名：*Liquidambar formosana* Hance.〕是金缕梅科枫香树属植物，落叶乔木，高20～30m。树皮灰褐色，方块状剥落。叶互生；叶柄长3～7cm；托叶线形，早落；叶片心形，常3裂，幼时及萌发枝上的叶多为掌状5裂，边缘有细锯齿，齿尖有腺状突。雌雄同株，单性花，无花被；雄花淡黄绿色，成菜荑花序再排成总状，生于枝顶；雄蕊多数，花丝不等长；雌花排成圆球形的头状花序；萼齿5，钻形；子房半下位，2室，花柱2，柱头弯曲。头状果序圆球形，木质，直径3～4cm；蒴果下半部藏于花序轴内，有宿存花柱及针刺状萼齿。种子多数，褐色，多角形或有窄翅。花期3～4月，果期9～10月。

【性味归经】 味辛、苦，性平。归肺经、脾经。

【功效】 具有活血止痛，止血解毒，生肌的功效。主治风湿痹痛，跌打损伤，血热吐衄，瘰疬，痈疽肿痛，臁疮不愈。

【地理分布】 生于山地常绿阔叶林中。分布于秦岭及淮河以南各地，北起河南、山东，西至四川、云南及西藏，南至广东。

182. 银杏叶

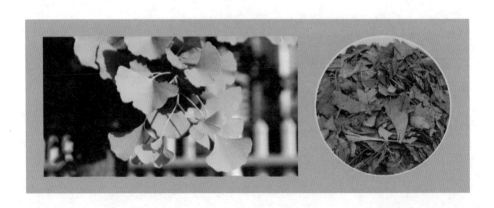

【别名】 飞蛾叶、鸭脚子。

【药源】 银杏的干燥叶。秋季叶尚绿时采收，及时干燥。

【植物识别】 银杏又名白果、公孙树〔学名：*Ginkgo biloba* L.〕，为银杏科银杏属植物，落叶大乔木。高30～40m，全株无毛。幼树树皮近平滑，浅灰色，大树之皮灰褐色，不规则纵裂，有长枝与生长缓慢的距状短枝。叶互生，在长枝上辐射状散生，在短枝上3～5枚成簇生状，有细长的叶柄，扇形，两面淡绿色。雌雄异株，稀同株，球花单生于短枝的叶腋，雄球花成荑黄花序状，雄蕊多数，各有2花药。种子常为椭圆形、长倒卵形、卵圆形或近圆球形。外种皮肉质，被白粉，熟时黄色或橙黄色。4月开花，10月成熟。

【性味归经】 性平，味甘苦涩，有小毒。入肺、肾经。

【功效】 具有活血化瘀，通络止痛，敛肺平喘，化浊降脂的功效。用于瘀血阻络，胸痹心痛，中风偏瘫，肺虚咳喘，高脂血症。

【地理分布】 银杏最早出现于3.45亿年前的石炭纪。曾广泛分布于北半球的欧、亚、美洲。中生代侏罗纪银杏曾广泛分布于北半球，白垩纪晚期开始衰退。至50万年前，发生了第四纪冰川运动，地球突然变冷，绝大多数银杏类植物濒于绝种，在欧洲、北美和亚洲绝大部分地区灭绝，只有在我国才奇迹般地保存了下来。所以，被科学家称为"活化石""植物界的熊猫"。野生状态的银杏残存我中国江苏徐州北部（邳州市）、山东南部临沂（郯城县）地区、浙江西部山区。适于生长在水热条件比较优越的亚热带、温带季风区。土壤为黄壤或黄棕壤，pH5～6。一般为人工栽培。栽培地区北至辽宁，南达广东，东起浙江，西达陕西、甘肃，西南到四川、贵州、云南等地。

183. 夏天无

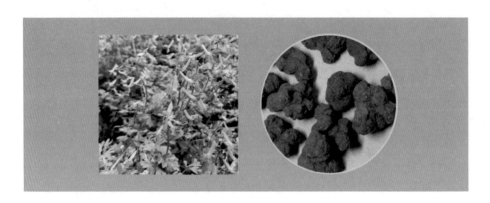

【别名】野延胡、飞来牡丹、伏地延胡索、落水珠。

【药源】 伏生紫堇的干燥块茎。春季或初夏出苗后采挖，除去茎、叶及须根，洗净，干燥。

【植物识别】 伏生紫堇〔学名：*Coydalisdecumbens*（Thunb.）Pers.〕是罂粟科紫堇属植物，多年生草本。块茎近球形，黑褐色，当年生块茎叠生于老块茎之上，老块茎随即变空，不定根发自块茎表面。茎细弱，2～3枝丛生，不分枝。基生叶常1枚；具长柄；叶片轮廓三角形，二回三出全裂，末回裂片无柄，狭倒卵形，全缘，叶下面有白粉；茎生叶3～4枚，互生或对生，生于茎中、上部，似基生叶而小，柄短。总状花序顶生，疏列数花；苞片卵形或狭倒卵形，全缘；花冠淡紫红色，外轮上瓣长14～18mm，瓣片近圆形，先端微凹，边缘波状，距圆筒形，长6～8mm；柱头具4乳突。蒴果细长椭圆形，略呈念珠状。种子细小，2列。花期4～5月，果期5～6月。

【性味归经】 味苦、微辛，性温。归肝经。

【功效】 具有活血通络，行气止痛，祛风除湿的功效。主治中风半身不遂，跌仆损伤，肝阳头痛，风湿痹痛，关节拘挛。

【地理分布】 生于低山坡林缘、山谷阴湿处草丛、山脚沟溪边、湿地等。分布于江苏、福建、安徽、湖北、浙江、江西、河南、湖南等地。

二、 活血调经药

184. 红花

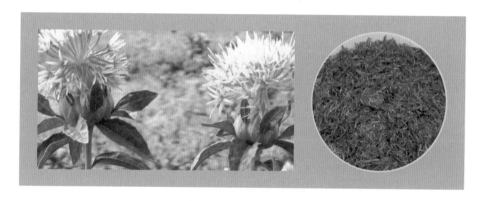

【别名】 红蓝花、刺红花、草红花。

【药源】 红花的干燥花。夏天开花，花色由黄转为鲜红时采摘。阴干或微火烘干（中药红花一般指"川红花"，川红花与藏红花是不同的）。

【植物识别】 红花〔学名：*Carthamus tinctorius* L.〕是菊科红花属植物，别名红蓝花、刺红花，一年生或二年生草本，高30～90cm。叶互生，卵形或卵状披针形，先端渐尖，边缘具不规则锯齿，齿端有锐刺；几无柄，微抱茎。头状花序顶生，直径3～4cm，总苞片多层，最外2～3层叶状，边缘具不等长锐齿，内面数层卵形，上部边缘有短刺；全为管状花，两性，花冠初时黄色，渐变为橘红色。瘦果白色，倒卵形，长约5mm，具四棱，无冠毛。花期5～7月，果期7～9月。

【性味归经】 味辛，性温。归心经，肝经。

【功效】 具有活血通经，祛瘀止痛的功效。主治血滞经闭、痛经，产后瘀滞腹痛，癥瘕积聚，胸痹心痛，血瘀腹痛，胁痛，跌打损伤，瘀滞肿痛，瘀滞斑疹色暗。

【地理分布】 红花喜温暖、干燥气候，抗寒性强，耐贫瘠。抗旱怕涝，适宜在排水良好、中等肥沃的砂土壤上种植，以油沙土、紫色夹沙土最为适宜。主产于河南、湖南、四川、新疆、西藏等地。

185. 藏红花

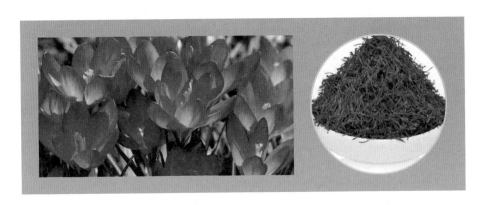

【别名】 西红花、番红花、撒馥兰、番栀子蕊、泊夫蓝、撒法郎。

【药源】 番红花的干燥柱头，采后剥开花瓣，取出雌蕊花柱和柱头，以三根连着为佳。摊于白纸上置通风处阴干，量大可用烤箱烘干，避光密闭贮藏。

【植物识别】 藏红花是番红花的俗称，番红花〔学名：*Crocus sativus* L.〕是鸢尾科番红花属植物，又名西红花，多年生草本，也是一种常见的香料。球茎扁圆球形，直径约3cm，外有黄褐色的膜质包被。叶基生，9～15枚，条形，灰绿色，边缘反卷；叶丛基部包有4～5片膜质的鞘状叶。花茎甚短，不伸出地面；花1～2朵，淡蓝色、红紫色或白色，有香味，花柱橙红色，柱头略扁，顶端楔形，有浅齿，子房狭纺锤形。蒴果椭圆形，长约3cm。

【性味归经】 味甘，性平。归心经，肝经。

【功效】 具有活血化瘀、凉血解毒、解郁安神的功效。用于经闭症瘕、产后瘀阻、温毒发斑、忧郁痞闷、惊悸发狂等症。

【地理分布】 番红花原产欧洲南部。喜冷凉湿润和半阴环境，较耐寒，宜排水良好、腐殖质丰富的沙壤土。pH5.5～6.5。现北京、山东、浙江、湖北、四川等地均有栽培。

186. 益母草

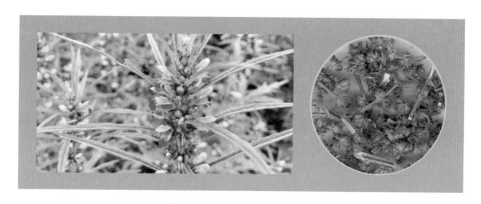

【别名】 野天麻、玉米草、益母艾、益母蒿、灯笼草、红花艾、坤草、铁麻干。

【药源】 益母草的新鲜或干燥地上部分。鲜品春季幼苗期至初夏花前期采割；干品夏季茎叶茂盛、花未开或初开时采割，晒干，或切段晒干。

【植物识别】 益母草〔学名：*Leonurus artemisia*（*Laur.*）S. Y. Hu F.〕为唇形科益母草属植物，一年或二年生草本。茎直立，方形，单一或分枝，被微毛。叶对生，叶形多种，一年根生叶有长柄，叶片略呈圆形，叶缘5～9浅裂；茎中部的叶有短柄，3全裂，裂片近披针形，边缘疏生锯齿或近全缘；最上部的叶不分裂，线形，近无柄，上面绿色，下面浅绿色，两面均被短柔毛。花多数，生于叶腋，呈轮伞状；苞片针刺状；花萼钟形；花冠唇形，淡红色或紫红色，上下唇几等长，上唇长圆形，全缘，花冠外被长绒毛，尤以上唇为甚；雄蕊4，2强，着生于花冠内面近裂口的下方；子房4裂，花柱与花冠上唇几等长，柱头2裂。小坚果褐色，三棱状，长约2cm。花期6～8月。果期7～9月。

【性味归经】 味辛、苦，性凉。归心、肝、膀胱经。

【功效】 具活血调经，利尿消肿的功效。用于月经不调，痛经，经闭，恶露不尽，水肿尿少；急性肾炎水肿。

【地理分布】 生于山野荒地、田埂、草地、溪边等处。全国大部分地区均有分布。

187. 泽兰

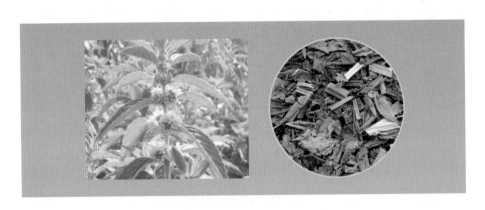

【别名】 地笋、甘露子、地瓜儿苗、方梗泽兰。

【药源】 毛叶地瓜儿苗的干燥地上部分。夏、秋季茎叶茂盛时采割，晒干。

【植物识别】 毛叶地瓜儿苗〔*Lycopus lucidus Turcz. Var.* Hirtus Regel.〕唇形科地笋属植物，多年生草本，高40～100cm。地下根茎横走，稍肥厚，白色。茎直立，方形，有四棱角，中空，表面绿色、紫红色或紫绿色，光滑无毛，仅在节处有毛丛。叶交互对生，披针形、狭披针形至广披针形，边缘有粗锐锯齿，有时两齿之间尚有细锯齿；叶片近革质，上面略有光泽，无毛，下面密被腺点，无毛或脉上疏生白柔毛。轮伞花序腋生，花小，多枚；苞片披针形，边缘有毛；萼钟形，先端5裂；花冠白色，钟形，稍露出于花萼，面有腺点，上唇直立，下唇3裂；能育雄蕊2；子房矩形，4深裂，着生于花盘上，花柱顶端2裂，伸出。小坚果扁平，暗褐色。花期7～9，果期9～10月。

【性味归经】 味苦、辛，性微温。归肝、脾经。

【功效】 活血化瘀，行水消肿。用于月经不调，经闭，痛经，产后瘀血腹痛，水肿。

【地理分布】 生于山野的低洼地或溪流沿岸的灌木丛及草丛中。全国大部地区均产，主要分布于吉林、黑龙江、辽宁、陕西、河北、贵州、云南、四川等地。

188. 牛膝

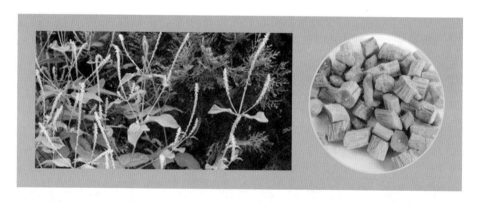

【别名】 牛盖膝头、牛克膝、土牛膝、接骨丹、怀膝、淮牛膝、杜牛膝、怀牛膝、牛磕膝、牛盖膝、粘草子根、牛胳膝盖、红牛膝、铁牛膝、野牛克膝。

【药源】 牛膝的根，冬季苗枯时采挖，洗净，晒干。

【植物识别】 牛膝〔学名：*Achyranthes bidentata* Blume.〕为苋科牛膝属植物，多年生草本，高70～120cm。根圆柱形，直径5～10mm，土黄色。茎有棱角或四方形，绿色或带紫色，有白色贴生或开展柔毛，或近无毛，分枝对生，节膨大。单叶对生，叶片膜质，椭圆形或椭圆状披针形，全缘，两面被柔毛。穗状花序顶生及腋生，花期后反折；总花梗长1~2cm，有白色柔毛；花多数，密生，长5mm；苞片宽卵形；小苞片刺状；花被片披针形，光亮，先端急尖，有1中脉；雄蕊长2.0~2.5mm，退化雄蕊先端平圆，稍有缺刻状细锯齿。胞果长圆形，黄褐色，光滑。种子长圆形，黄褐色。花期7~9月，果期9~10月。

【性味归经】 性平，味苦、酸。入肝经、肾经。

【功效】 具有活血通经，补肝肾，强筋骨，利水通淋，引火（血）下行的功效。主治瘀血阻滞经闭、痛经、经行腹痛、胞衣不下，跌打伤痛，腰膝酸痛，下肢痿软，淋证，水肿，小便不利，头痛，眩晕，齿痛，口舌生疮，吐血，衄血。

【地理分布】 生于屋旁、林缘、山坡草丛中。分布于除东北以外的全国广大地区，在有些地区则大量栽培，河南产的怀牛膝为地道药材。

189. 马鞭草

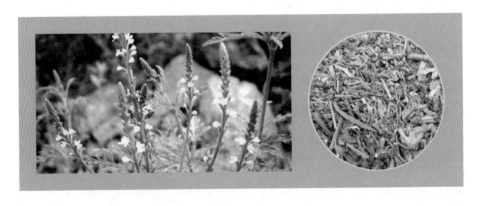

【别名】 土荆芥、野荆芥、燕尾草、白马鞭、蜻蜓饭、马鞭、龙芽草、凤颈草、紫顶龙芽、铁马鞭、狗牙草、马鞭稍、小铁马鞭、顺捋草、蜻蜓草、退血草、铁马莲、疟马鞭、狗咬草、铁扫帚。

【药源】 马鞭草的干燥地上部分。6～8月花开时采割，除去杂质，晒干。

【植物识别】 马鞭草〔学名：*Verbena officinalis* L.〕是马鞭草科马鞭草属植物，多年生草本，高可达1m以上。茎直立，基部木质化，上部有分枝，四棱形，棱及节上疏生硬毛。单叶对生；茎生叶近无柄，叶片倒卵形或长椭圆形，两面均有硬毛。穗状花序顶生或腋生，花小，紫蓝色；花萼管状，长约2mm，先端5浅裂，外面及顶端具硬毛；花冠唇形，下唇较上唇为大，上唇2裂，下唇3裂，喉部有白色长毛；雄蕊4，着生花冠筒内，不外露；雌蕊1，子房上位，4室，花柱顶生，柱头2裂。蒴果长方形，成热时分裂为4个小坚果。花期6～8月。果期7～10月。

【性味归经】 性凉，味苦；归肝、脾经。

【功效】 具清热解毒，活血散瘀，利水消肿的功效。治外感发热，湿热黄疸，水肿，痢疾，疟疾，白喉，喉痹，淋病，经闭，症瘕，痈肿疮毒，牙疳。

【地理分布】 生于河岸草地、荒地、路边、田边及草坡等处。全国各地均有分布，主产于湖北、福建、河北、江苏、广西、贵州、安徽、浙江、湖南、江西、四川等地。

190. 鸡血藤

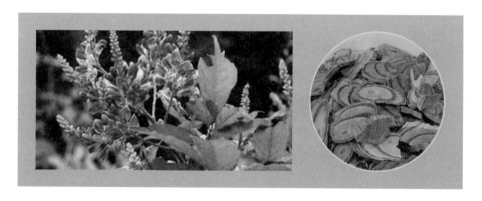

【别名】 血风、血藤、大血藤、血风藤、三叶鸡血藤、九层风。

【药源】 密花豆的干燥藤茎。秋、冬两季采收茎藤，除去枝叶及杂质，润透，切片，晒干。

【植物识别】 密花豆〔学名：*Spatholobus suberectus* Dunn.〕是豆科密花豆属植物，木质藤本，长达数十米。老茎砍断时可见数圈偏心环，鸡血状汁液从环处渗出。三出复叶互生；顶生小叶阔椭圆形，上面疏被短硬毛，背面脉间具黄色短髯毛，侧生小叶基部偏斜；小托叶针状。圆锥花序腋生，大型，花多而密，花序轴、花梗被黄色柔毛；花萼肉质筒状，具黄色柔毛；花冠白色，肉质，旗瓣近圆形，具爪，翼瓣与龙骨瓣均长约7mm，具爪及耳。荚果舌形，有黄色柔毛；种子1颗，生荚果先端。花期6～7月，果期8～12月。

【性味归经】 味苦、微甘，性温。归肝经。

【功效】 具行血补血，调经，舒筋活络的功效。主治月经不调，痛经，闭经，风湿痹痛，手足麻木，肢体瘫痪，血虚萎黄。

【地理分布】 生于海拔1800m以下的山谷林间、溪边及灌丛中。主要分布于广东、福建、广西、云南。

191. 王不留行

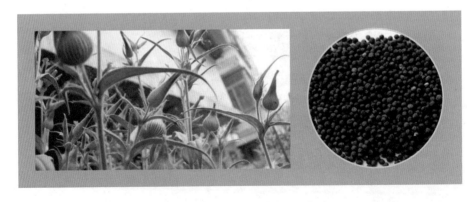

【别名】 金剪刀草、不留行、剪金花、麦蓝子、王不留、金盏银台、禁宫花、留行子、奶米、王牡牛、大麦牛、剪金子。

【药源】　麦蓝菜干燥成熟种子。夏季果实成熟、果皮尚未开裂时采割植株，晒干，打下种子，除去杂质，再晒干。

【植物识别】　麦蓝菜〔学名：*Vaccaria segetalis*（Neck.）Garcke.〕为石竹科麦蓝菜属植物，一年生或二年生草本。茎直立，高30~70cm，圆柱形，节处略膨大，上部呈二叉状分枝。叶对生，无柄，卵状披针形或线状披针形，全缘。顶端聚伞花序疏生，花柄细长，下有鳞片彻、苞2枚；萼筒有5条绿色棱翅，先端5裂，花后萼筒中下部膨大呈棱状球形；花瓣5，分离，淡红色，倒卵形，先端有不整齐的小齿牙，由萼筒口向外开展，下部渐狭呈爪状。蒴果广卵形，包在萼筒内。花期4~5月，果熟期6月。

【性味归经】　味苦，性平。归肝、胃经。

【功效】　具有活血通经，下乳消肿，利尿通淋的功效。用于经闭，痛经，乳汁不下，乳痈肿痛，淋证涩痛。

【地理分布】　生于田边或耕地附近的丘陵地，尤以麦田中最为普遍。除华南外，全国各地区都有分布。

192. 凌霄花

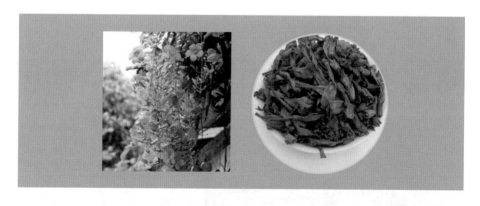

【别名】　藤萝花、吊墙花、堕胎花、紫葳、苙华、紫葳华、芰华、陵霄花、杜

灵霄花。

【药源】 凌霄或美洲凌霄的干燥花。夏、秋二季花盛开时采收，干燥。

【植物识别】 凌霄〔*Campsis grandiflora* (*Thunb.*) K. Schum.〕为紫葳科凌霄属植物，落叶木质藤本，具气根。茎黄褐色，具棱状网裂。单数羽状复叶，对生，小叶7~9，顶端小叶较大，卵形至卵状披针形，边缘有锯齿，小叶柄着生处有淡黄褐色束毛。花成疏大顶生聚伞圆锥花序；花大，花萼5裂，绿色，裂片披针形；花冠赤黄色，漏斗状钟形，先端5裂，裂片圆形，开展；雄蕊4，2长2短；雌蕊1，子房上位，2室，基部有花盘。蒴果细长，豆荚状，具子房柄，室背开裂。种子多数，扁平，两端具翅。花期7~9月。果期8~10月。

【性味归经】 性寒，味甘、酸。归肝经、心包经。

【功效】 具凉血、化瘀、祛风的功效。用于月经不调，经闭癥瘕，产后乳肿，风疹发红，皮肤瘙痒，痤疮。

【地理分布】 凌霄生性强健，性喜温暖；有一定的耐寒能力；生长喜阳光充足，但也较耐阴；在盐碱瘠薄的土壤中也能正常生长，但生长以深厚肥沃，排水良好的微酸性土壤为好。产于长江流域各地，以及河北、山东、河南、福建、广东、广西、陕西，主产于江苏、浙江等地。

193. 月季花

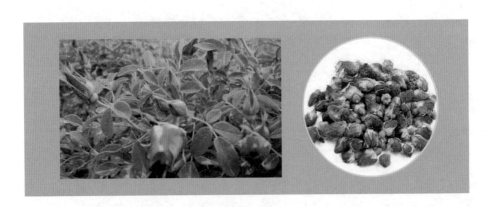

【别名】 月月红、四香春、月贵花。

【药源】 月季的干燥花，其根、叶也入药。全年均可采收，花微开时采摘，阴干或低温干燥。

【植物识别】 月季花〔学名：*Rosa chinensis* Jacq.〕属蔷薇科蔷薇属植物，矮小直立灌木。小枝粗壮而略带钩状的皮刺或无刺。羽状复叶，小叶3～5，宽卵形或卵状长圆形，先端渐尖，基部宽楔形或近圆形，边缘有锐锯齿；两面无毛；叶柄及叶轴疏生皮刺及腺毛，托叶大部附生于叶柄上，边缘有腺毛或羽裂。花单生或数朵聚生成伞房状；花梗长，散生短腺毛；萼片卵形，先端尾尖，羽裂，边缘有腺毛；花瓣红色或玫瑰色，重瓣，微香；花柱分离，子房被柔毛。果卵圆形或梨形，红色。萼片宿存，内含骨质瘦果（种子）5～13粒。花期4～9月。果期6～11月。

【性味归经】 味甘、性温。入肝经。

【功效】 有活血调经、消肿解毒、行气、止痛之功效。用于治疗月经不调、痛经等病症。花用于月经不调，痛经，痈疖肿毒，淋巴结结核（未溃破）。叶用于淋巴结结核，跌打损伤。根可治跌打损伤，白带，遗精。

【地理分布】 月季可作为药用植物，也可作为观赏植物，作为园艺花卉在我国大部分地区都有生产种植。

194. 桃仁

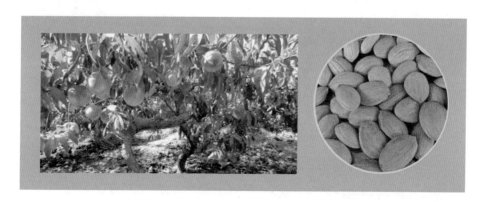

【别名】毛桃仁、扁桃仁、大桃仁。

【药源】桃仁是桃的干燥成熟种子。果实成熟后采收,除去果肉和核壳,取出种子,晒干。

【植物识别】桃〔学名: *Amygdalus persica* L.〕是蔷薇科桃属植物。落叶小乔木;叶为窄椭圆形至披针形,边缘有细齿,暗绿色有光泽,两面无毛,叶基具有蜜腺;树皮暗灰色,随年龄增长出现裂缝;花单生,萼片5,基部合生成短萼筒,外被绒毛;花瓣5,倒卵形,从淡至深粉红或红色,罕为白色;雄蕊多数,子房1室。核果球形,表面有毛茸,果肉白色或黄色,可食。种子1枚,扁卵状心形。花期3~4月,果期6~7月。

【性味归经】味苦、甘,性平。归心、肝、大肠经。

【功效】活血祛瘀,润肠通便,止咳平喘。用于经闭痛经,癥瘕痞块,肺痈肠痈,跌扑损伤,肠燥便秘,咳嗽气喘。

【地理分布】桃作为水果在世界各地均有种植。

195. 丹参

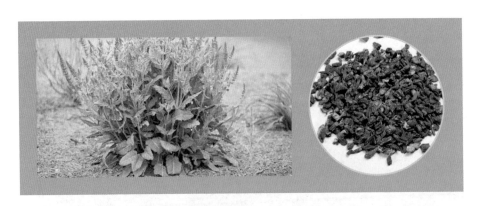

【别名】红根、血山根、红丹参、血参根、大红袍、紫丹参。

【药源】丹参的干燥根及根茎。春、秋二季采挖,除去泥沙,干燥。

【植物识别】丹参〔学名: *Salvia miltiorrhiza* Bge.〕唇形科鼠尾草属植物,

多年生草本，高30~80cm，全株密被黄白色柔毛及腺毛。根细长圆柱形，外皮朱红色。茎直立，方形，表面有浅槽。单数羽状复叶，对生，有柄；小叶3~5，罕7片，顶端小叶最大；小叶片卵形、广披针形，上面深绿色，疏被白柔毛，下面灰绿色，密被白色长柔毛，脉上尤密。总状花序，顶生或腋生，小花轮生，每轮有花3~10朵，小苞片披针形；花萼带紫色，长钟状；花冠蓝紫色，二唇形。小坚果椭圆形，黑色。花期5~7月。果期8~9月。

【性味归经】 味苦，性微寒。归心、肝经。

【功效】 具活血祛瘀，通经止痛，清心除烦的功效，凉血消痈。用于胸痹心痛，脘腹胁痛，症瘕积聚，热痹疼痛，心烦不眠，月经不调，痛经经闭，疮疡肿痛。

【地理分布】 生于海拔2100~4050m的林缘、路旁、沟边灌丛中。分布于甘肃、安徽、浙江、山东、辽宁、河北、山西、江西、河南、陕西、宁夏、江苏、福建、湖南、四川、贵州等地。

三、活血疗伤药

196. 苏木

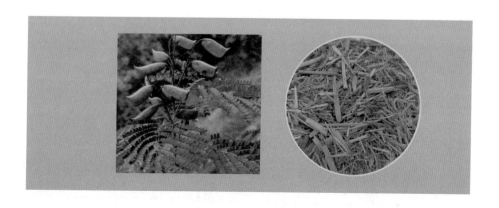

【别名】 苏方木、赤木、苏方、窊木、苏枋、棕木、红柴。

【药源】 苏木的干燥心材。取树干，除去枝皮及边材，留取中心部分，锯段，晒干。

【植物识别】 苏木〔学名：*Caesalpiniasappan. L.*〕豆科云实属植物，灌木或小乔木，高5～10m，树干有刺。小枝灰绿色，具圆形突出的皮孔，新枝被柔毛。二回羽状复叶，对生，叶轴被柔毛；小叶9～17对，对生，长圆形至长圆状菱形，全缘，上表面绿色，无毛，下面具腺点，中脉偏斜。圆锥花序项生或腋生，长约与叶相等，被短柔毛；苞片大，披针形，早落；花梗长约15mm，被细柔毛；花托浅钟形；萼片5，稍不等，下面1片比较大，呈兜状；花瓣黄色，阔倒卵形，最上面1片基部带粉红色。荚果木质、稍压扁，近长圆形至长圆状倒卵形，基部稍狭，先端斜向平截，先端有喙，红棕色，不开裂。种子3～4颗，长圆形，褐黄色。花期5～10月，果期7月至翌年3月。

【性味归经】 味甘、咸，性辛凉。归心、肝、胃、脾经。

【功效】 活血祛瘀，消肿止痛。用于跌打损伤，骨折筋伤，瘀滞肿痛，经闭痛经，产后瘀阻，胸腹刺痛，痛疽肿痛。

【地理分布】 苏木生长于在海拔500m以下的岩溶低山与丘陵，喜温暖湿润气候。广东、海南、福建、广西、四川、贵州、云南等地有栽培。

197. 骨碎补

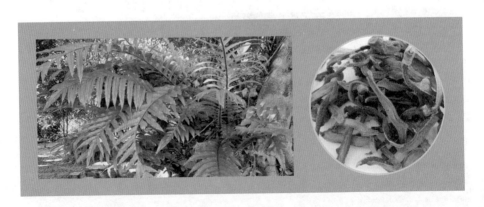

【别名】 肉碎补、飞天鼠、爬岩姜、飞来风、牛飞龙、石碎补、崖姜、岩连姜、飞蛾草。

【药源】 槲蕨的干燥根茎。全年均可采挖，除去泥沙，干燥，或再燎去茸毛（鳞片）。

【植物识别】 槲蕨〔学名：*Drynaria roosii* Nakaike.〕是槲蕨科槲蕨属植物，通常附生岩石上，匍匐生长，或附生树干上，螺旋状攀援。根状茎直径1～2cm，密被鳞片；鳞片斜升，盾状着生。叶二型，基生不育叶圆形。孢子囊群圆形，椭圆形，叶片下面全部分布，沿裂片中肋两侧各排列成2～4行，成熟时相邻2侧脉间有圆形孢子囊群1行，或幼时成1行长形的孢子囊群，无囊群盖，混生有大量腺毛。

【性味归经】 味苦，性温。归肝、肾经。

【功效】 具有活血续伤，补肾强骨的功效。主治跌打损伤或创伤，筋骨损伤，瘀滞肿痛，肾虚腰痛脚弱，耳鸣耳聋，牙痛，久泄。

【地理分布】 主要分布于西南及浙江、广东、江西、福建、湖北、湖南、广西等地。附生于海拔500～700m的林中岩石或树干上。

198. 刘寄奴

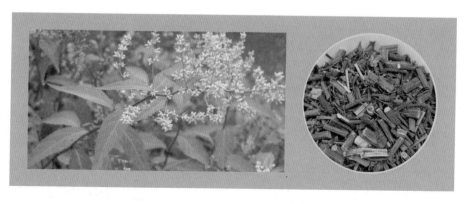

【别名】白花尾、金寄奴、千粒米、九里光、乌藤菜、斑枣子。

【药源】 为菊科植物奇蒿的干燥带花全草，于8月开花时，连根拔起，晒干，除去根及泥土，打成捆。

【植物识别】 奇蒿〔学名：*Artemisia anomala* S. Moore.〕为菊科蒿属植物，多年生直立草本，高60~100cm。茎有明显纵肋，被细毛。叶互生，长椭圆形或披针形，边缘具锐尖锯齿，上面绿色，下面灰绿色，有蛛丝毛，中脉显着；上部叶小，披针形，下部叶花后凋落。头状花序，密集成穗状圆锥花丛；总苞片4轮，淡黄色，无毛，覆瓦状排列。瘦果小，倒卵形或长圆形，稍压扁。花期7~9月。果期8~10月。

【性味归经】 味辛、微苦，性温。归心经、肝经、脾经。

【功效】 具清暑利湿，活血行瘀，通经止痛的功效。用于中暑，头痛，肠炎，痢疾，经闭腹痛，风湿疼痛，跌打损伤，外用治创伤出血，乳腺炎。

【地理分布】 奇蒿生长于低海拔地区林缘、路旁、沟边、河岸、灌丛及荒坡等地。主要分布于广东、湖南、湖北、云南、浙江、江西、江苏、四川、贵州、福建、广西等地。

199. 两面针

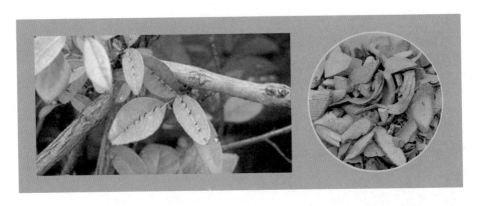

【别名】 两背针、叶下穿针、红心刺刁根、入地金牛、双面针、双面刺、红倒

钩簕、大叶猫枝簕、上山虎、下山虎。

【药源】 两面针的干燥根。全年均可采挖，洗净，切片或段，晒干。

【植物识别】 两面针〔学名：*Zanthoxylum nitidum*（Roxb.）DC.〕是芸香科花椒属植物，木质藤本。单数羽状复叶对生，革质，卵形至卵状矩圆形，无毛，上面稍有光泽；茎、枝、叶轴下面和小叶中脉两面均着生钩状皮刺。伞房状圆锥花序，腋生；花4数；花瓣淡黄绿色，萼片宽卵形。蓇葖果成熟时紫红色，种子圆珠状。3～5月开花，9～11月结果。

【性味归经】 味苦、辛，性平。归肝、胃经。

【功效】 活血化瘀，行气止痛，祛风通络，解毒消肿。用于跌扑损伤，胃痛，牙痛，风湿痹痛，毒蛇咬伤，烧烫伤。

【地理分布】 分布于中国广东、广西、云南、福建、湖南等地。生于山地、丘陵、平地疏林、灌丛中。

200. 儿茶

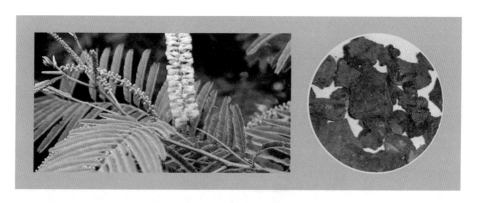

【别名】 孩儿茶、儿茶膏、黑儿茶。

【药源】 儿茶的去皮枝、干的干燥煎膏。冬季采收枝、干，除去外皮，砍成大块，加水煎膏，浓缩，干燥。

【植物识别】 中药儿茶别名，为植物儿茶的去皮枝、干的干燥煎膏。儿茶〔学名：*Acaciacatechu*（L.f.）Willd.〕是豆科金合欢属植物，落叶小乔木，高6~13m。树皮棕色，常成条状薄片开裂，但不脱落；小枝被短柔毛。二回羽状复叶，互生，长6~12cm；托叶下常有一对扁平、棕色的钩状刺或无；总叶柄近基部及叶轴顶部数对羽片间有腺体；叶轴被长柔毛；羽片10~30对；小叶20~50对，线形，叶缘被疏毛。总状花序腋生，萼成筒状；花瓣5，黄色或白色，披针形或倒披针形，为萼长的2~3倍，被疏毛。荚果带状，棕色，有光泽，开裂，先端有喙尖，紫褐色，种子3~10颗。花期4~8月，果期9月至翌年1月

【性味归经】 味苦、涩，性微寒。归肺、心经。

【功效】 具活血止痛，止血生肌，收湿敛疮，清肺化痰功效。用于跌扑伤痛，外伤出血，吐血衄血，疮疡不敛，湿疹、湿疮，肺热咳嗽。

【地理分布】 儿茶是一种阳性树种，原产热带，喜温暖，耐干旱，忌积水，能抗风。耐瘠薄。分布于云南南部地区，海南有栽培，广东、广西为引种。

201. 马钱子

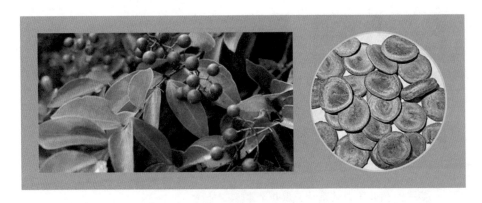

【别名】 马钱、大方八、方八、云南马钱子、苦实把豆儿、苦实、番木鳖、马前子、马前、火失刻把都、牛银、马钱藤子、皮氏马钱子。

【药源】 马钱子的干燥成熟种子。冬季采收成熟果实，取出种子，晒干。

【植物识别】 马钱子〔学名： *Strychnos nux-vomica* L.〕是马钱科马钱属植物，高大乔木，枝条幼时被微毛，老枝被毛脱落。叶片纸质，近圆形、宽椭圆形至卵形，上面无毛；圆锥状聚伞花序腋生，花序梗和花梗被微毛；苞片小，被短柔毛；花萼裂片卵形，外面密被短柔毛；花冠绿白色，后变白色，花冠管比花冠裂片长，外面无毛，内面仅花冠管内壁基部被长柔毛，花冠裂片卵状披针形。浆果圆球状，成熟时桔黄色，种子扁圆盘状，表面灰黄色，密被银色绒毛。花期春夏两季，果期8月至翌年1月。

【性味归经】 味苦，性温，有大毒。归肝、脾经。

【功效】 具兴奋健胃，消肿毒，凉血的功效。主治四肢麻木，瘫痪，食欲缺乏，痞块，痈疽肿毒，咽喉肿痛。

【地理分布】 生于海拔600m以下的较炎热的半山坡凹地、山谷湿处或杂木林、树丛中。广东、海南、福建、广西、云南南部炎热地区等地有栽培。

四、破血消癥药

202. 急性子

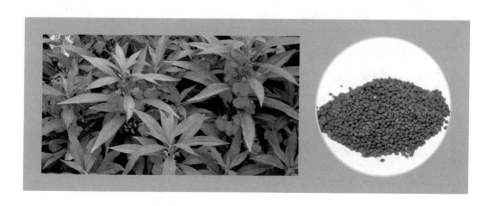

【别名】凤仙花子、透骨草、染指甲花子。

【药源】凤仙花的干燥成熟种子。夏、秋季果实即将成熟时采收，晒干，除去果皮及杂质。

【植物识别】凤仙花〔学名：*Impatiens balsamina* L.〕为凤仙花科凤仙花属植物，一年生草本，高40～90cm。茎肉质，直立，粗壮。叶互生，叶片披针形，边缘有锐锯齿，侧脉5～9对。花梗短，单生或数枚簇生叶腋，密生短柔毛；花大，通常粉红色或杂色，单瓣或重瓣；萼片2，宽卵形，有疏短柔毛；旗瓣圆，先端凹，有小尖头，背面中肋有龙骨突；翼瓣宽大，有短柄，2裂，基部裂片近圆形，上部裂片宽斧形，先端2浅裂；唇瓣舟形，被疏短柔毛，基部突然延长成细而内弯的距；花药钝。蒴果纺锤形，熟时一触即裂，密生茸毛。种子多数，球形，黑色。花果期夏秋季。

【性味归经】性温、味微苦，有小毒。归肝、肺经。

【功效】有破血、软坚、消积之效。用于治噎膈、骨鲠咽喉、腹部肿块、活血行瘀、妇女闭经。

【地理分布】中国南北各地均有栽培。对环境条件要求不严，常野生于海拔2000m以下荒地、路边、宅旁菜园等地。

203. 莪术

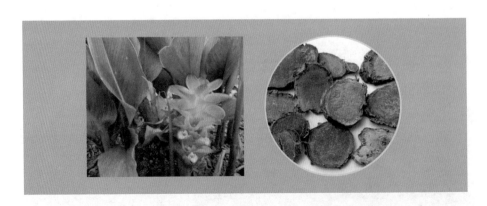

【别名】 莪药、青姜、黑心姜、莪茂、姜黄。

【药源】 莪术的根茎。2月中、下旬，地上部分枯萎时，挖掘根部，除去根茎上的泥土，洗净，置锅里蒸或煮约15分钟，晒干或烘干，撞去须根即成。也可将根茎放入清水中浸泡，捞起，沥干水，润透，切薄片，晒干或烘干。

【植物识别】 莪术〔学名：*Curcuma zedoaria*（Christm.） Rosc.〕是姜科姜黄属植物，多年生草本，高80～130cm。主根茎陀罗状至锥状陀罗形，侧根茎指状，内面黄绿色至墨绿色，或有时发蓝色，须根末端膨大成肉质纺锤形，内面黄绿或近白色。叶鞘下段常为褐紫色。叶基生，4～7片；叶柄短，叶片长圆状椭圆形，先端渐尖至短尾尖，基部下延成柄，两面无毛。花葶由根茎单独发出，常先叶而生，穗状花序圆柱状，从根茎中抽出，长12～20cm，有苞片20多枚，上部苞片长椭圆形，粉红色呈紫红色；中下部苞片近圆形，淡绿色至白色。蒴果卵状三角形，光滑。种子长圆形。具假种皮。花期4～6月。

【性味归经】 味辛、苦，性温。归肝、脾经。

【功效】 具破血行气，消积止痛的功效。用于血瘀腹痛、肝脾增大、心腹胀痛，积聚，妇女血瘀经闭，跌打损伤作痛饮食积滞。

【地理分布】 栽培或野生于林荫下。分布于广东、四川、广西、云南南部等地。

204. 三棱

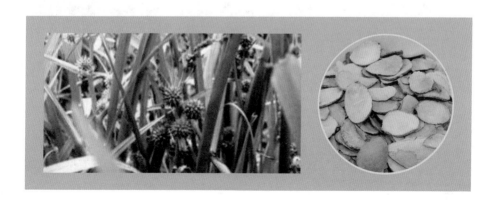

【别名】 草三棱、黑三棱、京三棱、泡三棱、鸡爪棱、三棱草、石三棱。

【药源】 黑三棱的干燥块茎。冬季至次年春采挖，洗净，削去外皮，晒干。

【植物识别】 黑三棱〔学名：*Sparganium stoloni erum*，Buch. –Ham.〕是黑三棱科黑三棱属植物，多年生草本，高50～90cm。根茎横走，下生粗而短的块茎。茎直立，圆柱形，光滑。叶丛生，2列，叶片线形，先端渐尖，基部抱茎，下面具1条纵棱。花茎由叶丛中抽出，单一，有时分枝；花单性，雌雄同株，集成头状花序，有叶状苞片。聚花果直径约2cm，核果倒卵状圆锥形，先端有锐尖头，花被宿存。花期6～7月，果期7～8月。

【性味归经】 味辛、苦，性平。归肝、脾经。

【功效】 破血行气，消积止痛。用于症瘕痞块，痛经，瘀血经闭，胸痹心痛，食积胀痛。

【地理分布】 生于池沼或水沟等处，主要分布于东北、黄河、流域、长江中下游及西藏。

205. 水红花子

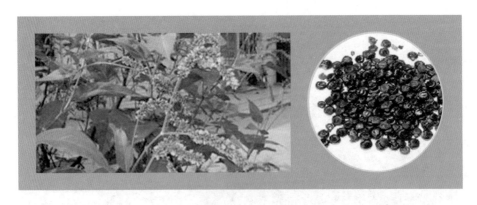

【别名】 河蓼子、荭草实、水荭子、川蓼子、水红子。

【药源】 荭蓼的果实。秋季果实成熟时，采收果穗，晒干，打下果实，除杂质。

【植物识别】 荭蓼〔学名：*Polygonum orientale* L.〕为蓼科蓼属植物，一年生草本，高1～2m。茎直立，中空，多分枝，密生长毛。叶互生；叶柄长3～8cm；托叶鞘筒状，下部膜质，褐色，上部草质，被长毛，上部常展开成环状翅；叶片卵形或宽卵形，先端渐尖，基部近圆形，全缘，两面疏生软毛。总状花序由多数小花穗组成，顶生或腋生；苞片宽卵形；花淡红或白色；花被5深裂，裂片椭圆形。瘦果近圆形，种子黑色，有光泽。花期6～8月，果期9～10月。

【性味归经】 性微寒，味咸。归肝经、胃经。

【功效】 具有活血消积，健脾利湿，清热解毒，明目的功效。主治胁腹癥积，水臌，胃脘痛，食少腹胀，火眼，疮肿，瘰疬。

【地理分布】 生于海拔1500m以下山地、丘陵、平原路旁、沟边湿地。除西藏自治区外，分布遍布全国。

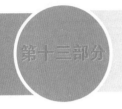

第十三部分　化痰止咳平喘类

一、温化寒痰药

206. 旋覆花

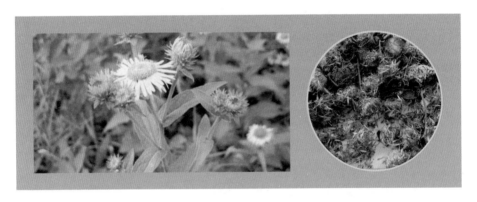

【别名】夏菊、金盏花、金佛草花、六月菊、金钱花、旋覆华。

【药源】旋覆花或欧亚旋覆花的干燥头状花序。夏、秋二季花开时采收，除去杂质，阴干或晒干。

【植物识别】旋覆花〔学名：*Inula japonica* Thunb.〕为菊科旋覆花属植物，多年生草本，高30～80cm。根状茎短，横走或斜升，具须根。茎单生或簇生，绿色或紫色，有细纵沟，被长伏毛。基部叶花期枯萎；中部叶长圆形或长圆状披针形，全缘或有疏齿，上面具疏毛或近无毛，下面具疏伏毛和腺点；上部叶渐小，线状披针形。头状花序，多数或少数排列成疏散的伞房花序；总苞半球形，总苞片约5层，线状披针形，最外层带叶质而较长；舌状花黄色，舌片线形，管状花花冠长约

5mm，有三角披针形裂片；冠毛白色。瘦果圆柱形，被疏短毛。花期6～10月，果期9～11月。

【性味归经】 味辛、苦、咸，性微温。归肺、脾、胃、大肠经。

【功效】 具有降气化痰，降逆止呕的功效。主治咳喘痰多，痰饮蓄结，胸膈痞满，噫气，呕吐。

【地理分布】 生于海拔3000m以下草丛，湿地，草甸，山坡等地。旋覆花广泛分布于东北、华北、华东、华中、西南及广西等地。而欧亚旋覆花则分布于东北、华北及陕西、甘肃、新疆、河南等地。

207. 半夏

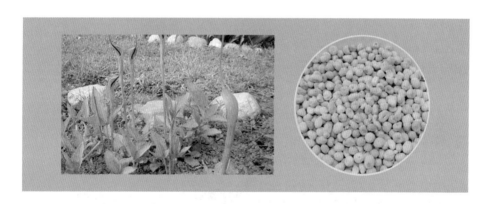

【别名】 地巴豆、麻芋果、老和尚头、老鸹眼、羊眼半夏、地珠半夏、三步跳、水玉、地文、和姑、害田、示姑、无心菜根、泛石子、老鸹头、地雷公、狗芋头。

【药源】 半夏的干燥球形块茎。夏、秋二季茎叶茂盛时采挖，除去外皮及须根，晒干。

【植物识别】 半夏〔学名：*Pinellia ternata*（Thunb.）Breit.〕为天南星科半夏属植物，多年生草本，高15～30cm。块茎圆球形，直径1～2cm，具须根。叶2～5枚，有时1枚。叶柄基部具鞘，鞘内、鞘部以上或叶片基部（叶柄顶头）有珠芽，珠芽在母株上萌发或落地后萌发；幼苗叶片卵状心形至戟形，为全缘单叶；老株叶片3全裂，裂片绿色，背淡，长圆状椭圆形或披针形，两头锐尖，全缘或具不明显的浅波状圆齿。花序柄长于叶柄。佛焰苞绿色或绿白色，管部狭圆柱形；檐部长圆形，绿色，有时边缘青紫色。肉穗花序，雌花序长2cm，雄花序长5～7mm；附属器绿色变青紫色。浆果卵圆形，黄绿色，先端渐狭为明显的花柱。花期5～7月，果8月成熟。

【性味归经】 味辛，性温。归脾、胃、肺经。

【功效】 具有燥湿化痰，降逆止呕，消痞散结的功效。外用可消肿止痛。主治湿痰，寒痰证，呕吐，心下痞，结胸，梅核气，瘿瘤，痰核，痈疽肿毒，毒蛇咬伤。

【地理分布】 喜生于潮湿肥沃的沙质土上，多见于房前屋后、山野溪边及林下。东北、华北以及长江流域诸地均有分布。

208. 天南星

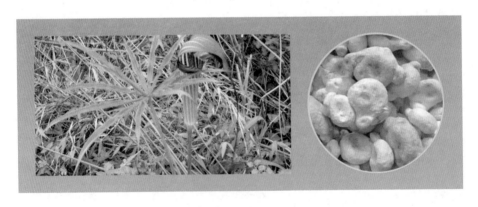

【别名】 野芋头、山苞米、鬼南星、蛇木芋、虎膏、蛇包谷、半夏精、蛇芋、山棒子。

【药源】 天南星、异叶天南星或东北天南星的干燥块茎。秋、冬二季茎叶枯萎时采挖，除去须根及外皮，干燥。

【植物识别】　天南星〔学名：*Arisaema heterophyllum* Blume.〕天南星科天南星属植物，多年生草本。天南星块茎近圆球形，直径达6cm。鳞叶紫红色或绿白色，间有褐色斑块。叶单一，柄长达70cm，中部以下具叶鞘；叶片放射状分裂，裂片7～20，披针形或长圆形。花序柄自叶柄中部分出，短于叶柄。佛焰苞颜色多样，绿色间有白色条纹或淡紫色至深紫色中夹杂着绿色、白色条纹；喉部扩展，边缘外卷，檐部宽大，三角状卵形至长圆卵形，先端延伸为长达15cm的线尾。肉穗花序，雌花序轴在下部，中性花序轴位于中段，紧接雄花序轴，其上为长约5cm的棒状附属器。果序成熟时裸露，浆果红色。种子1～2，球形，淡褐色。花期4～6月，果期8～9月。

【性味归经】　性温，味苦、辛。归肺经、肝经、脾经。

【功效】　具有祛风止痉、化痰散结的功效。主治中风痰壅，口眼歪斜，半身不遂，手足麻痹，风痰眩晕，癫痫，惊风，破伤风，咳嗽多痰，痈肿，瘰疬，跌扑损伤，毒蛇咬伤。

【地理分布】　生长于较阴湿的树林下。天南星分布于除东北、内蒙古和新疆以外的大部分省区。异叶天南星分布于全国大部分地区（西北和西藏以外）。东北天南星分布于东北、华北及陕西、宁夏、山东、江苏、河南等地。

209. 白附子

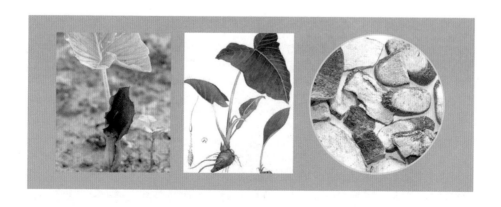

【别名】 鸡心白附、麻芋子、疗毒豆、独脚莲、独角莲、禹白附子、牛奶白附、雷振子。

【药源】 白附子为独角莲的干燥块茎。秋季采挖，除去须根和外皮，晒干。

【植物识别】 独角莲〔学名：*Typhonium giganteum* Engl.〕是天南星科犁头尖属植物，多年生草本，植株常较高大。地下块茎似芋头状，卵形至卵状椭圆形，外被暗褐色小鳞片。叶1～7（与年限有关），叶柄肥大肉质，下部常呈淡粉红色或紫色条斑；叶片三角状卵形、戟状箭形或卵状宽椭圆形。花梗自块茎抽出，绿色间有此红色斑块；佛焰苞紫红色，管部圆筒形或长圆状卵形，顶端渐尖而弯曲，檐部卵形，长达15cm。肉穗花序位于佛焰苞内，长约14cm。附属器圆柱形，紫色，不伸出佛焰苞外。浆果熟时红色。花期6～8月，果期7～10月。

【性味归经】 味辛，性温。归胃、肝经。

【功效】 有祛风痰，定惊搐，解毒散结，止痛的功效。用于中风痰壅，口眼歪斜，语言謇涩，惊风癫痫，破伤风，痰厥头痛，偏正头痛，瘰疬痰核，毒蛇咬伤。

【地理分布】 生于荒地、山坡、水沟旁，海拔通常在1500m以下。喜温和湿润气侯，能耐寒、耐阴蔽、耐干旱，沙质土均可种植。独角莲分布于北纬42度以南、包括西藏南部在内的广大地区。此外，吉林、辽宁、江苏、湖北等地也有栽培。

210. 芥子

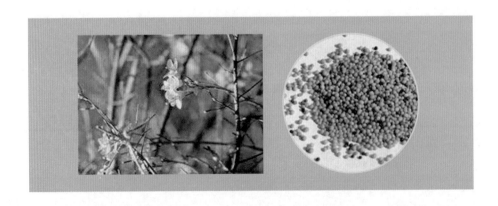

【别名】 辣菜子、芥菜籽、苦芥子、白芥。

【药源】 中药芥子为芥菜及油芥菜干燥成熟的种子。6～7月果实成熟变黄色时，割取全株，晒干，打下种子，簸去杂质即得。

【植物识别】 中药芥子为芥菜及变种（如油芥菜）的种子。芥菜〔学名：*Brassica juncea*（L.） Czern. et Coss.〕是十字花科芸苔属植物，一年生草本，高50～130cm。无毛，有时具刺毛，常带粉霜。茎有分枝。基生叶叶柄有小裂片，叶片宽卵形至倒卵形，先端圆钝，不分裂或大头羽裂，边缘有缺刻或齿牙；下部叶较小，边缘有缺刻，有时具圆钝锯齿，不抱茎；上部叶窄披针形至条形，具不明显疏齿或全缘。总状花序花后延长，花淡黄色，花瓣4，鲜黄色，宽椭圆形或宽楔形。长角果条形，具细喙；种子近球形，鲜黄色至黄棕色，少数为暗红棕色。花期4～5月，果期5～6月。

【性味归经】 味辛，性温。归肺经。

【功效】 具温肺豁痰利气，散结通络止痛的功效。用于寒痰咳嗽，胸胁胀痛，痰滞经络，关节麻木、疼痛，痰湿流注，阴疽肿毒。

【地理分布】 芥菜原产于我国，为全国各地栽培的常见蔬菜。

211. 猫爪草

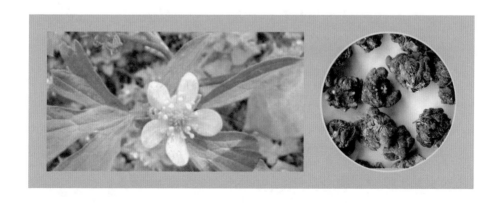

【别名】 猫爪儿草、三散草。

【药源】 猫爪草（小毛茛）的干燥块根。秋末或早春采挖，除去茎叶及须根，洗净晒干。

【植物识别】 猫爪草（小毛茛）〔学名：*Ranunculus ternatus* Thunb.〕是毛茛科毛茛属植物，为多年生小草本，高5～20cm。簇生多数肉质小块根，块根近纺锤形或卵球形，直径3～5mm。茎铺散，多分枝，疏生短柔毛，后脱落无毛。基生叶丛生，有长柄；叶片形状多变，单叶3裂或三出复叶，小叶或一回裂片浅裂或细裂成条形裂片；茎生叶较小，细裂，多无柄。花序具少数花，花两性，单生茎顶和分枝顶端；萼片5，椭圆形，外面疏生柔毛；花瓣5，倒卵形，亮黄色，基部有爪，蜜槽棱形；雄蕊多数；心皮多数，花柱短。瘦果卵球形。花期3～5月，果期4～8月。

【性味归经】 味甘、辛，性温、平。归肝、肺经。

【功效】 具有化痰散结，解毒消肿的功效。主治瘰疬痰核，疔疮，蛇虫咬伤，疟疾，偏头痛，牙痛。

【地理分布】 生于平原湿草地或田边荒地。分布于湖北、河南、安徽、江苏、浙江、江西、福建、湖南、广西。

212. 皂荚

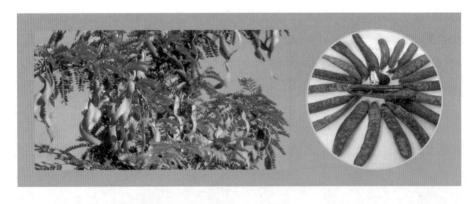

【别名】 大皂荚、悬刀、皂角、大皂角、长皂角、长皂荚、鸡栖子、乌犀。

【药源】 皂荚的干燥果实。栽培5~6年后即结果，秋季果实成熟变黑时采摘，晒干。

【植物识别】 皂荚〔学名：*Gleditsia sinensis* Lam.〕又名皂荚树、皂角等，是苏木科皂荚属植物，落叶乔木或小乔木，高可达25m。枝灰色至深褐色，刺粗壮，圆柱形，常分枝，多呈圆锥状。叶为一回羽状复叶，边缘具细锯齿，上面被短柔毛，下面中脉上稍被柔毛，网脉明显，在两面突起，小叶柄被短柔毛。花杂性，黄白色，组成总状花序。花序腋生或顶生。荚果带状，种子多颗，棕色，光亮。花期3~5月，果期5~12月。

【性味归经】 性温，味辛、咸。有小毒。归肺经、大肠经。

【功效】 具有祛痰止咳，开窍通闭，杀虫散结之功效。用于痰咳喘满，中风口噤，痰涎壅盛，神昏不语，癫痫，喉痹，二便不通，痈肿疥癣。

【地理分布】 生于山坡、林丛。我国大部分地区均有栽培。

二、清化热痰药

213. 竹茹

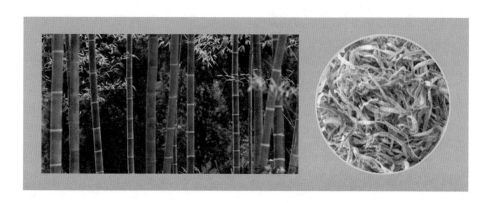

【别名】淡竹皮茹、青竹茹、麻巴、竹二青、淡竹茹、竹皮、竹子青。

【药源】中药竹茹为青秆竹茎秆的干燥中间层。全年均可采制，取新鲜茎，除去外皮，将稍带绿色的中间层刮成丝条，或削成薄片，捆扎成束，阴干。

【植物识别】青秆竹〔学名：*Bambusa tuldoides* Munro.〕是禾本科簕竹属植物。别名：水竹、青秆竹等，竹秆高6～9m，径3～5cm，节间长30～40cm，绿色，被白粉，无毛，节平。箨鞘绿色，短于节间，先端呈不对称的圆拱形；箨耳不等大，黑褐色，大耳卵形，略为皱褶，小耳椭圆形，边缘遂毛波状；箨舌高2～3mm，先端细齿状；箨叶三角状披针形，直立，基部两侧与箨耳相连。叶片披针形，长10～20cm，宽1.2～1.8cm。穗状花序小枝排列成覆瓦状的圆锥花序，花枝有叶。笋期6～9月。

【性味归经】味甘，性微寒。归肺、胃、胆经。

【功效】具有清热化痰，除烦，止呕的功效。用于痰热咳嗽，胆火挟痰，惊悸不宁，心烦失眠，中风痰迷，舌强不语，胃热呕吐，妊娠恶阻，胎动不安。

【地理分布】生于山坡、路旁或栽培。主产于广东、海南。

214. 竹沥

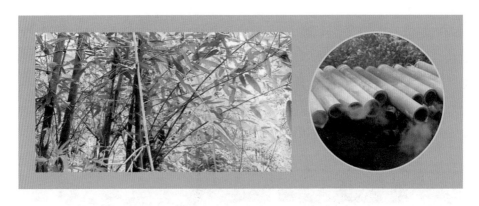

【别名】竹汁、淡竹沥、竹油。

【药源】 中药竹沥为淡竹等的茎经火烤后所流出的液汁。取鲜竹竿，截成30~50cm长段，两端去节，劈开，架起，中间用火烤之，两端即有液汁流出，以器盛之。

【植物识别】 淡竹〔学名：*Phyllostachys glauca* McClure.〕是禾本科刚竹属植物。竿高6~18m，直径5~7cm，成长后仍为绿色，或老时为灰绿色，竿环及箨环均甚隆起。箨鞘背面无毛或上部具微毛，黄绿至淡黄色而具有灰黑色之斑点和条纹；箨耳及其繸毛均极易脱落；箨叶长披针形，有皱折，基部收缩；小枝具叶1~5片，叶鞘鞘口无毛；叶片深绿色，无毛，窄披针形，质薄。穗状花序小枝排列成覆瓦状的圆锥花序；小穗含2~3花，顶端花退化，颖1或2片，披针形，具微毛；外稃锐尖，表面有微毛；内稃先端有2齿，生微毛；鳞被数目有变化，3至1枚或缺如，披针形；子房呈尖卵形。笋期4~5月，花期10月至次年5月。

【性味归经】 味甘、苦，性寒。归心、肝、肺经。

【功效】 清肺降火，滑痰利窍。用于中风痰迷，肺热痰壅，惊风，癫痫，热病痰多，壮热烦渴，子烦，破伤风。

【地理分布】 生于山坡、路旁或栽培。分布于山东、河南及长江流域以南各地。通常栽植于庭园。

215. 天竺黄

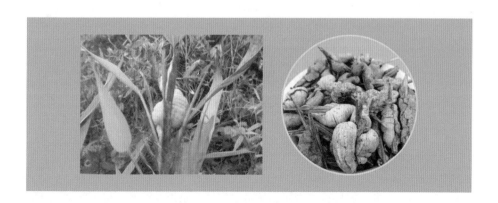

【别名】 天竹黄、竹黄。

【药源】 青皮竹和华思劳竹等秆内的分泌液干燥后的块状物。秋、冬二季采收。砍破竹秆，取出生用。

【植物识别】 青皮竹〔学名：*Bambusa textilis* McClure.〕是禾本科簕竹属植物，灌木或乔木状竹类，竿可高达10m，尾梢弯垂，下部挺直；节间绿色，竿壁薄；节处平坦，无毛；箨鞘早落；革质，箨耳较小，大耳狭长圆形至披针形，小耳长圆形，箨片直立，卵状狭三角形，叶鞘无毛，背部具脊，叶耳发达，镰刀形，叶舌极低矮，无毛；叶片线状披针形至狭披针形，上表面无毛，下表面密生短柔毛，先出叶宽卵形。顶生小花不孕，外稃椭圆形，内稃披针形；花药黄色，子房宽卵球形，花柱被短硬毛。成熟颖果未见。

【性味归经】 味甘，性寒。归心、肝经。

【功效】 具清热化痰，清心定惊的功效。用于热病神昏，中风痰迷，小儿痰热惊痫、抽搐、夜啼。

【地理分布】 青皮竹生于山坡、路旁或栽培。广泛分布于广东、广西，现华东、华中、西南各地广为栽培。

216. 川贝母

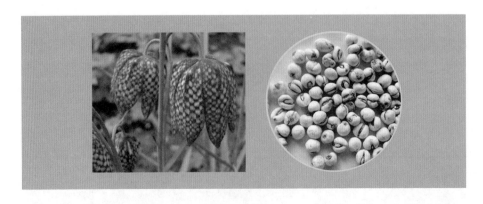

【别名】 伊贝母、松贝、青见、炉贝、岷贝、京川贝、西贝母、西贝、新疆

贝、伊贝、川贝、尖贝、平贝。

【药源】 中药川贝母为川贝母的干燥鳞茎。夏、秋二季采挖，除去须根，粗皮，晒干。

【植物识别】 川贝母〔学名：*Fritillaria cirrhosa* D. Don.〕是百合科贝母属植物，多年生草本，植株可达50cm。鳞茎球形或圆锥形，由2枚鳞片组成。茎直立，单一，无毛。叶对生，叶片条形至条状披针形，花通常单朵，紫色至黄绿色，每花有叶状苞片，苞片狭长，花药近基着，蒴果长棱上有狭翅。5～7月开花，8～10月结果。

【性味归经】 味甘、苦，性微寒。归肺、心经。

【功效】 具有清热化痰，润肺止咳，散结消肿的功效。主治虚劳咳嗽，肺热燥咳，瘰疬，乳痈，肺痈。

【地理分布】 生于林中、灌丛下、草地或河滩、山谷等湿地或岩缝中。分布于西藏（南部至东部）、云南（西北部）和四川（西部），海拔3200～4200m。也见于甘肃（南部）、青海、宁夏、陕西（秦岭）和山西（南部），海拔1800～3200m。

217. 浙贝母

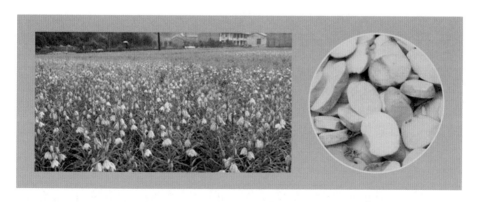

【别名】 象贝、元宝贝、浙贝、大贝、珠贝。

【药源】 浙贝母的干燥鳞茎。初夏植株枯萎时采挖，洗净，擦去外皮，拌以煅过的贝壳粉，吸去浆汁，切厚片或打成碎块，快速干燥。

【植物识别】 浙贝母〔学名：*Fritillaria thunbergii.*〕是百合科贝母属植物，多年生草本。鳞茎半球形，直径1.5~6.0cm，有2~3片肉质的鳞片。茎单一，直立，圆柱形，高50~80cm。叶无柄，茎下部的叶对生，罕互生，狭披针形至线形；中上部的叶常3~5片轮生，罕互生，叶片较短，先端卷须状。花1~6朵，淡黄色，有时稍带淡紫色，顶端的花具3~4枚叶状苞片，其余具3枚苞片；苞片先端卷曲；花钟状，俯垂，花被片6，内外轮相似，内面具紫色方格斑纹，基部上方具蜜腺。蒴果卵圆形，6棱，棱上有宽约6~8mm的翅。花期3~4月，果期5月。

【性味归经】 性寒，味苦。归肺经、心经。

【功效】 具有清热化痰、散结消痈的功效。主治风热、痰热咳嗽、瘰疬、瘿瘤、乳痈疮毒、肺痈。

【地理分布】 生于海拔较低的山丘阴蔽处或竹林下。分布于江苏、浙江、安徽、湖南等地，浙江、宁波地区有大量栽培。

218. 前胡

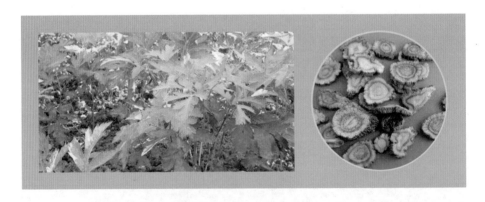

【别名】 野芹菜、坡地石防风、岩风、山芫荽、野当归、鸡脚前胡、土当归、水前胡、岩川芎、鸭脚七、野辣菜、桑根子苗、鸭脚前胡、鸭脚板。

【药源】 白花前胡的干燥根。冬季至次春茎叶枯萎或未抽花茎时采挖，除去须根，洗净，晒干或低温干燥。

【植物识别】 前胡为白花前胡的干燥根。白花前胡〔学名：*Peucedanum praeruptorum* Dunn.〕为伞形科前胡属植物。多年生草本，高30～100cm。根圆锥形，茎直立，单一，上部分枝。基生叶和下部叶纸质，圆形至宽卵形；2～3回三出式羽状分裂，最终裂片菱状倒卵形，不规则羽状分裂，有圆锯齿；叶柄基部有宽鞘，抱茎，顶端叶片生在膨大的叶鞘上。复伞形花序，顶生或腋生，无总苞，小总苞片条状披针形，有缘毛；花萼5，短三角形；花瓣白色，广卵形或近于圆形，先端有向内曲的舌片。双悬果椭圆形或卵圆形，光滑无毛，背棱和中棱线状，侧棱有窄翅。花期8～10月，果期10～11月。

【性味归经】 味苦、辛，性微寒。归肺经。

【功效】 具降气化痰，散风清热的功效。用于痰热喘满，咯痰黄稠，风热咳嗽痰多。

【地理分布】 野生于向阳山坡草丛中。分布于山东、安徽、江苏、湖南、湖北、陕西、浙江、福建、广西、江西、四川等地。

219. 桔梗

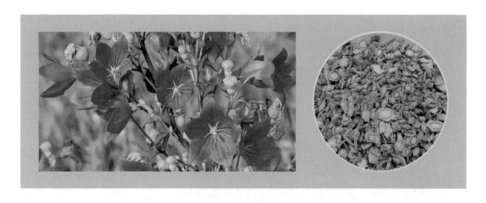

【别名】 四叶菜根、沙油菜根、山铃铛花根、苦梗、南桔梗，粉桔梗、符意、苦桔梗、白桔梗、玉桔梗、白药、利如、梗草、芦如、房图、大药、包袱花根、铃

铛花根、道拉基、和尚花根、和尚头花根、土人参。

【药源】 桔梗的干燥根。春、秋二季采挖，洗净，除去须根，趁鲜剥去外皮或不去外皮，干燥。

【植物识别】 桔梗〔*Platycodon grandiflorus.*〕为桔梗科桔梗属植物，多年生草本，高30～100cm，全株有白色乳汁。主根长纺锤形，少分枝。茎无毛，通常不分枝或上部稍分枝。叶3～4片轮生、对生或互生，叶片卵形至披针形，边缘有尖锯齿，下面被白粉。花1朵至数朵单生茎顶或集成疏总状花序，花萼钟状，裂片5，花冠阔钟状，蓝色或蓝紫色。蒴果倒卵圆形，熟时顶部5瓣裂。种子多数，褐色。花期7～9月，果期8～10月。

【性味归经】 味苦、辛，性平。归肺经。

【功效】 具有宣肺、利咽、祛痰、排脓的功效。用于咳嗽痰多，胸闷不畅，咽痛，音哑，肺痈吐脓，疮疡脓成不溃。

【地理分布】 喜凉爽气候，耐寒、喜阳光。宜栽培在海拔1100m以下的丘陵地带，半服半阳的砂质壤土中。产于东北、华北、华东、华中各省以及广东、广西（北部）、贵州、云南东南部（蒙自、砚山、文山）、四川（平武、凉山以东）、陕西。野生于山坡草丛中。

220. 胖大海

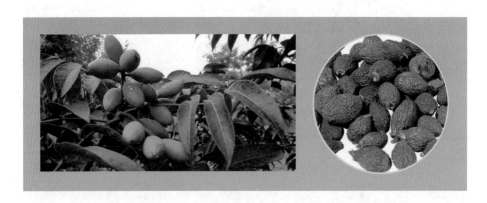

【别名】 安南子、胡大海、大发、大洞果、通大海、大海子。

【药源】 中药胖大海为胖大海的干燥成熟种子。5～6月果实开裂时采取成熟的种子，晒干。

【植物识别】 胖大海〔学名：*Sterculia scaphigera* Wal.〕为梧桐科苹婆属植物，落叶乔木，高30～40m。树皮粗糙而略具条纹。叶互生，叶片革质，卵形或椭圆状披针形，全缘，光滑无毛。花杂性同株，成顶生或腋生的圆锥花序；花萼钟状，宿存，裂片披针形；花瓣呈星状伸张。蓇葖果，呈船形，在成熟之前裂开。种子梭形或倒卵形，种皮脆而薄，表面具皱纹，深褐色，浸水后膨大成海绵状，内含丰富的黏液质。花期3～4月，果期5～6月。

【性味归经】 味甘，性寒。归肺、大肠经。

【功效】 具清热润肺，利咽开音，润肠通便的功效。用于肺热声哑，干咳无痰，咽喉干痛，热结便闭，头痛目赤。

【地理分布】 生于热带地区，耐旱，喜阳。分布于越南、印度、马来西亚、泰国及印度尼西亚等国。我国广东湛江、海南、广西东兴、云南西双版纳有引种。

221. 黄药子

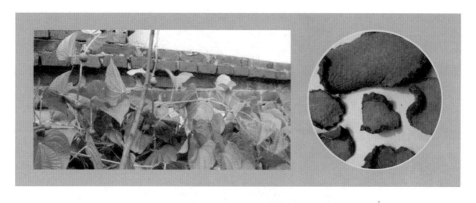

【别名】 零余薯、黄狗头、黄独、香芋、金线吊虾蟆。

【药源】 黄独的块茎。秋、冬两季采挖块茎。除去茎叶及须根，洗净，切片晒干。

【植物识别】 黄独〔学名：*Dioscoreabulbifera* L.〕是薯蓣科薯蓣属植物，缠绕草质藤本。块茎卵圆形至长圆形，近于土面，棕褐色，表面密生多数细长须根。茎圆柱形，左旋，无毛。单叶互生，叶柄较叶片稍短，叶片宽卵状心形或卵状心形，两面无毛；叶腋内有大小不等的紫褐色的球形或卵圆形珠芽（零余子），外有圆形斑点。花单性，雌雄异株；雄花序穗状下垂，常数个丛生于叶腋，雄花单生密集，基部有卵形苞片2枚，花被片披针形，雄蕊6，着生于花被基部；雌花序与雄花序相似，常2至数个丛生叶腋，退化雄蕊6。蒴果三棱状长圆形，两端圆形，成熟时淡黄色，表面密生紫色小斑点。种子深褐色，扁卵形。花期7～10月，果期8～11月。

【性味归经】 味苦，性平。归肝经、心经。

【功效】 具有化痰散结消瘿，清热解毒的功效。主治瘿瘤，疮疡肿毒，咽喉肿痛，毒蛇咬伤。

【地理分布】 生于河谷边、山谷阴沟或杂木林边缘。分布于华东、中南、西南及陕西、甘肃等地。

222. 昆布

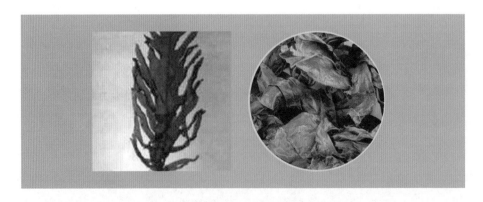

【别名】 鹅掌菜、海草、昆布海带、海带、黑菜、五掌菜。

【药源】 药用来源为海带科植物海带或翅藻科植物昆布（鹅掌菜）的干燥叶状

体。夏、秋二季采捞，晒干。

【植物识别】昆布〔*Ecklonia kurome* Okam.〕，褐藻纲，翅藻科。孢子体大型，褐色、革质，高30～100cm，分叶片、柄部、固着器、固着器假根状。多年生大型褐藻。根状固着器由树枝状的叉状假根组成，数轮重叠成圆锥状，直径5～15cm。柄部圆柱状或略扁圆形，中实，长8～100cm，直径10～15mm，粘液腔道呈不规则的环状，散生在皮层中。叶状体扁平，革质，微皱缩，暗褐色，厚2～3mm，1～2回羽状深裂，两侧裂片长舌状，基部楔形，叶缘一般有粗锯齿。孢子囊群在叶状体表面形成，9～11月产生游孢子。

【性味归经】味咸，性寒。归肝、胃、肾经。

【功效】消痰软坚，利水退肿。主治瘰疬，瘿瘤，噎膈，（疒颓）疝脚气水肿。

【地理分布】昆布生于温带海洋低潮线附近的岩礁上。分布于福建、浙江等沿海地区。

三、止咳平喘药

223. 紫苏子

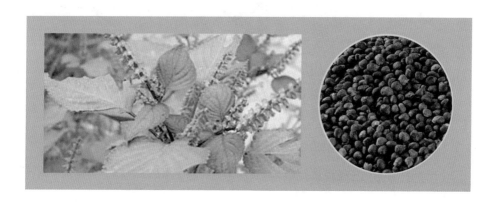

【别名】 尖紫苏子、野麻子、红苏子、赤苏子、杜苏子、铁苏子、红紫苏子、白苏子、玉苏子、黑苏子、皱紫苏子、野苏子、香苏子。

【药源】 紫苏的干燥成熟果实。秋季果实成熟时采收，除去杂质，晒干。

【植物识别】 紫苏〔学名：*Perilla frutescens*（L.）Britt.〕唇形科紫苏属植物，高60～160cm，有特异芳香。茎四棱形，紫色、绿紫色或绿色，有长柔毛，以茎节部较密。单叶对生，叶片宽卵形或圆卵形，边缘具粗锯齿，两面紫色，或面青背紫，或两面绿色，上面被疏柔毛，下面脉上被贴生柔毛；叶柄长2.5～12.0cm，密被长柔毛。轮伞花序2花，组成项生和腋生的假总状花序；每花有1苞片，苞片卵圆形，先端渐尖；花萼钟状，2唇形；花冠紫红色成粉红色至白色。小坚果近球形，棕褐色或灰白色。花期4～6月，果期7～8月。

【性味归经】 味辛，性温。归肺、胃、大肠经。

【功效】 具降气消痰、平喘、润肠的功效。用于痰壅气逆，咳嗽气喘，肠燥便秘。

【地理分布】 全国各地均有栽培，长江以南各省有野生，见于村边或路旁。

224. 百部

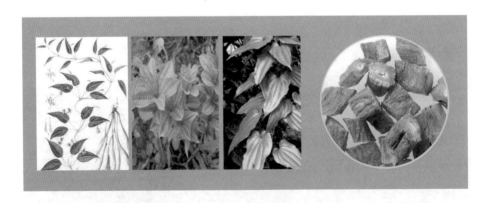

【别名】 百部草、闹虱药、百条根、药虱药。

【药源】 百部的干燥块根。春、秋二季采挖，除去须根，洗净，置沸水中略烫或蒸至无白心，取出，晒干。

【植物识别】 中药百部蔓生百部、直立百部或对叶百部的干燥块根。蔓草百部〔学名：*Stemona japonica*（Blume） Miq.〕是百部科百部属植物，多年生草本，高60～90cm，全体平滑无毛。根肉质，通常作纺锤形，数个至数十个簇生。茎上部蔓状，具纵纹。叶通常4片轮生，卵形或卵状披针形，中脉5～9条。花梗丝状，其基部贴生于叶片中脉上，每梗通常单生1花；花被4片，淡绿色，卵状披针形至卵形。蒴果广卵形而扁，内有长椭圆形的种子数粒。花期5月。果期7月。

直立百部多年生草本，高30～60cm。茎直立，不分枝，有纵纹。

对叶百部多年生攀援草本，长达5m。茎上部缠绕。

【性味归经】 味甘、苦，性平。归肺经。

【功效】 润肺下气止咳，杀虫。用于新久咳嗽，肺痨咳嗽，百日咳，外用于头虱，体虱，蛲虫病，阴痒，蜜百部润肺止咳。

【地理分布】 ①蔓生百部生于山地林下或竹林下。分布于山东、安徽、江苏、浙江、福建、江西、湖南、湖北、四川、陕西等地。②直立百部生于山地林下或竹林下。分布于山东、河南、安徽、江苏、浙江、福建、江西等地。③对叶百部生于向阳的灌木林下。分布于台湾、福建、广东、广西、湖南、湖北、四川、贵州、云南等地。

225. 紫菀

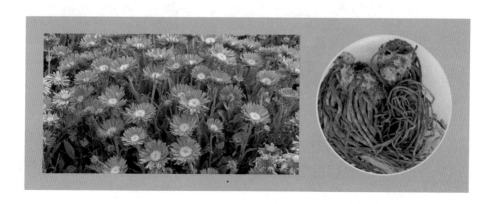

【别名】 辫紫苑、青菀、软紫苑、返魂草根。

【药源】 紫菀的干燥根及根茎。春、秋二季采挖，除去有节的根茎和泥沙，编成辫状晒干，或直接晒干。

【植物识别】 紫菀〔学名：*Aster tataricus* L. f.〕是菊科紫菀属植物，多年生草本，高1.0~1.5m。根茎短，簇生多数细根，外皮灰褐色。茎直立，上部分枝。根生叶丛生，开花时脱落；叶片长椭圆形至椭圆状披针形，两面疏生小刚毛；茎生叶互生，叶片狭长椭圆形或披针形。头状花序多数，径2.5~4.5cm，在茎和枝端排列成复伞房状；花序梗长，有线形苞叶。瘦果倒卵状长圆形，紫褐色，长2.5~3.0mm，两面各有1或少有3脉，上部被疏粗毛。花期8月，果期9~10月。

【性味归经】 味甘、苦，性平。归肺经。

【功效】 润肺下气，消痰止咳。用于痰多喘咳，新久咳嗽，劳嗽咳血。

【地理分布】 生于山地或河边草地。分布于黑龙江、吉林、辽宁、河北、安徽等地。

226. 款冬花

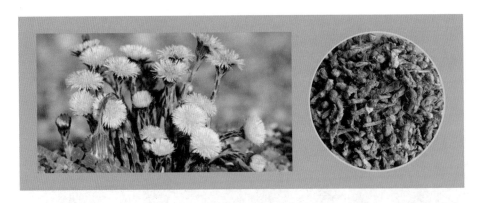

【别名】 款冻花、九九花、苦萃花、氐冬花、菟奚花、兔溪花、菟寞花、颗冻花、颗冬、橐吾花、橐石花、冬花、款冬、款花、艾冬花、看灯花、虎须花、钻冻

花、八角乌花、西冬花、钻冬花。

【药源】 款冬的干燥花蕾。12月或地冻前当花尚未出土时采挖，除去花梗及泥沙，阴干。

【植物识别】 款冬〔学名：*Tussilago farfara* L.〕属菊科款冬属植物，多年生草本，高10~25cm。基生叶广心脏形或卵形，质较厚，上面平滑，暗绿色，下面密生白色毛；近基部的叶脉和叶柄带红色，并有毛茸。花茎长5~10cm，具毛茸，小叶10余片，互生，叶片长椭圆形至三角形。头状花序顶生，总苞片1~2层，苞片20~30，质薄，呈椭圆形，具毛茸；舌状花在周围一轮，鲜黄色，花冠先端凹。瘦果长椭圆形，具纵棱，冠毛淡黄色。花期2~3月。果期4月。

【性味归经】 味辛、微甘，性温。归肺经。

【功效】 润肺下气，化痰止嗽。治咳逆喘息，喉痹。

【地理分布】 栽培或野生于河边、沙地。分布于湖北、四川、河北、河南、山西、陕西、甘肃、内蒙古、新疆、青海、西藏等地。

227. 枇杷叶

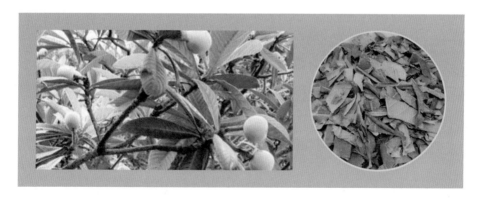

【别名】白沙枇杷叶、杷叶、巴叶、毛枇杷叶、芭叶、卢橘叶。

【药源】枇杷的干燥叶，全年均可采收，晒干。

【植物识别】 枇杷〔学名：*Eriobotryajaponica*（Thunb.）Lindl.〕是蔷薇科枇杷属植物，常绿乔木，高约10m。小枝粗壮，黄褐色，密生锈色或灰棕色绒毛。叶片革质；叶柄短或几无柄，有灰棕色绒毛；叶片披针形、倒披针形、倒卵形或长椭圆形，上面光亮、多皱，下面及叶脉密生灰棕色绒毛。圆锥花序顶生，总花梗和花梗密生锈色绒毛；萼筒浅杯状，萼片三角卵形，外面有锈色绒毛；花瓣白色，有锈色绒毛。果实球形或长圆形，黄色或橘黄色；种子球形或扁球形，褐色，光亮，种皮纸质。花期10～12月。果期翌年5～6月。

【性味归经】 味苦，性凉。归肺、胃经。

【功效】 具有清肺止咳，降逆止呕的功效。主治肺热咳嗽，气逆喘急，胃热呕吐。

【地理分布】 枇杷是美丽观赏树木和果树。果味甘酸，供生食、蜜饯和酿酒用。分布于中南及陕西、甘肃、江苏、安徽、浙江、江西、福建、四川、贵州、云南等地。常栽种于村边、平地或坡边。

228. 苦杏仁

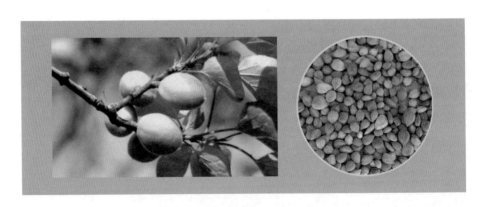

【别名】 杏核仁、杏梅仁、杏仁、杏子、山杏仁、木落子。

【药源】 中药苦杏仁为山杏、西伯利亚杏或东北杏的干燥成熟种子。夏季采收成熟果实，除去果肉及核壳，取出种子，晒干。

【植物识别】 山杏〔学名：*Armeniaca sibirica*（L.） Lam.〕是蔷薇科杏属植物，落叶乔木，高达6m。叶互生，广卵形或卵圆形， 先端短尖或渐尖，基部圆形，边缘具细锯齿或不明显的重锯齿；叶柄多带红色，有2腺体。花单生，先叶开放，几无花梗；萼片5，花瓣5，白色或粉红色；雄蕊多数，有短柔毛。核果近圆形，直径约3cm，橙黄色；核坚硬，扁心形，沿腹缝有沟。花期3~4月，果期5~6月。

【性味归经】 味苦，性微温，有小毒。归肺、大肠经。

【功效】 有降气止咳平喘，润肠通便的功效。用于咳嗽气喘，胸满痰多，血虚津枯，肠燥便秘。

【地理分布】 多栽培于低山地或丘陵山地。主产辽宁、河北、内蒙古、吉林、山西、陕西等地。

229. 白果

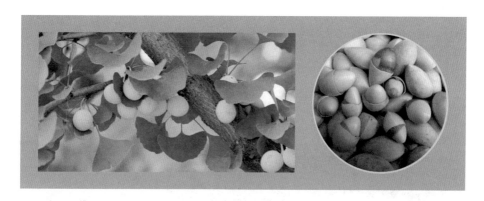

【别名】白果仁。

【药源】 银杏的干燥成熟种子。秋季种子成熟时采收，除去肉质外种皮，洗净，稍蒸或略煮后，烘干。

【植物识别】 银杏〔*Ginkgo biloba* L.〕为银杏科银杏属植物，银杏出现在几亿年前，是第四纪冰川运动后遗留下来的裸子植物中最古老的孑遗植物，和它同纲的所有其他植物皆已灭绝，所以银杏又有活化石的美称。落叶乔木，高可达40m。树干直立，树皮灰色。枝有长短两种，叶在短枝上簇生，在长枝上互生。叶片扇形，叶脉平行，叉形分歧。花单性，雌雄异株；雄花呈下垂的短柔黄花序，4～6个生于短枝上的叶腋内，有多数雄蕊，生于短柄的顶端；雌花每2～3个聚生于短枝上，每花有一长柄，柄端两叉，各生1心皮，胚珠附生于上，通常只有1个胚珠发育成熟。种子核果状，倒卵形或椭圆形，淡黄色，被白粉状蜡质；外种皮肉质，有臭气；内种皮灰白色，骨质，两侧有棱边；胚乳丰富，子叶2。花期4～5月，果期7～10月。

【性味归经】 性平，味甘苦涩，有小毒。入肺、肾经。

【功效】 具敛肺定喘，止带浊的功效，缩小便的功效。用于痰多喘咳，带下白浊，遗尿尿频。

【地理分布】 适宜生长在水热条件比较优越的亚热带、温带季风区。土壤为黄壤或黄棕壤，pH5～6。一般为人工栽培。银杏具有一定观赏价值。因其枝条平直，树冠呈较规整的圆锥形，大量种植的银杏林在视觉效果上具有整体美感。银杏叶在秋季会变成金黄色，在秋季低角度阳光的照射下比较美观，常被摄影者用作背景。北自沈阳，南达广州，东起华东，西南至贵州、云南都有分布。

230. 洋金花

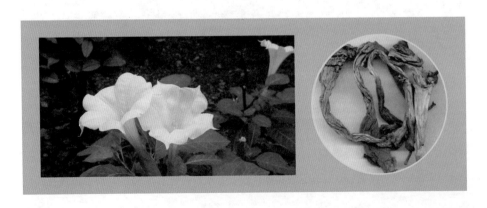

【别名】 曼陀罗花、闹洋花、南洋金花、风茄花。

【药源】 白曼陀罗的干燥花。4～11月花初开时采收，晒干或低温干燥。

【植物识别】 白曼陀罗〔学名：*Datura metel* L.〕，是茄科曼陀罗属植物，一年生粗壮草本，有时呈半灌木状，全株近无毛。茎基部木质，上部叉状分枝。叶互生，上部叶近对生；叶片卵形至广卵形，全缘或有波状齿。花单生；花萼筒状，稍有棱纹，先端5裂；花冠白色，漏斗状，淡绿色。蒴果生于倾斜的果柄上，扁球形，表面疏生短刺，熟时瓣裂，宿存萼筒基部呈浅盘状。种子淡褐色，宽约3mm。花期3～11月，果期4～11月。

【性味归经】 味辛，性温。归肺、肝经。

【功效】 具平喘止咳，麻醉止痛，解痉止搐的功效。用于哮喘咳嗽，脘腹冷痛，风湿痹痛，癫痫、惊风；外科麻醉。

【地理分布】 生于山坡草地、田间、路旁、水沟或住宅附近土质肥沃处。主产于江苏、浙江、福建等地。

231. 华山参

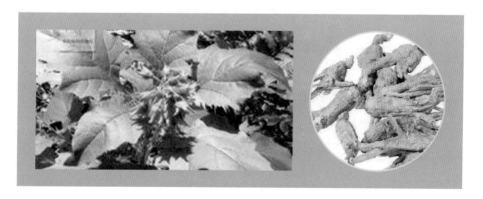

【别名】 热参、秦参、白毛参、二月旺、大紫参。

【药源】 华山参为漏斗泡囊草的干燥根。早春或初中药夏采收，除去芦头及细根，洗净，晒干。

【植物识别】漏斗泡囊草〔学名：*Physochlaina infundibularis* Kuang.〕是茄科泡囊草属植物，多年生草本，高20～60cm。根粗壮，肉质，锥状圆柱形。茎直立，常数茎丛生。叶互生，叶片草质，三角形或卵状三角形，有时近卵形，伞房花序顶生或腋生；花梗长达7cm，密生白色毛茸；花萼漏斗状钟形，裂片5，长椭圆形或长三角形，边缘及面具白色毛茸，在果期膨大成球状的囊；花冠漏斗状钟形，黄绿色，花冠外面及边缘具毛茸；雄蕊5，着生于花冠管内下方；子房2室，花柱丝状。蒴果盖裂，包于囊状突萼内。种子肾形。花期3～5月，果期5～6月。

【性味归经】味甘、微苦，性温。归肺、心经。

【功效】具温肺祛痰，平喘止咳，安神镇惊的功效。用于寒痰喘咳，惊悸失眠。

【地理分布】分布于山西、陕西、河南。生于山谷或林下。

232. 满山红

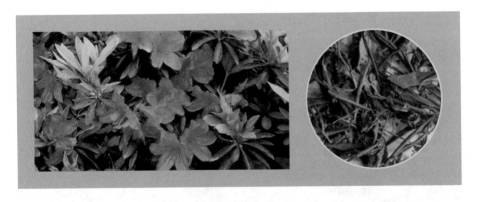

【别名】金达来、映山红、山崩子、靠山红、达子香、迎山红、东北满山红。

【药源】兴安杜鹃的干燥叶。夏、秋二季采收，阴干，鲜用或切片晒干。

【植物识别】兴安杜鹃〔学名：*Rhododendron dauricum* L.〕杜鹃花科杜鹃花属

植物，多年生常绿灌木，高1～2m。多分枝，质脆；小枝细而弯曲，暗灰色；幼枝褐色，有毛。叶互生，多集生于枝顶，厚纸质，卵状长圆形或长圆形，揉后有香气，全缘，上面深绿色，疏被糙伏毛，散生白色腺鳞，下面淡绿色，密被褐色糙伏毛，有腺鳞。花1～4朵生于枝顶，先叶开放，紫红色；萼片小，有毛：花冠漏斗状。蒴果长圆形，由顶端开裂。花期5～6月。果期7～8月。

【性味归经】 味辛、苦，性温。归肺、脾经。

【功效】 具有止咳祛痰的功效。用于咳嗽气喘痰多。

【地理分布】 生于山脊、山坡及林内酸性土壤上。分布于黑龙江、吉林、辽宁、内蒙古、河北等地。

233. 胡颓子叶

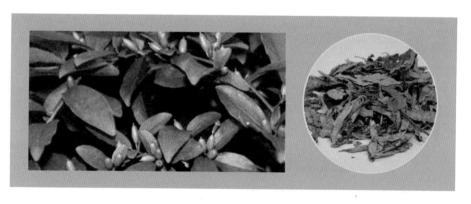

【别名】 潘桑叶、蒲颓叶、野枇杷叶。

【药源】 胡颓子的叶。全年均可采，鲜用或晒干。

【植物识别】 胡颓子〔学名：*Elaeagnus pungens* Thunb.〕胡颓子科胡颓子属植物，常绿直立灌木，高3～4m，具刺，深褐色。小枝密被锈色鳞片，老枝鳞片脱落后显黑色，具光泽。叶互生，叶柄长5～8mm；叶片革质，椭圆形或阔椭圆形，边缘微反卷或微波状，上面绿色，有光泽，下面银白色，密被银白色和少数褐色鳞片。花白色或银白色，1～3朵生于叶腋；花梗长3～5mm，花被筒圆形或漏斗形，裂片内面被短柔毛；雄蕊4，花丝极短；子房上位，花柱直立，无毛。果实椭圆形，幼时被褐色鳞片，成熟时红色；果核内面具白色丝状棉毛。花期9～12月，果期翌年4～6月。

【性味归经】 味甘，性平。归肺、胃、大肠经。

【功效】 具止咳平喘，止血，解毒的功效。主治肺虚咳嗽、气喘、咳血、吐血、外伤出血、痈疽、痔疮肿痛。

【地理分布】 生于海拔1000m以下的向阳山坡或路旁。分布于广东、湖北、湖南、广西、江苏、安徽、浙江、江西、福建、四川、贵州等地。

234. 罗汉果

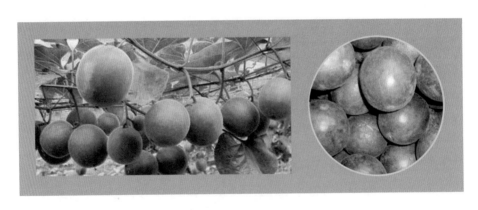

【别名】 拉汗果、假苦瓜、罗汉表、光果木鳖、金不换、裸龟巴，神仙果。

【药源】 罗汉果的干燥果实。秋季果熟时采摘，用火烘干。

【植物识别】 罗汉果〔学名：*Siraitia grosvenorii*（Swingle.）C. Jeffrey ex Lu et Z. Y. Zhang.〕别名拉汗果、假苦瓜、光果木鳖、金不换、罗汉表、裸龟巴，被人们誉为"神仙果"。葫芦科罗汉果属植物，多年生草质藤本，长2～5m。茎纤细，暗紫色。叶互生，叶柄长2～7cm；叶片心状卵形，膜质，全缘，两面均被白色柔毛。卷须2分叉几达中部。雌雄异株，雄花序总状，雌花花单生；花萼漏斗状，被柔毛，5裂；花冠橙黄色，5全裂，先端渐尖，外被白色夹有棕色的柔毛。瓠果圆形或长圆形，被柔毛，具10条纵线，种子淡黄色。花期6～9月，果期9～11月。

【性味归经】味甘，性凉。归肺、脾经。

【功效】具有清肺利咽，化痰止咳，润肠通便的功效。主治咳喘，咽痛，便秘。

【地理分布】分布于江西、湖南、广东、广西、贵州等地（本植物除罗汉的果实能药用外，罗汉果叶、罗汉果根亦能药用。罗汉果为卫生部首批公布的药食两用名贵中药材，其所含罗汉果甜甙比蔗糖甜300倍，不产生热量，是饮料、糖果行业的名贵原料，是蔗糖的最佳替代品）。广西桂北地区已作为重要的经济作物栽培。常生长于海拔400～1400m以下的山坡林下及河边湿地、草丛。

235. 瓜子金

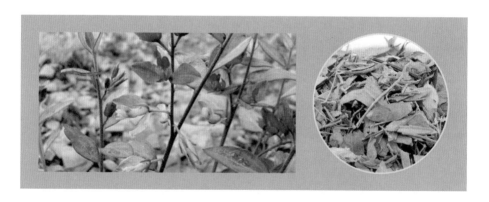

【别名】远志草、鸡拍翅、叶地丁、七寸金、丁蒿、苦远志、金锁匙、铁线风、通性草、小叶瓜子草、高脚瓜子草、黄瓜位草、瓜子莲、蚋仔草、铁钓竿、铁甲草、地丁、金牛草、直立地丁、紫花地丁、苦草、银不换、女儿红、牙疟草、散血丹、小叶地丁草、神砂草、地藤草、山黄连、瓜子草、小金盆、铁铣草、接骨

红、地风消、铁箭风、小丁香、小万年青、蓝花地丁、火草杆、慢惊药、辰砂草、惊风草、瓜米细辛、鱼胆草、紫金花、小远志。

【药源】 瓜子金的干燥全草。秋季采集全草，洗净，晒干。

【植物识别】 瓜子金〔学名：*Polygala japonica* Houtt.〕为远志科远志属植物，多年生草本，高约15cm。茎被灰褐色细柔毛，叶互生，卵形至卵状披针形，先端短尖，全缘。总状花序腋生，最上一花序低于茎的顶端；萼片5，前面1萼片卵状披针形，呈囊状，两侧2萼片大形；花瓣3，白色至紫色，基部合生，侧瓣长圆形，长约6mm，基部内侧被短柔毛，龙骨瓣舟状，具流苏状鸡冠状附属物；雄蕊8；子房倒卵形，具翅。蒴果广卵形而扁，具膜状宽翅，表面平滑无毛，萼片宿存。种子卵形而扁。花期4~5月。果期5~6月。

【性味归经】 味苦、微辛，性平。归肺、胃、心经。

【功效】 具有活血散瘀，祛痰镇咳，解毒止痛的功效。用于咽炎，扁桃体炎，口腔炎，咳嗽，小儿肺炎，小儿疳积，泌尿系结石，乳腺炎，骨髓炎，外用治毒蛇咬伤，疔疮疖肿。

【地理分布】 生长于山坡或荒野。分布于东北、华北、西南、华东、中南及陕西，主产广东、广西、四川、江西、湖南、福建、安徽、云南、浙江等地。

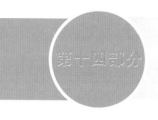

安神药

236. 柏子仁

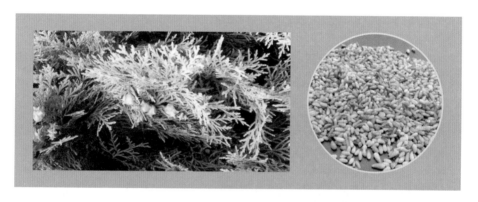

【别名】柏仁、柏子、柏实、侧柏仁。

【药源】 侧柏的干燥成熟种仁。秋、冬二季采收成熟种子，晒干，除去种皮，收集种仁。

【植物识别】 柏子仁为侧柏的干燥成熟种仁。侧柏〔学名：*Platycladus orientalis*（L.）Franco.〕属柏科侧柏属植物，常绿乔木，树冠广卵形。小枝扁平，排列成1个平面。叶小，鳞片状，紧贴小枝上，呈交叉对生排列，叶背中部具腺槽。雌雄同株，花单性。雄球花黄色，由交互对生的小孢子叶组成，每个小孢子叶生有3个花粉囊，珠鳞和苞鳞完全愈合。球果当年成熟，种鳞木质化，开裂，种子卵圆形或近椭圆形，顶端微尖，灰褐色或紫褐色，长6~8mm，稍有棱脊，无翅或有极窄之翅。花期3~4月，球果10月成熟。

【性味归经】甘，平。归心、肾、大肠经。

【功效】 具养心安神、止汗、润肠的功效。用于虚烦失眠，心悸怔忡，阴虚盗汗，肠燥便秘。

【地理分布】 侧柏耐旱，寿命很长，常为阳坡造林树种，也是常见的庭园绿化树种，木材可供建筑和家具等用材，侧柏为中国特产，除青海、新疆外全国大部分地区均有分布。

237. 首乌藤

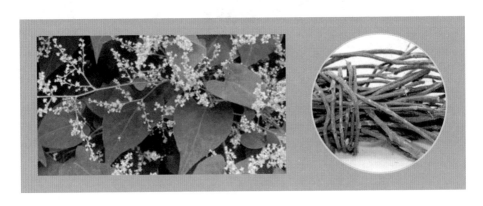

【别名】 夜交藤。

【药源】 何首乌的干燥藤茎。秋、冬二季采割，除去残叶，捆成把，干燥。

【植物识别】 何首乌〔学名：*Polygonum multiflorum*（Thunb.）Harald.〕为蓼科何首乌属植物，多年生缠绕藤本。根细长，末端成肥大的块根，外表红褐色至暗褐色。茎基部略呈木质，中空。叶互生，具长柄，托叶鞘膜质，褐色；叶片狭卵形或心形，全缘或微带波状，上面深绿色，下面浅绿色，两面均光滑无毛。圆锥花序，小花梗具节，基都具膜质苞片；花小，花被绿白色。瘦果椭圆形，有3棱，黑色，光亮。花期8～10月，果期9～11月。

【性味归经】 苦、甘、涩，微温。归肝、肾经。

【功效】 具养血安神、祛风通络的功效。用于失眠多梦，血虚身痛，风湿痹痛；外治皮肤瘙痒。

【地理分布】 分布于华东、中南及陕西、甘肃、河北、山西、四川、贵州、云
南等地。生于草坡、路边、山坡石隙隙及灌木丛中。

238. 缬草

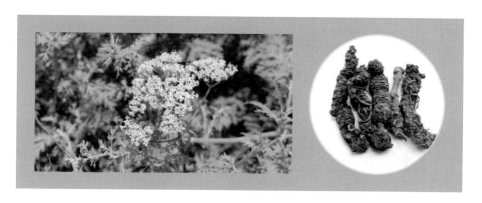

【别名】 五里香、鹿子松、拔地麻、甘松、满山香、小救驾、穿心排草、猫食
菜、抓地虎。

【药源】 缬草的根状茎及根入药。秋季采集，去净秧苗及泥土，晒干。

【植物识别】 缬草〔学名：*Valeriana officinalis* L.〕是败酱科缬草属植物，多
年生草本，高100～150cm。茎直立，有纵条纹，具纺锤状根茎或多数细长须根。
基生叶丛出，长卵形，为单数羽状复叶或不规则深裂，小叶片9～15，顶端裂片较
大，全缘或具少数锯齿，叶柄长，基部呈鞘状；茎生叶对生，无柄抱茎，单数羽状
全裂；向上叶渐小。伞房花序顶生，排列整齐；花小，白色或紫红色；小苞片卵状
披针形，具纤毛；花萼退化，花冠管状；雄蕊3，较花冠管稍长；子房下位，长圆
形。蒴果光滑，具1种子。花期6～7月。果期7～8月。

【性味归经】 味辛苦，性温，有微毒。入心、肝二经。

【功效】 具安神、止痛、理气的功效。用于神经衰弱，失眠，癔病，癫痫，胃

腹胀痛，腰腿痛，跌打损伤。

【地理分布】 生于山坡草地，适于酸性肥沃土壤。分布陕西、甘肃、山东、山西、青海、新疆、四川、河北、河南、湖北等地。

239. 合欢皮

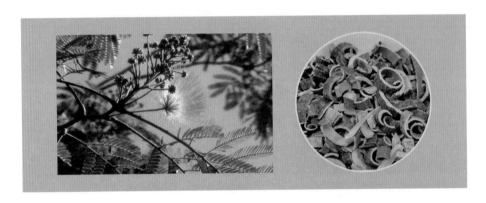

【别名】 夜台皮、合昏皮、合欢木皮。

【药源】 合欢的干燥树皮。夏、秋二季剥取树皮，扎把，晒干。

【植物识别】 合欢〔学名：*Albizia julibrissin* Durazz.〕是豆科合欢属植物，落叶乔木。树皮灰褐色，小枝有棱角。2回羽状复叶，总叶柄基部及最顶一对羽片着生处各有1腺点；小叶10～30对，镰状长圆形，两侧极偏斜；托叶早落。头状花序于枝端排成圆锥花序，花冠漏斗状，5裂；雄蕊多数。荚果扁平带状。花期6～7月，果期8～10月。

【性味归经】 味甘，性平。归心、肝经

【功效】 具有解郁、和血、宁心、消痈肿之功效。治心神不安、忧郁、失眠、肺痈、痈肿、瘰疬、筋骨折伤。

【地理分布】 野生于山坡地或栽培。分布于我国华东、华南、西南等区域。

240. 远志

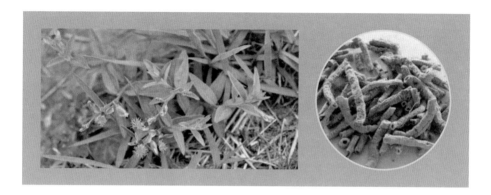

【别名】 宽叶远志、棘菀、细草根皮、小鸡腿皮、西伯利亚远志、棘苑、小鸡棵根皮、线茶根皮、小草根皮、细叶远志（又名山茶叶根皮、光棍茶根皮、苦远志、山胡麻根皮、米儿茶根皮、燕子草根皮，草远志、十二月花根皮）、线茶根皮、小鸡根、卵叶远志、醒心杖。

【药源】 远志的干燥根。春、秋二季采挖，除去须根及泥沙，晒干。

【植物识别】 远志〔学名：*Polygala tenuifolia* Willd.〕是远志科远志属植物，多年生草本，高25～40cm。根圆柱形，长而微弯。茎直立或斜生，多数，由基部丛生，上部多分枝。单叶互生，叶柄短或近于无柄；叶片线形，全缘，无毛或稍被柔毛。总状花序，花小，稀疏，萼片5，其中2枚呈花瓣状，绿白色；花瓣3，淡紫色，其中1枚较大，呈龙骨瓣状，先端着生流苏状附属物。蒴果扁平，绿色，光滑。种子卵形，微扁，棕黑色，密被白色绒毛。花期5～7月，果期6～8月。

【性味归经】 味苦、辛，性温。归经归心、肾、肺经。

【功效】 具有安神益智、祛痰、消肿的功能。用于心肾不交引起的失眠多梦、健忘惊悸，神志恍惚，咳痰不爽，疮疡肿毒，乳房肿痛。

【地理分布】 生于向阳山坡或路旁。分布于我国大部分地区。

241. 酸枣仁

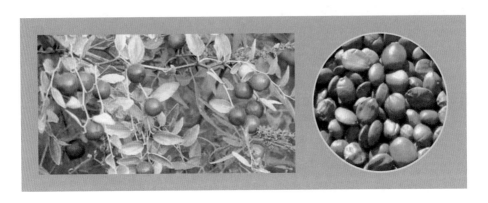

【别名】酸枣核、酸枣子、棘仁。

【药源】酸枣的干燥成熟种子。秋末冬初采收成熟果实，除去果肉及核壳，收集种子，晒干。

【植物识别】酸枣〔学名：*Ziziphus jujuba* Mill. *var. spinosa*（Bunge.）Hu ex H. F. Chow.〕鼠李科枣属植物，是枣的变种。落叶灌木或小乔木，高1～3m。老枝褐色，幼枝绿色；枝上有两种刺，一为针形刺，一为反曲刺。叶互生，叶柄极短；托叶细长，针状；叶片椭圆形至卵状披针形，边缘有细锯齿，主脉3条。花2～3朵簇生叶腋，小形，黄绿色；萼片5，卵状三角形；花瓣小，5片，与萼互生。雄蕊5，与花瓣对生，比花瓣稍长；花盘10浅裂，子房椭圆形，2室，埋于花盘中。核果近球形，熟时暗红色，有酸味。花期4～5月。果期9～10月。

【性味归经】味甘，性平。入心，肝经。

【功效】具有补肝、宁心、敛汗、生津的功效。主治虚烦不眠，惊悸多梦，体虚多汗，津虚口渴等症。有镇定安神之功效补肝胆，宁心敛汗的作用。

【地理分布】生长于阳坡或干燥瘠土处，常形成灌木丛。分布于辽宁、内蒙古、河北、河南、山东、山西、陕西、甘肃、安徽、江苏等地。主产区位于太行山一带，以河北南部的邢台为主，素有"邢台酸枣甲天下"之美誉，是中国最大的酸枣产业基地。

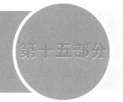

第十五部分　平肝息风类

一、平抑肝阳药

242. 罗布麻叶

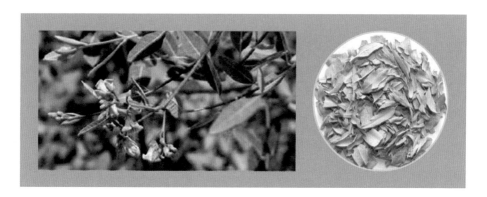

【别名】 红柳子、羊肚拉角、野麻、红麻、茶叶花、泽漆麻。

【药源】 罗布麻的干燥叶。夏季采收，除去杂质，干燥。

【植物识别】 罗布麻〔学名：*A. venetum* L.〕是夹竹桃科罗布麻属植物，半灌木，高1.0～1.5m，有乳汁，无毛。枝紫红色或淡红色。叶对生，椭圆状披针形至长圆形，边缘有不明显的细锯齿。聚伞花序顶生，花萼5深裂，被短毛；花冠粉红色、浅紫红色，钟形，先端5裂，两面具颗粒状突起，副花冠5，雄蕊5。骨突果叉生。种子顶端簇生白色细长毛。花期6～8月，果期9～10月。

【性味归经】 味甘苦，性凉，有小毒。归肝经。

【功效】 具有平肝安神，清热利水的功效。用于肝阳眩晕，心悸失眠，浮肿尿少；高血压病，神经衰弱，肾炎浮肿。

【地理分布】 生长于河岸、山沟、山坡的砂质地。分布于辽宁、新疆、陕西、吉林、山西、山东、内蒙古、河北、甘肃、河南、江苏及安徽北部等地。

243. 蒺藜

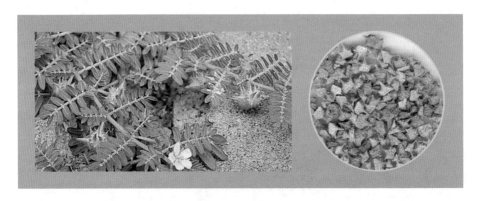

【别名】 硬蒺藜、野菱角、旁通、刺蒺藜、狗娃刺、血见愁、茨、三角蒺藜。

【药源】 蒺藜的干燥成熟果实。秋季果实成熟时采割植株，晒干，打下果实，除去杂质。

【植物识别】 蒺藜〔学名：*Tribulus terrestris* L.〕是蒺藜科蒺藜属植物，一年生匍匐草本，茎平卧，无毛，被长柔毛或长硬毛，多分枝。偶数羽状复叶，互生或对生；小叶5~7对，长椭圆形，基部常偏斜，有托叶。花单生于叶腋，萼片5，花瓣5，黄色，早落；雄蕊10，5长5短；子房上位，5室，柱头5裂。果有分果瓣5，硬，长4~6mm，无毛或被毛，中部边缘有锐刺2枚，下部常有小锐刺2枚，其余部位常有小瘤体。花期6~7月，果实8~9月。

【性味归经】 味辛、苦，性微温，有小毒。归肝经。

【功效】 具有平肝解郁，活血祛风，明目，止痒的功效。用于头痛眩晕，胸胁胀痛，乳闭乳痈，目赤翳障，风疹瘙痒。

【地理分布】 全球温带都有。 生于田野、路旁及河边草丛。各地均产，主产于河南、山东、安徽、江苏、河北、四川、山西、陕西。

二、 息风止痉药

244. 天麻

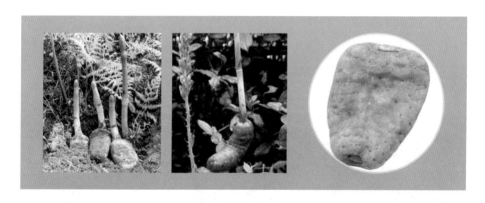

【别名】 神草、木浦、合离草、定风草、明天麻、赤箭、鬼督邮、独摇芝、离母、白龙皮。

【药源】 中药天麻为天麻的干燥块茎。立冬后至次年清明前采挖，冬季茎枯时采挖者名"冬麻"，质量优良；春季发芽时采挖者名"春麻"，质量较差。采挖后，立即洗净，蒸透，敞开低温干燥。

【植物识别】 天麻〔学名：*Gastrodia elata* Bl.〕是兰科天麻属腐生植物。多年生腐生草本，高60～100cm。全株不含叶绿素。块茎肥厚，肉质长圆形，椭圆形至近哑铃形，肉质，有不甚明显的环节。地上茎直立，橙黄色、黄色、灰棕色或蓝绿色，叶呈鳞片状，膜质，无叶绿素，长1～2cm。总状花序顶生，花苞片长圆状披针形，花扭转，橙黄、淡黄、蓝绿或黄白色，萼片和花瓣合生成，萼片离生卵状三角形，蒴果倒卵状椭圆形，种子多而细小，呈粉尘状。5~7月开花结果，果期7~8月。

【性味归经】味甘，性平。归肝经。

【功效】具有息风止痉，平抑肝阳，祛风通络的功效。主治肝风内动，惊痫抽搐，眩晕，头痛，肢体麻木，手足不遂，风湿痹痛等。

【地理分布】主产于贵州、陕西、四川、云南、湖北等地。此外，东北、华北等地亦产。以云南昭通市所产质量较好，销全国，并出口。生于海拔1200~1800m的林下阴湿、腐殖质较厚的地方。

245. 钩藤

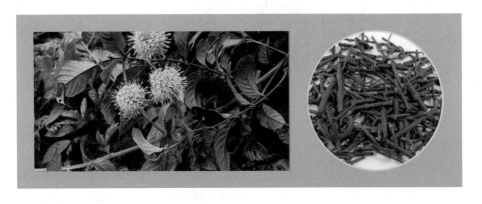

【别名】金钩草、鹰爪风、吊风根、双钩藤、倒挂刺。

【药源】钩藤的干燥带钩茎枝。秋、冬二季采收，去叶，切段，晒干。

【植物识别】钩藤〔学名：*Uncaria rhynchophylla*（Miq.）Miq. ex Havil.〕是茜草科、钩藤属植物，常绿藤本，攀援状灌木，高达3m。茎枝方柱形纤细无毛，叶纸质呈椭圆形。钩近于叶腋生，长约1.5cm。叶对生，叶片卵形或卵状椭圆形，全缘，两面均无毛；叶柄长约1cm；托叶膜质，圆形，全缘。头状花序直径约4cm，花序柄长5~8cm，无毛；花萼管状，先端5裂，裂片长椭圆形或卵形，密被灰色小粗毛；花冠管状，先端5裂，裂片近圆形。蒴果棒状，被紧贴的长柔毛。种子细小，两端有翅。花期6~7月。果期10~11月。

【性味归经】 味甘，性凉。归肝、心包经。

【功效】 具有清热平肝，息风定惊的功效。用于头痛眩晕，感冒夹惊，惊痫抽搐，妊娠子痫，高血压。

【地理分布】 生于山谷疏林中。分布于湖北、四川、湖南、广西、贵州、云南等地。

第十六部分　　开窍药

246. 苏合香

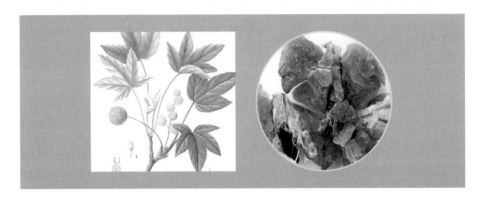

【别名】苏合香油、苏合油、帝膏、帝油流。

【药源】苏合香树的树干渗出的香树脂，经加工精制而成（初夏将树皮割裂，深达木部，使分泌香脂，浸润皮部。至秋季剥下树皮，榨取香脂；残渣加水煮后再榨，除去杂质和水分，即为苏合香的初制品。如再将此种初制品溶解于乙醇中，过滤，蒸去乙醇，则成精制苏合香）。

【植物识别】苏合香树〔学名：*Liquidambar orientalis* Mill.〕为金缕梅科枫香属植物，乔木，高10～15m。叶互生，具长柄，托叶小，早落；叶片掌状5裂，边缘有锯齿。花小，单性，雌雄同株，多数成圆头状花序，黄绿色。雄花的花序成总状排列，雄花无花被，仅有苞片；雄蕊多数，花药矩圆形。雌花的花序单生，花柄下垂；花被细小，雄蕊退化，雌蕊多数，基部愈合，子房半下位，2室。果序圆球状，直径约2.5cm，聚生多数蒴果，有宿存刺状花柱;蒴果先端喙状，成熟时顶端开裂。种子1或2枚，狭长圆形，扁平，顶端有翅。花期6～8月，果期8～10月。

【性味归经】 味辛，性温。归心、脾经。

【功效】 具有开窍、辟秽、止痛的功效。用于中风痰厥，猝然昏倒，胸腹冷痛，惊痫。

【地理分布】 喜生于湿润肥沃的土壤。原产于小亚细亚南部，主产于土耳其西南部。现我国广西等南方地区有少量引种栽培。

247. 石菖蒲

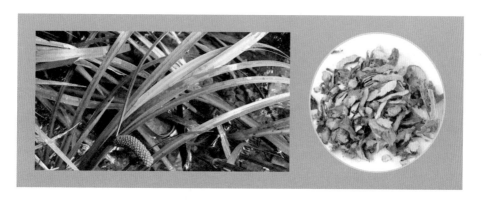

【别名】 石蜈蚣、粉菖、剑草、野韭菜、木蜡、阳春雪、昌阳、山菖蒲、尧时薤、望见消、苦菖蒲、剑叶、香菖蒲、昌本、菖蒲、尧韭、水剑草、溪菖、水蜈蚣、香草。

【药源】 中药石菖蒲为石菖蒲的干燥根茎。秋、冬二季采挖，除去须根及泥沙，晒干。

【植物识别】 石菖蒲〔学名：*Acorus tatarinowii.*〕，属天南星科、菖蒲属禾草状植物，多年生草本，其根茎具气味。根茎横卧，直径5～8mm，外皮黄褐色。根生叶剑状线形，先端渐尖，暗绿色，有光泽，叶脉平行，无中脉。肉穗花序自佛焰苞中部旁侧裸露而出，无梗，斜上或稍直立，佛焰苞叶状；花两性，淡黄绿色，密生；花被6，倒卵形，雄蕊6，稍长于花被，花药黄色；子房长椭圆形。浆果肉质，倒卵形，长宽均约2mm。花期6~7月，果期8月。

【性味归经】 味辛、苦，性微温。归心经、胃经。

【功效】 具有开窍、豁痰、理气、活血、散风、去湿的功效。属开窍药。用于脘痞不饥，噤口下痢，神昏癫痫，健忘耳聋。

【地理分布】 生长于山涧泉流附近或泉流的水石间。分布于长江流域及其以南各地。主产四川、浙江、江苏等地。

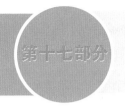

第十七部分 补虚类

一、补气药

248. 人参

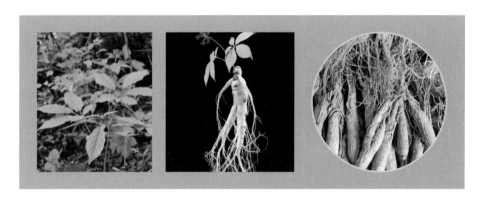

【别名】 东洋参、红参、野山人参、生晒参、掐皮参、移山参、边条红参、白参、白糖参、全须白人参、黄参、血参、孩儿参、海腴、野参、吉林参、鸡林参、吉林人参、百尺杵、金井玉阑、移山人参、野山参、山参、朝鲜参、高丽参、别直参、白杆参、棒槌、人衔、神草、鬼盖、土精、地精、白干参、辽东参、力参、皱面还丹。

【药源】 人参的干燥根。多于秋季采挖,洗净。园参经晒干或烘干,称"生晒参"。山参经晒干,称"生晒山参";经水烫,浸糖后干燥,称"白糖参";蒸熟后晒干或烘干,称"红参"。

【植物识别】人参〔学名：*Panax ginseng* C. A. Mey.〕为五加科人参属植物，多年生宿根草本，高30～60cm。主根肥厚，肉质，黄白色，圆柱形或纺锤形，下面稍有分枝；根状茎（芦头）短，圆柱形，不分枝，直立。一年生植株茎顶只有一叶，叶具三小叶，俗名"三花"；二年生茎仍只一叶，但具5小叶，叫"巴掌"；三年生者具有二个对生的5小叶的复叶，叫"二甲子"；四年生者增至3个轮生复叶，叫"灯台子"；五年生者增至4个轮生复叶，叫"四匹叶"；六年生者茎顶有5个轮生复叶，叫"五匹叶"。夏季开花，伞形花序单一顶生叶丛中，萼钟形，与子房愈合，裂片5，绿色；花瓣5，卵形，全缘，淡黄绿色；雄蕊5；雌蕊1，子房下位，2室。浆果扁圆形，成熟时鲜红色，内有两粒半圆形种子，果熟期10月。

人参野生者称为"野山参"，栽培者称"园参"。野山参根状茎上部四面密生芦碗，根状茎下部具有较长园芦；主根上端有细而深的密螺旋纹，中部及下部一般无纹；须根稀疏而长，不易折断，其上有明显疣状突起。园参根状茎一面或两面生芦碗，无园芦；主根上端有粗横纹，不呈螺旋状，有时全体皆可见横纹。须根如扫帚状，较短而脆，其上有不很明显的疣状突起。

【性味归经】味甘、微苦，性温、平。归脾、肺经、心经。

【功效】具补气，固脱，生津，安神，益智的功效。用于体虚欲脱，肢冷脉微，脾虚食少，肺虚喘咳，津伤口渴，内热消渴，久病虚羸，惊悸失眠，心力衰竭，心源性休克。

【地理分布】生于山坡密林中，分布于我国东北诸省，是闻名遐迩的"东北三宝"之一。辽宁和吉林有大量栽培，近年来河北、山西、陕西、甘肃、宁夏、湖北等省区也有种植。

249. 西洋参

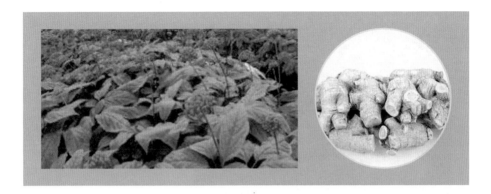

【别名】 花旗参、洋参、西洋人参、西参。

【药源】 西洋参的干燥根。均系栽培品，选取生长3～6年的根，于秋季挖采，除去分枝、须尾，晒干。喷水湿润，撞去外皮，再用硫磺熏之，晒干后，其色白起粉者，称为"粉光西洋参"。挖起后即连皮晒干或烘干者，为"原皮西洋参"。

【植物识别】 西洋参〔学名：*Panax quinquefolius.*〕是五加科人参属植物，别名花旗参。为多年生草木，全体无毛。根肉质，纺锤形，有时呈分歧状。根茎短。茎圆柱形，长约25cm，有纵条纹，或略具棱。掌状5出复叶，通常3～4枚，轮生于茎端；叶柄长5～7cm，小叶片膜质，广卵形至倒卵形；小叶柄长约1.5cm，最下二小叶柄较短或近于无柄。总花梗由茎端叶柄中央抽出，伞形花序，花多数，花梗细短，基部有卵形小苞片1枚；萼绿色，钟状，先端5齿裂；花瓣5，绿白色，矩圆形；雄蕊5，雌蕊1，子房下位；花盘肉质环状。浆果扁圆形，成对状，熟时鲜红色，果柄伸长。花期7月。果熟期9月。

【性味归经】 性凉、味甘、微苦。归心、肺、肾经。

【功效】 具补气养阴，清热生津的功效。用于气虚阴亏，内热，咳喘痰血，虚热烦倦，消渴，口燥咽干。

【地理分布】 生于山坡密林中，原产北美主产美国、加拿大。我国东北及北京、西安、江西等地有栽培。

250. 党参

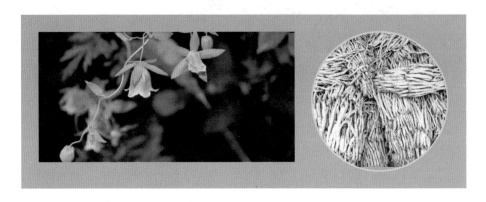

【别名】 上党参、狮头参、条党、单枝党、板桥党、防党参、中灵草、黄参。

【药源】 党参的干燥根。秋季采挖，洗净，晒干（党参药材由于产地不同，有西党、东党、潞党等三种）。

【植物识别】 党参〔学名：*Codonopsis pilosula*（Franch.） Nannf.〕桔梗科党参属植物，多年生草本，有乳汁。茎基具多数瘤状茎痕，根常肥大呈纺锤状或纺锤状圆柱形，茎缠绕，叶在主茎及侧枝上的互生，叶柄有疏短刺毛，叶片卵形或狭卵形，边缘具波状钝锯齿，上面绿色，被粗伏毛，下面灰绿色，密被疏柔毛。花单生于枝端，与叶柄互生或近于对生，不育或先端着花，花萼绿色，具5裂片；花冠上位，黄绿色或黄白色，阔钟状，裂片正三角形。蒴果圆锥形，3室，有宿存花萼。种子多数，卵形，褐色有光泽。花期7~8月，果期9~10月。

【性味归经】 味甘，性平。归脾、肺经。

【功效】 有补中益气、止渴、健脾益肺，养血生津。用于脾肺气虚，食少倦怠，咳嗽虚喘，气血不足，面色萎黄，心悸气短，津伤口渴，内热消渴，懒言短气，四肢无力，气虚、气津两虚，气血双亏以及血虚萎黄等症。

【地理分布】 生于山地灌木丛中及林缘，分布于东北及河北、河南、山西、陕西、甘肃、内蒙古、青海等地。

251. 太子参

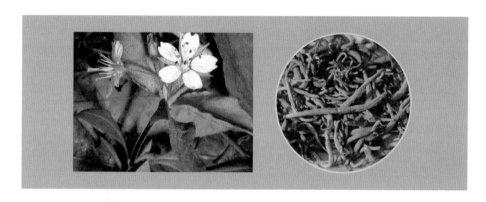

【别名】 四叶参、孩儿参、双批七、童参、米参。

【药源】 孩儿参的干燥块根。夏季茎叶大部分枯萎时采挖，洗净，除去须根，置沸水中略烫后晒干或直接晒干。

【植物识别】 孩儿参〔学名：*Pseudostellaria heterophylla* （Miq.）Pax ex Pax et Hoffm.〕为石竹科孩儿参属植物，多年生草本，高15～20cm。地下有肉质直生纺锤形块根，四周疏生须根。茎单一，下部带紫色，近方形，上部绿色，圆柱形，有明显膨大的节，光滑无毛。单叶对生，茎下部的叶最小，倒披针形；茎顶的叶最大，通常两对密接成4叶轮生状，长卵形或卵状披针形。近地面的花小，为闭锁花，萼片4，背面紫色，边缘白色而呈薄膜质，无花瓣；茎顶上的花较大而开放，有短柔毛，花时直立，花后下垂；萼片5，披针形，绿色；花瓣5，白色。蒴果近球形，种子褐色，扁圆形或长圆状肾形，有疣状突起。花期4月，果期5～6月。

【性味归经】 味甘、微苦，性平。归脾、肺经。

【功效】 具益气健脾，生津润肺的功效。用于脾虚体倦，食欲不振，病后虚弱，气阴不足，自汗口渴，肺燥干咳。

【地理分布】 生于山坡林下和岩石缝中。分布于东北、华北、西北、华东及湖北、湖南等地。

252. 黄耆（芪）

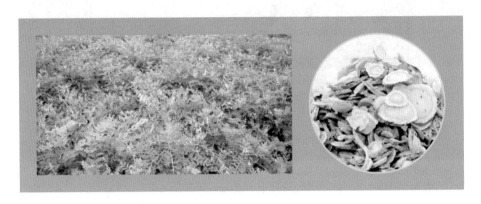

【别名】 黑皮芪、箭黄芪、内蒙古黄芪、膜荚黄芪、独椹、蜀脂、王孙、戴芪、戴糁、东北黄芪、黄蓍、黄耆、箭芪、棉芪、独根、二人抬、绵芪、绵黄芪、棉黄芪、戴椹、百本、百药棉、百药绵、土山爆张根、红蓝芪、白皮芪、内蒙黄芪、冲正芪、武川芪、炮台芪、大有芪、蒙芪、元芪、浑源芪。

【药源】 黄芪的根。野生黄芪春秋两季均可采挖，除净泥土及须根，切去根头，晒至七八成干，按粗细、长短不同分级。栽培黄芪应3年以后采收。

【植物识别】 黄耆〔学名：*Astragalus propinquus* Schischkin.〕是豆科黄耆属植物。多年生草本，株高50～80cm。主根深长，棒状，稍带木质，浅棕黄色。茎直立，上部多分枝。奇数羽状复叶互生，小叶6～13对，小叶片椭圆形或长卵圆形，先端钝尖，截形或具短尖头，全缘，下面被白色长柔毛；托叶披针形或三角形。总状花序腋生，小花梗被黑色硬毛；花萼钟形，萼齿5；花冠蝶形，淡黄色，雄蕊10，子房被疏柔毛。荚果膜质膨胀，半卵圆形，被黑色短毛；种子5～6枚，肾形，黑色。花期5~6月，果期7~8月。

【性味归经】 味甘，性微温。归脾、肺经。

【功效】 具补气固表、利尿、强心、降压、抗菌、托毒、排脓、生肌、加强毛细血管抵抗力、止汗和类性激素的功效。治表虚自汗、气虚内伤、脾虚泄泻、浮肿及痈疽等。

【地理分布】 生于林缘、灌丛或疏林下，亦见于山坡草地或草甸中。黄芪属约有2000种，除大洋洲外，全世界亚热带和温带地区均有，但主要产于北温带。我国产270余种，产于我国华北、东北、内蒙古和西北，主产于山西、黑龙江、辽宁、河北等省，四川也有分布。由于长期大量采挖，近几年来野生黄芪的数量急剧减少，有趋于绝灭的危险。为此确定该植物为渐危种，国家三级保护植物。现各地广为栽培。

253. 山药

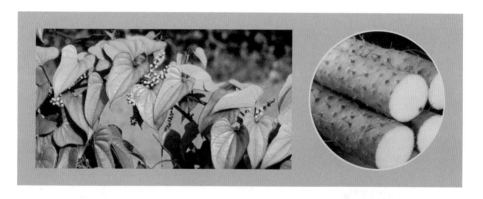

【别名】 淮山药、土薯、麻山药、怀山药、山薯、药蛋、三角、玉延。

【药源】 山药为薯蓣的干燥根茎。11~12月采挖，切去根头，洗净泥土，用竹刀刮去外皮，晒干或烘干，即为毛山药。选择粗大的毛山药，用清水浸匀，再加微热，并用棉被盖好，保持湿润闷透，然后放在木板上搓揉成圆柱状，将两头切齐，晒干打光，即为光山药。

【植物识别】 薯蓣〔学名：*Dioscorea oppositifolia* L.〕别名土薯、山薯、玉延、山芋，是薯蓣科、薯蓣属植物，缠绕草质藤本。地下块茎长圆柱形，垂直生长，长可达1m，新鲜时断面白色，富黏性，干后白色粉质。地上茎通常带紫红色，右旋，无毛。单叶，在茎下部的互生，中部以上的对生，很少3叶轮生；叶片变异大，卵状三角形至宽卵状戟形。叶腋内常有珠芽（零余子）。雌雄异株，雄花序为穗状花序，2~8个着生于叶腋，偶而呈圆锥状排列；苞片和花被片有紫褐色斑点，雄花的外轮花瓣片宽卵形，内轮卵形，雄蕊6；雌花序为穗状花序，1~3个着生于叶腋。蒴果不反折，三棱状扁圆形或三棱状圆形，外面有白粉。种子着生于每室中轴中部，四周有膜质翅。花期6~9月，果期7~11月。

【性味归经】 味甘，性温、平，无毒。归肺、脾、肾经。

【功效】 具有健脾，补肺，固肾，益精的功效。治脾虚泄泻，久痢，虚劳咳嗽，消渴，遗精、带下，小便频繁。

【地理分布】 生长于山坡、山谷林下，溪边、路旁的灌丛中或杂草中。分布于华北、西北、华东和华中地区。主产于河南、浙江、四川、江西、河北、陕西、湖南、江苏、贵州、广西、广东等地亦产。

254. 甘草

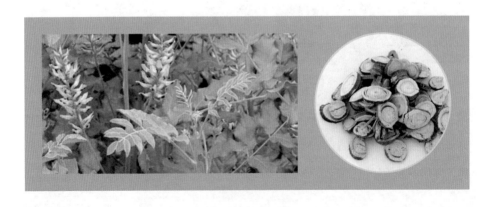

【别名】 红甘草、甜草根、粉甘草、粉草。

【药源】 甘草的根和根状茎。野生品秋季采挖，栽培品于播种3~4年后，秋季采挖，除去茎基、枝叉、须根等，截成适当长短的段，晒至半干，打成小捆，再晒至全干。也有将外面栓皮削去者，称为"粉草"。

【植物识别】 甘草〔学名：*Glycyrrhiza uralensis* Fisch.〕是豆科甘草属植物，多年生草本，高30~100cm。根粗壮，呈圆柱形，味甜，外皮红棕色或暗棕色。茎直立，基部带木质，被白色短毛和刺毛状腺体。单数羽状复叶互生，小叶7~17片，卵状椭圆形，两面被腺体及短毛。夏日叶腋抽出总状花序，花密集；花萼钟状，被短毛和刺毛状腺体；蝶形花冠淡红紫色，二体雄蕊。荚果条状长圆形，常密集，密被棕色刺毛状腺体；种子2~8粒，扁圆形或稍肾形。花期6~7月。果期7~9月。

【性味归经】 性平，味甘。归心经、胃经、脾经、肺经。

【功效】 具有补脾益气，清热解毒，祛痰止咳，缓急止痛，调和诸药的功效。用于脾胃虚弱，倦怠乏力，心悸气短，咳嗽痰多，脘腹、四肢挛急疼痛，痈肿疮毒，缓解药物毒性、烈性。

【地理分布】 生于干燥草原及向阳山坡。分布于东北、华北及陕西、青海、新疆、甘肃、山东等地区。

255. 刺五加

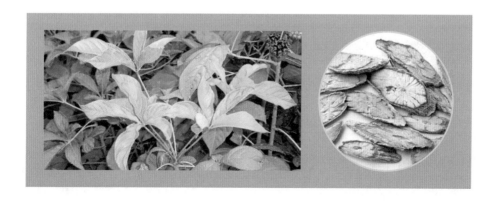

【别名】 五加参、俄国参、刺拐棒、坎拐棒子、一百针、老虎潦、西伯利亚人参。

【药源】 刺五加的干燥、根及根茎或茎。春、秋二季采收，洗净，干燥。

【植物识别】 刺五加〔学名：*Acanthopanax senticosus*（Rupr. Maxim.）Harms.〕为五加科五加属植物，落叶灌木，高达2m。茎通常密生细长倒刺。掌状复叶，互生，有细刺或无刺；小叶5，被褐色毛；叶片椭圆状倒卵形至长圆形，上面暗绿以，下面淡绿以，沿脉上密生淡褐色毛，边缘具重锯齿或锯齿。伞形花序顶生，单个或2~4聚一成稀疏的圆锥花序，总花梗长达8cm；萼筒绿色，与子房合生，萼齿5；花瓣5，卵形，黄色带紫；雄蕊5；子房5室。核果浆果状，紫黑色，近球形，花柱宿存。种子4~6，扁平，新月形。花期6~7月，果期7~9月。

【性味归经】 味辛、苦，性温。入肺、肾经。

【功效】 具有补肾强腰、益气安神、活血通络的功效。主肾虚体弱，腰膝酸软，小儿行迟，脾虚乏力，气虚浮肿，食欲不振，失眠多梦，健忘，胸痹疼痛，风寒湿痹，跌打肿痛

【地理分布】 生于海拔500~2000m的落叶阔叶林、针阔混交林的林下或林缘。分布于东北及河北、山西等地。

256. 绞股蓝

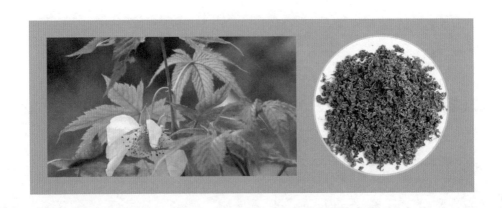

【别名】 落地生、七叶胆、小苦药、公罗锅底、遍地生根。

【药源】 绞股蓝以根状茎入药。秋季采集，洗净晒干。

【植物识别】 绞股蓝〔学名：*Gynostemma pentaphyllum*（Thunb.） Makino.〕葫芦科绞股蓝属草质攀援植物。茎细弱，具分枝，具纵棱及槽，无毛或疏被短柔毛，卷须常2裂或不分裂。叶鸟足状，常有5～7小叶组成，小叶片长椭圆状披针形至卵形，有小叶柄，中间小叶片，边缘有锯齿，背面或沿两面叶脉有短刚毛或近无毛。圆锥花序，花小，花萼裂片三角形，长约0.5mm；花冠裂片披针形，长约2mm。果球形，成熟时黑色。花期7～8月，果期9～10月。

【性味归经】 味微甘，性凉。归肺、脾、肾经。

【功效】 具有益气健脾，化痰止咳，清热解毒功效。主治体虚乏力，虚劳失精，白细胞减少症，高脂血症，病毒性肝炎，慢性胃肠炎，慢性气管炎。

【地理分布】 生于山间阴湿处。产于安徽、广东、浙江、江西、福建、贵州。现各地多有栽培。

257. 红景天

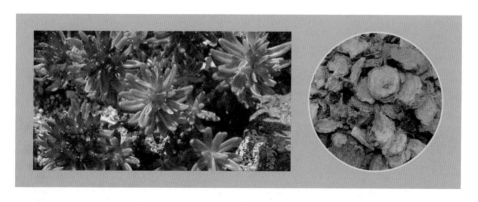

【别名】 宽瓣红景天、扫罗玛尔布、宽叶红景天。

【药源】 红景天的干燥根茎。野生或栽培,秋季采挖,洗净,晒干,切段。

【植物识别】 红景天〔学名:*Rhodiola rosea* L.〕是景天科红景天属植物,多年生草本。根粗壮,直立。根茎短,先端被鳞片。花茎高20~30cm。叶疏生,长圆形至椭圆状倒披针形或长圆状宽卵形。花序伞房状,密集多花;雌雄异株,萼片4,披针状线形,花瓣4,黄绿色,线状倒披针形或长圆形。雄蕊8,较花瓣长;雌花中心皮4,花柱外弯。蓇葖果披针形或线状披针形,直立;种子披针形,一侧有狭翅。花期4~6月,果期7~9月。

【性味归经】 性寒,味甘、涩。归肺经。

【功效】 具有补气清肺、收涩止血、益智养心、散瘀消肿的功效。主治气虚体弱、病后畏寒、气短乏力、肺热咳嗽、咯血、白带腹泻、跌打损伤等。

【地理分布】 生长在海拔1800~2500m高寒无污染地带的山坡林下或草坡上珍稀野生植物,大多分布在北半球的高寒地带。分布于黑龙江、吉林、西藏及云南西北部、宁夏、甘肃、青海、四川、西藏等地。

258. 沙棘

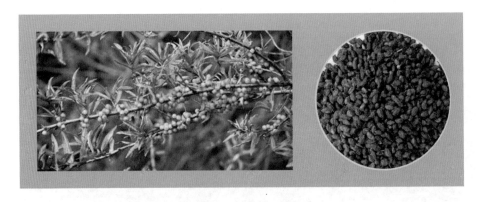

【别名】 黄酸刺、酸柳柳、酸刺子、黑刺、醋柳果、大尔卜兴、其察日嘎纳、沙枣、醋柳、酸刺、酸刺刺。

【药源】 沙棘的干燥成熟果实。秋、冬二季果实成熟或冻硬时采收，除去杂质，干燥或蒸后干燥。

【植物识别】 沙棘〔学名：*Hippophae rhamnoides* Linn.〕为胡颓子科沙棘属植物，落叶灌木或乔木，高5～10m，具粗壮棘刺。枝幼时密被褐锈色鳞片。叶互生，线性或线状披针形，两端钝尖，下面密被淡白色鳞片；叶柄极短。花先叶开放，雌雄异株；短总状花序腋生于头年枝上；花小，淡黄色，雄花花被2裂，雄蕊4；雌花花被筒囊状，顶端2裂。果为肉质花被筒包围，近球形，橙黄色。花期3～4月，果期9～10月。

【性味归经】 性温，味酸、涩。归脾、胃、肺、心经。

【功效】 止咳祛痰，消食化滞，活血散瘀。用于咳嗽痰多，消化不良，食积腹痛，瘀血经闭，跌扑瘀肿。

【地理分布】 产于河北、甘肃、内蒙古、青海、山西、陕西、四川西部。常生于海拔800～3000m温带地区向阳的山崎、谷地、干涸河床地或山坡，多砾石或沙质土壤或黄土上。

259. 大枣

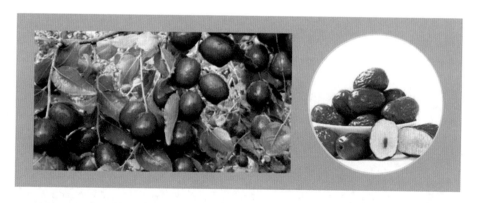

【别名】 良枣、干枣、枣、美枣、红枣。

【药源】 枣的成熟果实。秋季果实成熟时采收，晒干。

【植物识别】 枣〔学名：*Ziziphus jujuba* Mill.〕别称枣子，大枣、刺枣，贯枣。鼠李科枣属植物，落叶小乔木，稀灌木，高可达10m。枝平滑无毛，具成对的针刺，直伸或钩曲，幼枝纤弱而簇生，颇似羽状复叶。单叶互生，卵圆形至卵状披针形，少有卵形，长2~6cm，3主脉自基部发出，侧脉明显。花小形，成短聚伞花序，丛生于叶腋，黄绿色；萼5裂，绿色，上部呈花瓣状，下部连成筒状；花瓣5，雄蕊5，与花瓣对生；子房2室，花柱突出于花盘中央。核果卵形至长圆形，熟时深红色，中果皮肉质、厚、味甜。种子扁椭圆形。花期4~5月，果期7~9月。

【性味归经】 味甘，性温。归脾、胃经。

【功效】 具补益脾胃、滋养阴血、养心安神，和药性的功效。主治脾虚脏躁，失眠症。

【地理分布】 生于海拔1700m以下的山区、丘陵或平原，主产于河南、山东，以山东产量最大。此外，河北、山西、四川、贵州等地亦产。全国各地广为栽培，栽培品种甚多。

二、 补阳药

260. 肉苁蓉

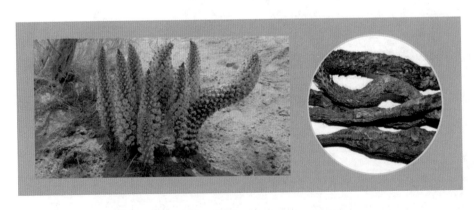

【别名】 苁蓉、寸芸、疆芸、查干告亚（蒙语）。

【药源】 肉苁蓉的干燥带鳞叶的肉质茎。多于春季苗未出土或刚出土时采挖，除去花序，切段，晒干。素有"沙漠人参"之美誉，具有极高的药用价值，是中国传统的名贵中药材。

【植物识别】 肉苁蓉〔学名：*Cistanche deserticola* Ma.〕，别名寸芸、苁蓉、查干告亚（蒙语）。列当科肉苁蓉属植物，寄生在沙漠树木梭梭根部的寄生植物，从梭梭寄主中吸取养分及水分，高15~40cm。茎肉质肥厚，圆柱形，黄色，不分枝或有时从基部分2~3枝。被多数肉质鳞片状叶，黄色至褐黄色，覆瓦状排列，在茎下部者较短且排列较紧密，上部者较长，排列较疏松。穗状花序圆柱形，花多数而密集；花萼钟形，淡黄色或白色；花冠管状钟形，5浅裂，裂片近圆形，紫色，管部白色；雄蕊4，子房上位，花柱细长。蒴果椭圆形，2裂。种子多数。花期5~6月。果期6~7月。

【性味归经】 味甘、咸，性温。归肾，大肠经。

【功效】 具有补肾阳，益精血，润肠道，抗衰老，调整内分泌，促进代谢，增强免疫系统的功能。主肾阳虚衰，精血不足之阳痿，遗精，白浊，尿频余沥，腰痛脚弱，耳鸣目花，宫寒不孕，肠燥便秘。

【地理分布】 生于盐碱地、干河沟沙地、戈壁滩一带。寄生在红沙、盐爪爪、着叶盐爪、珍珠、西伯利亚白刺等植物的根上。分布于内蒙古、陕西、甘肃、宁夏、新疆等地（属濒危物种）。

261. 锁阳

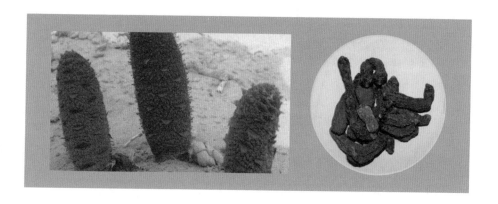

【别名】 地毛球、锈铁棒、锁燕、锁严子、锈铁锤、锁阳、不老药、羊锁不拉、黄骨狼、耶尔买他格（维族名）、乌兰—告亚（蒙族名）、雪央。

【药源】 锁阳的干燥肉质茎。春季采挖，除去花序，切段，晒干。

【植物识别】 锁阳〔学名：*Cynomorium songaricum* Rupr.〕锁阳科锁阳属植物，多年生肉质寄生草本，无叶绿素，全株红棕色，大部分埋于沙中。寄生根上着生大小不等的锁阳芽体，初近球形，后变椭圆形或长柱形，具多数须根与脱落的鳞片叶。地下茎粗短，具有多数瘤突吸收根。茎圆柱状，直立、棕褐色，埋于沙中的茎具有细小须根，茎基部略增粗或膨大。茎上着生螺旋状排列脱落性鳞片叶，向上渐疏。穗状花序顶生，花杂性，暗紫色，有香气，雄花有2种。果为小坚果状，近球形或椭圆形，果皮白色，顶端有宿存浅黄色花柱。种子近球形，深红色，种皮坚硬而厚。花期5~7月，果期6~7月。

【性味归经】 性温，味甘。归脾经、肾经、大肠经。

【功效】 具有补肾阳，益精血，润肠通便的功效。用于腰膝痿软，阳痿滑精，肠燥便秘。

【地理分布】 生长于干燥多沙地带，多寄生于白刺的根上。分布于新疆、甘肃、青海、内蒙古、宁夏等地。主产新疆、甘肃、内蒙古。此外，宁夏、青海等地亦产。

262. 益智仁

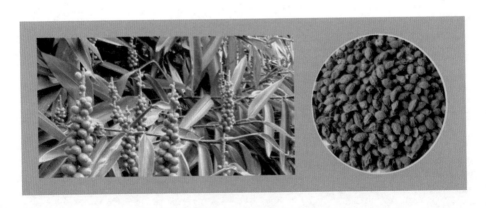

【别名】 益智子、摘芳子。

【药源】 益智的干燥成熟果实。当果实呈浅褐色、果皮茸毛脱落、果肉带甜、种子辛辣时，选晴天将果穗剪下，除去果柄，晒干或烘干。

【植物识别】 益智〔拉丁学名：*Alpinia oxyphylla* Miq.〕是姜科山姜属植物，多年生草本，株高1～3m。茎丛生，根茎短。叶片披针形，边缘具脱落性小刚毛；叶柄短，叶舌膜质，2裂，被淡棕色疏柔毛。总状花序在花蕾时全部包藏于一帽状总苞片中，花时整个脱落，花序轴被极短的柔毛；花萼筒状，花冠白色，外被疏柔毛；唇瓣倒卵形，粉白色而具红色脉纹，蒴果鲜时球形，干时纺锤形，种子不规则扁圆形，被淡黄色假种皮。花期3～5月，果期，4～9月。

【性味归经】 味辛，性温。入脾、肾经。

【功效】 具有温脾止泻摄涎，暖肾缩尿固精之功效。常用于脾胃虚寒，呕吐，泄泻，腹中冷痛，口多唾涎，肾虚遗尿，尿频，遗精，白浊。

【地理分布】 生于林下阴湿处。分布于广东和海南，福建、广西、云南亦有栽培。

263.补骨脂

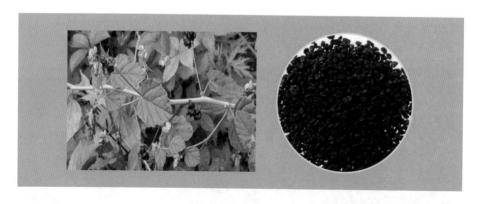

【别名】 胡故子、和兰苋、胡韭子、补骨鸱、破故纸、婆固脂、黑故子、吉

固子。

【药源】 补骨脂的干燥成熟果实。秋季果实成熟时采收果序，晒干，搓出果实，除去杂质。

【植物识别】 补骨脂〔学名：*Psoralea corylifolia* Linn.〕是豆科补骨脂属植物，一年生草本，高40~90cm，全体被黄白色毛及黑褐色腺点。茎直立，枝坚硬，具纵棱。叶互生，枝端常侧生小叶1片；叶阔卵形或三角状卵形，边缘有粗阔齿，叶两面均有显着的黑色腺点；托叶成对，三角状披针形。花多数，密集成穗状的总状花序；萼钟状，基部连合成管状，先端5齿，被黑色腺点；花冠蝶形，淡紫色或黄色，旗瓣倒阔卵形，翼瓣阔线形，龙骨瓣长圆形；雄蕊10，雌蕊1，子房上位。荚果椭圆形，有宿存花萼，果皮黑色，与种子粘贴。种子1，气香。花期7~8月，果期9~10月。

【性味归经】 味苦、辛，性温。归肾、脾经。

【功效】 具温肾助阳，纳气，止泻的功效。用于阳痿遗精，遗尿尿频，腰膝冷痛，肾虚作喘，五更泄泻；外用治白癜风，斑秃。

【地理分布】 喜向阳、地势高燥、排水良好的缓坡地，常野生长于山坡、溪边、田边。分布于河南、安徽、广东、陕西、山西、江西、四川、云南、贵州等地。主产于四川、河南、陕西、安徽等地，栽培或野生均有。

264. 菟丝子

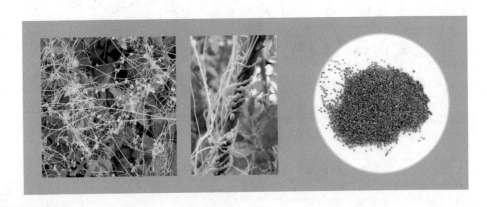

【别名】 龙须子、黄藤子、黄萝子、缠龙子、萝丝子、吐丝子、菟丝实、豆须子。

【药源】 菟丝子的干燥成熟种子。秋季果实成熟时采收植株，晒干，打下种子，除去杂质。

【植物识别】 菟丝子〔学名：*Cuscuta chinensis* Lam.〕旋花科菟丝子属植物，一年生寄生草本。茎缠绕，黄色，纤细，直径约1mm，多分枝，随处可生出寄生根，伸入寄主体内。叶稀少，鳞片状，三角状卵形。花两性，多数和簇生成小伞形或小团伞花序；苞片小，鳞片状；花萼杯状，花冠白色，壶形；雄蕊5，着生于花冠裂片弯缺微下处，花丝短，花药露于花冠裂片之外；雌蕊2，子房近球形，2室。蒴果近球形，种子2~4颗，黄或黄褐色卵形，表面粗糙。花期7~9月，果期8~10月。

【性味归经】 味甘，性温。归肾、肝、脾经。

【功效】 具滋补肝肾，固精缩尿，安胎，明目，止泻的功效。用于阳痿遗精，尿有余沥，遗尿尿频，腰膝酸软，目昏耳鸣，肾虚胎漏，胎动不安，脾肾虚泻；外治白癜风。

【地理分布】 分布于黑龙江、安徽、新疆、山东、河南、吉林、辽宁、陕西、宁夏、河北、山西、甘肃、内蒙古、江苏、浙江、福建、四川、云南、广东等地。生于田边、路边荒地、灌木丛中、山坡向阳处。

265. 韭菜子

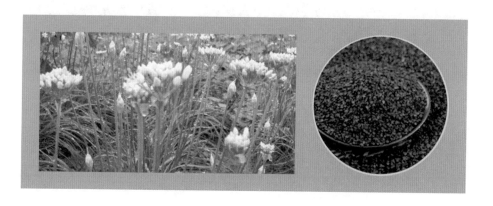

【别名】韭子、韭菜仁。

【药源】韭菜的干燥成熟种子。秋季果实成熟时采收果序，晒干，搓出种子，除去杂质。

【植物识别】韭菜〔学名：*A. tuberosum Rottl. ex Spreng.*〕是百合科葱属植物，多年生草本。具特殊强烈气味，根茎横卧，鳞茎狭圆锥形，簇生；鳞式外皮黄褐色，网状纤维质；叶基生，条形，扁平；伞形花序，顶生，花被基部稍合生，裂片6，白色，长圆状披针形；雄蕊6，子房三棱形。蒴果倒卵形，有三棱。种子6，黑色。花期7~8月，果期8~9月。

【性味归经】性温，味辛、甘。归肾经、肝经。

【功效】具有补肾气、养肝、固精等功效。临床主要适用于肝阳虚亏、肾阳不足所致阳痿、腰膝冷痛以及肾虚不固所致滑精、遗尿、尿频、带下等症。

【地理分布】生于田园，作为蔬菜在全国各地有栽培。

266. 葫芦巴

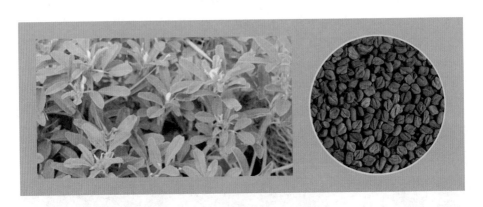

【别名】芸香草、苦草、苦豆、香草、胡巴、季豆、芦巴子、小木夏、葫芦巴、香豆子、苦朵菜、香苜蓿。

【药源】葫芦巴的干燥种子。果实成熟时割取全草，打下种子，晒干。

【植物识别】 葫芦巴〔学名：*Trigonella foenum-graecum* L.〕豆科葫芦巴属植物。一年生草本，高20~80cm，全株有香气。茎直立，多丛生，被疏毛。三出复叶互生；小叶长卵形或卵状披针形，两边均生疏柔毛；叶柄长，托叶与叶柄连合。花无梗，1~2朵腋生；花萼筒状；花冠蝶形，白色，后渐变淡黄色，基部微带紫色；雄蕊10，二体；子房线形，荚果细长，扁圆筒状，具网脉及柔毛，先端有长喙。种子10~20粒，棕色，有香气。花期4~6月，果期7~8月。

【性味归经】 性温，味苦。归肾经。

【功效】 具温肾，祛寒，止痛的功效。用于肾脏虚冷、小腹冷痛、小肠疝气、寒湿脚气。

【地理分布】 生于田间、路旁，主要为栽培。主产安徽、四川、河南。

267. 羊红膻

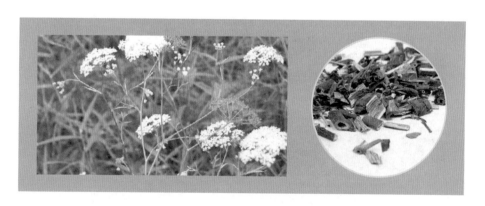

【别名】 羊洪膻（《陕北草药名》）、六月寒（《秦岭植物志》）。

【药源】 羊红膻的干燥根或全草。夏、秋季采收，除去泥土，洗净，晒干。

【植物识别】 羊红膻〔学名：*Pimpinella thellungiana* Wolff.〕为伞形科茴芹属植物，多年生草本，高30~80cm。根长圆锥形。茎直立，有细条纹，密被短柔毛，基部有残留的叶鞘纤维束，上部有少数分枝。基生叶和茎下部叶有柄，被短柔毛；

叶片轮廓卵状长圆形，1回羽状分裂，小羽片3～5对，卵形或卵状披针形，表面有稀疏的柔毛，背面和叶轴上密被柔毛；茎中部叶较基生叶小，叶片与基生叶相似，或为2回羽状分裂，末回裂片线形；茎上部叶较小。伞形花序，无总苞片和小总苞片；伞辐10～20，小伞形花序有花10～25；花瓣卵形或倒卵形，白色。果实长卵形，果棱线形，无毛。花果期6～9月。

【性味归经】 味甘、辛，性温。归肺、脾、胃经。

【功效】 温中散寒、温肾助阳，活血化瘀，健脾益气，养心安神，止咳祛痰。主治克山病，心悸，气短，咳嗽。

【地理分布】 分布于华北地区、中原、内蒙古及东北各地。生于海拔600m～1700m的山坡、林下、河边、灌丛中。

268. 淫羊藿

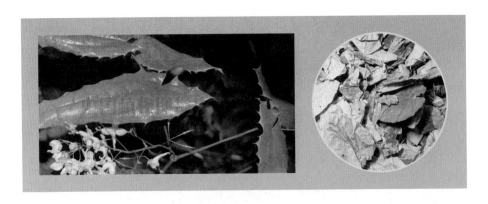

【别名】 羊角风、仙灵脾、牛角花、铁菱角、仙灵毗、铁打杵、放杖草、弃杖草、三枝九叶草、箭叶淫羊藿、铜丝草、肺经草、心叶淫羊藿、三叉骨、三角莲、三叉风、黄连祖、干鸡筋、千两金。

【药源】 淫羊藿等的干燥茎叶。夏、秋采收，割取茎叶，除去杂质，晒干。

【植物识别】 淫羊藿〔学名：*Epimedium brevicornu* Maxim.〕小檗科淫羊藿属

植物，多年生草本，高30～40cm。根茎长，横走，质硬，须根多数。叶为2回3出复叶，小叶9片，有长柄，小叶片薄革质，卵形至长卵圆形，上面幼时有疏毛，开花后毛渐脱落，下面有长柔毛。花4～6朵成总状花序，花序轴无毛或偶有毛；基部有苞片，卵状披针形，膜质；花萼8，卵状披针形，2轮，外面4片小；花瓣4，黄白色或乳白色。雄蕊4，雌蕊1，花柱长。蓇葖果纺锤形，成熟时2裂。花期4～5月。果期5～6月。

【性味归经】 味辛、甘，性温。归肝、肾经。

【功效】 补肾阳，强筋骨，祛风湿。用于阳痿遗精，筋骨痿软，风湿痹痛，麻木拘挛；更年期高血压。

【地理分布】 淫羊藿生长于多荫蔽的树林及灌丛中。分布黑龙江、吉林、辽宁、山东、江苏、江西、湖南、广西、四川、贵州、陕西、甘肃。

269. 巴戟天

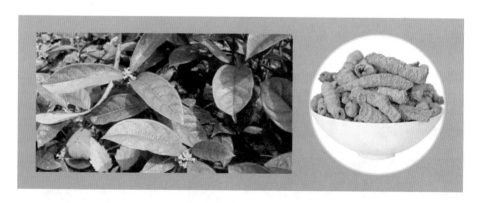

【别名】 巴戟肉、鸡肠风、巴吉天、戟天、巴戟、猫肠筋、兔儿肠。

【药源】 巴戟天的干燥根。全年均可采挖，洗净，除去须根，晒至六、七成干，轻轻捶扁，晒干。

【植物识别】 巴戟天〔学名：*Morinda officinalis* How.〕，茜草科巴戟天属植物，为缠绕或攀援藤本。根茎肉质肥厚，圆柱形，支根多少呈念珠状，鲜时外皮白色，干时暗褐色，有蜿蜒状条纹，断面呈紫红色。茎圆柱状，有纵条棱，小枝幼时有褐色粗毛，老时毛脱落后表面粗糙。叶对生，长椭圆形，全缘，下面沿中脉上被短粗毛，叶缘常有稀疏的短睫毛；叶柄有褐色粗毛；托叶鞘状。花序头状，花2～10朵，生于小枝顶端，罕为腋生；花萼倒圆锥状，花冠肉质白色，花冠管的喉部收缩，内面密生短毛，通常4深裂；雄蕊4枚；子房下位。浆果近球形，成熟后红色，顶端有宿存的筒状萼管。花期4～5月。果期9～10月。

【性味归经】 味甘、辛，性微温。归肾、肝经。

【功效】 具补肾阳，强筋骨，祛风湿的功效。用于阳痿遗精，宫冷不孕，月经不调，少腹冷痛，风湿痹痛，筋骨痿软。

【地理分布】 分布于我国福建、广东、海南、广西等省区的热带和亚热带地区。生长于山地疏、密林下和灌丛中，常攀于灌木或树干上，亦有引作家种。中南半岛也有分布。

270. 杜仲

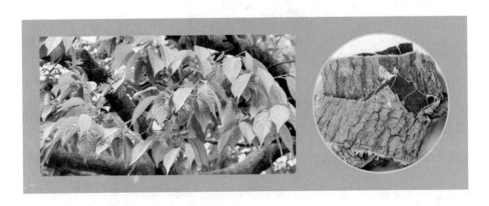

【别名】 丝棉皮、思仲、扯丝皮、玉丝皮。

【药源】 杜仲的干燥树皮。4～6月剥取，刮去粗皮，堆置"发汗"至内皮呈紫褐色，晒干。

【植物识别】 杜仲〔学名：*Eucommia ulmoides* Oliver.〕，又名胶木，为杜仲科杜仲属植物，落叶乔木，高达20m。小枝光滑，黄褐色或较淡，具片状髓。皮、枝及叶均含胶质。单叶互生；叶片椭圆形或卵形，幼叶上面疏被柔毛，下面毛较密，老叶上面光滑，下面叶脉处疏被毛。花单性，雌雄异株，与叶同时开放，或先叶开放，生于一年生枝基部苞片的腋内，有花柄；无花被；雄花有雄蕊6～10枚；雌花有一裸露而延长的子房。翅果卵状长椭圆形而扁，先端下凹，内有种子1粒。花期4～5月。果期9月。

【性味归经】 味甘，性温。归肝、肾经。

【功效】 具有补肝肾，治腰脊酸疼，足膝痿弱，小便余沥及降血压、安胎的功效。治腰脊酸疼，阴下湿痒，足膝痿弱，胎动不安，小便余沥，胎漏欲堕，高血压。

【地理分布】 多生长于海拔300～500m的低山，谷地或低坡的疏林里，对土壤的选择并不严格，在瘠薄的红土，或岩石峭壁均能生长。分布于陕西、甘肃、河南（淅川）、湖北、四川、云南、贵州、湖南、安徽、陕西、江西、广西及浙江等省区，现各地广泛栽种。

271. 续断

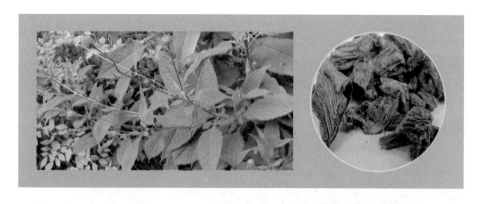

【别名】 川断、马蓟、南草、龙豆、属折、山萝卜、鼓锤草、川萝卜根、接骨

草、接骨、黑老鸦头、小续断、和尚头。

【药源】 川续断的干燥根。秋季采挖，除去根头及须根，用微火烘至半干，堆置"发汗"至内部变绿色时，再烘干。取续断片，照酒炙法炒至微带黑色为酒续断。取续断片，照盐炙法炒干为盐续断。

【植物识别】 川续断〔学名：*Dipsacus asperoides* C. Y. Cheng et T. M. Ai.〕是川续断科，川续断属植物，多年生草本，高60～90cm。根圆锥形，主根明显，或有数条并生，外皮黄褐色。茎直立，多分枝，具棱和浅沟，生细柔毛，棱上有疏刺毛。叶对生，茎生叶在茎之中下部为羽状深裂，基生叶和下部的茎生叶具长柄，向上叶柄渐短，上部叶披针形，不裂或基部3裂。头状花序近球形，花萼四棱、皿状、不裂或4浅裂至深裂，外面被短毛；花冠淡黄色或白色。瘦果椭圆楔形，通常外被萼片，有四棱，浅褐色。

【性味归经】 味苦、辛，性微温。归肝，肾经。

【功效】 具补肝肾，强筋骨，续折伤，止崩漏的功效。用于腰膝酸软，风湿痹痛，崩漏，胎漏，跌扑损伤。酒续断多用于风湿痹痛，跌扑损伤。盐续断多用于腰膝酸软。

【地理分布】 分布于湖南、湖北、云南、江西、广西、贵州、四川和西藏等省区。生于沟边、草丛、林缘和田野路旁。

272. 仙茅

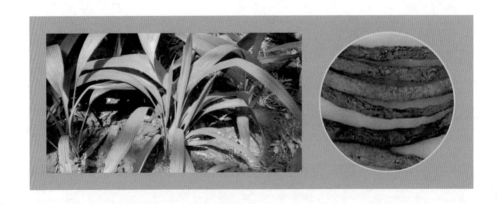

【别名】 仙茅根、黄茅参、婆罗门参、独毛根、独毛、地棕根、小地棕根、独茅、独脚仙茅、独脚丝茅、独脚黄茅、独茅根、仙茅参、独脚绿茅根、茅爪子、天棕、山棕、盘棕、千年棕、蟠龙草、凤苔草、冷饭草、土白芍、平肝薯、山兰花、仙毛。

【药源】 仙茅的干燥根茎。秋、冬二季采挖，除去根头和须根，洗净，干燥。

【植物识别】 仙茅〔学名：*Curculigo orchioides* Gaertn.〕为石蒜科仙茅属植物，多年生草本。根茎长可达30cm，圆柱状，肉质，外皮褐色；根粗壮，肉质，地上茎不明显。叶3～6片根出，狭披针形，绿白色，两面疏生长柔毛，后渐光滑；叶脉显明，有中脉。花腋生，花梗长1～2.5cm，藏在叶鞘内；花杂性，上部为雄花，下部为两性花；苞片披针形，绿色，膜质，被长柔毛；花被下部细长管状，内面黄色，外面白色，有长柔毛；雄蕊6，花丝短；子房狭长，被长柔毛。浆果椭圆形，稍肉质，先端有喙，被长柔毛，种子稍呈球形，亮黑色。花期6～8月。

【性味归经】 性热，味辛。归肾经、肝经、脾经。

【功效】 补肾阳、强筋骨、祛寒湿。用于阳痿精冷，筋骨痿软，腰膝冷痹，阳虚冷泻。

【地理分布】 生于海拔1500m以下的林中、草地或荒坡上。产于江西、广东、福建、浙江、台湾、湖南、广西、四川南部、云南和贵州等地。

273. 沙苑子

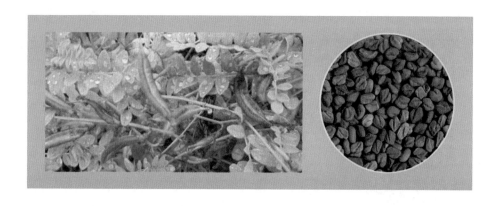

【别名】 关沙苑、潼沙苑子、潼沙苑、关沙苑子。

【药源】 扁茎黄芪的干燥成熟种子。秋末冬初果实成熟尚未开裂时采割植株，晒干，打下种子，除去杂质，晒干。

【植物识别】 沙苑子是扁茎黄芪的成熟种子。扁茎黄芪〔*Astragalus complanatus* R. Ex Bge.〕是豆科黄耆属植物，多年生高大草本，多年生高大草本，高可达1m以上，全体被短硬毛。主根粗长，茎略扁。单数羽状复叶，互生，具短柄；托叶小，披针形；叶片椭圆形，上面绿色，无毛，下面灰绿色。总状花序腋生，总花梗细长；小花3~9朵，小花梗基部有1线状披针形的小苞片；花萼钟形，绿色；花冠蝶形，黄色。荚果纺锤形，先端有较长的尖喙，腹背稍扁，被黑色短硬毛，内含种子20~30粒，种子圆肾形。花期8~9月。果期9~10月。

【性味归经】 性温，味甘。归肝、肾经。

【功效】 具补肾助阳、固精缩尿、养肝明目的功效。用于肾虚腰痛，遗精早泄，遗尿尿频，白浊带下，眩晕，目暗昏花。

【地理分布】 产于东北、华北及河南、陕西、宁夏、甘肃、江苏、四川。生于海拔1000~1700m的路边、沟岸、草坡及干草场。

274. 核桃仁

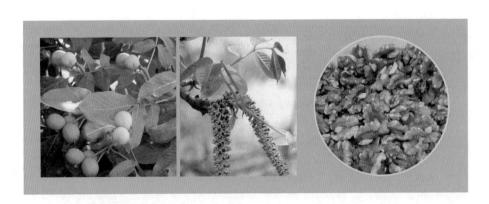

【别名】 胡桃仁、胡桃肉。

【药源】 核桃的干燥成熟种子。秋季果实成熟时采收，除去肉质果皮，晒干，再除去核壳及木质隔膜。

【植物识别】 核桃〔学名：*Juglans regia* L.〕胡桃科胡桃属植物，落叶乔木，高达25m。羽状复叶互生，小叶5～9，对生，卵形、椭圆形或椭圆状卵形，先端尖，全缘。花单性同株，与叶同时开放；雄花黄花序下垂，花密生，雄蕊6～30；雌花序簇生，直立，生于幼枝的顶端，有花1～3，子房下位，密被毛。核果近球形，外果皮肉质，绿色，内果皮骨质，坚硬，有不规则的浅沟。花期5月，果期10月。

【性味归经】 味甘、性温。入肾、肺、大肠经。

【功效】 具补肾、固精强腰、温肺定喘、润肠通便的功效。用于腰膝酸软，阳痿遗精，虚寒喘嗽，大便秘结。

【地理分布】 生于较湿润的肥沃肥沃土壤中，多栽培于平地或丘陵地带。产于华北、西北、西南、华中、华南和华东，新疆南部、西部。

三、补血药

275. 熟地黄

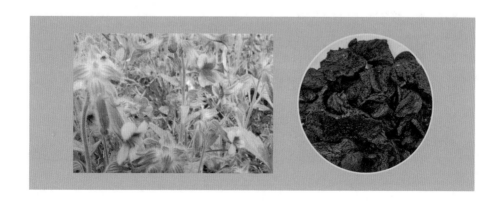

【别名】 地黄根、熟地黄、伏地。

【药源】 地黄的块根，经加工蒸晒而成。

【植物识别】 地黄〔学名：*Rehmannia glutinosa (Gaetn.) Libosch. ex Fisch. et Mey.*〕，玄参科地黄属植物，多年生直立草本。株高10～30cm，全体密被白色长腺毛，根肉质。叶基生成丛，倒卵状披针形，基部渐狭成柄，边缘有不整齐钝齿，叶面皱缩，下面略带紫色。花茎由叶丛抽出，总状花序顶生，花萼筒状，萼齿5枚，花冠紫红色，长约4cm，2唇形，裂片5枚，两面被毛。蒴果卵形至长卵形，种子细小。花期4～5月，果期7～8月

【性味归经】 味甘，性微温。归心、肝、肾经。

【功效】 具滋阴补血，益精填髓的功效。用于肝肾阴虚，腰膝酸软，骨蒸潮热，盗汗遗精，内热消渴，血虚萎黄，心悸怔忡，月经不调，崩漏下血，眩晕，耳鸣，须发早白。

【地理分布】 生于海拔50～1100m之砂质壤土、荒山坡、山脚、墙边、路旁等处。喜温和气候及阳光充足之地，怕积水，忌连作。主产于湖北、浙江、台湾、四川、西南及广西等省区。

276. 白芍

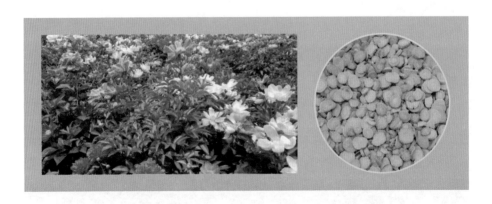

【别名】 芍药、金芍药、没骨花根、解仓根、离草根、可离根、犁食根、伏贡、伏王、婪尾春根、天斗、玉斗、白芍药、将离根、余容根、其积根、蜓根、天魁、玉魁、伏丁、艳友、冠芳、殿春客。

【药源】 芍药的干燥根。夏、秋二季采挖，洗净，除去头尾及细根，置沸水中煮后除去外皮或去皮后再煮，晒干。

【植物识别】 芍药〔学名：*Paeonia lactiflora* Pall.〕是毛茛科芍药属植物，为多年生草本，高50～70cm。根肥大，通常圆柱形或略呈纺锤形。茎直立，光滑无毛。叶互生，具长柄，2回3出复叶，小叶片椭圆形至披针形，上表面深绿色，下表面淡绿色，叶脉在下面隆起，叶基部常带红色。花甚大，单生于花茎的分枝顶端，每花茎有2～5朵花；萼片3，叶状；花瓣倒卵形，白色、粉红色或红色；雄蕊多数，花药黄色；心皮3～5枚，分离。菁葵果3～5枚，卵形，先端钩状向外弯，种子呈圆形、长圆形或尖圆形。花期5～7月。果期6～7月。

【性味归经】 味苦，性微寒。归肝、脾经。

【功效】 具平肝止痛、养血调经、敛阴止汗的功效。用于头痛眩晕，胁痛，腹痛，四肢挛痛，血虚萎黄，月经不调，自汗，盗汗。

【地理分布】 生于山坡、山谷的灌木丛或草丛中。分布于黑龙江、吉林、辽宁、河北、河南、山东、山西、陕西、内蒙古等地（芍药被人们誉为"花仙"和"花相"，且被列为"十大名花"之一，又被称为"五月花神"，因自古就作为爱情之花，现已被尊为七夕节的代表花卉）。作观赏花卉全国各地均有栽培。

277. 当归

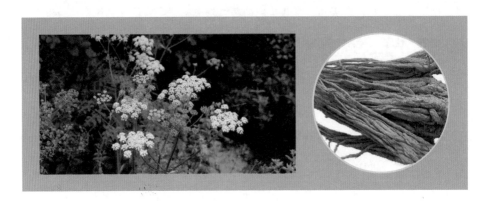

【别名】 金当归、秦哪、当归身、西当归、马尾归、云归、干归、马尾当归、岷当归、涵归尾、土当归。

【药源】 当归的干燥根。秋末采挖，除去须根及泥沙，待水分稍蒸发后，捆成小把，上棚，用烟火慢慢熏干。

【植物识别】 当归〔学名：*Angelica sinensis*（Oliv.） Diel.〕是伞形科当归属植物。多年生草本，高0.4～1.0m。茎直立，带紫色，有显明的纵直槽纹，光滑无毛。叶2～3回单数羽状分裂，基部叶鞘膨大；叶片卵形，小叶3对，呈1～2回分裂，裂片边缘有缺刻。复伞形花序，顶生，伞梗10～14个，长短不等，基部有2枚线状总苞片；小总苞片2～4枚，线形；小伞形花序有花12～36朵，小伞梗长0.3～1.5cm，密被细柔毛；萼齿5，细卵形；花瓣5，白色，呈长卵形，先端狭尖，略向内折，无毛；雄蕊5，花丝向内弯；子房下位，花柱短，花柱基部圆锥形。双悬果椭圆形，成熟后易从合生面分开。花期6～7月。果期7～8月。

【性味归经】 味甘、辛，性温。归肝、心、脾经。

【功效】 补血调经、活血止痛、润肠通便。临床可用于治疗血虚、血瘀、月经不调、经闭痛经，以及虚寒性腹痛、跌打损伤、痈疽疮疡、风寒痹痛，还可以治疗血虚、肠燥便秘。

【地理分布】 生于海拔1500～3000m左右的高寒凉爽长日照气候区，喜土层深厚、疏松、排水良好、肥沃富含腐殖质的砂质壤土。分布于甘肃、四川、云南、陕西、贵州、湖北等地。

278. 龙眼肉

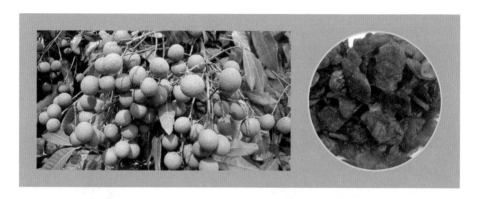

【别名】 圆眼、川弹子、海珠丛、元肉、益智、蜜脾、龙眼干、龙目、比目、龙眼肉、荔枝奴、绣木团、亚荔枝、木弹、桂圆肉、骊珠、燕卵、鲛泪、桂圆。

【药源】 龙眼的干燥假种皮。夏、秋二季采收成熟果实，干燥，除去壳、核，晒至干爽不黏。

【植物识别】 龙眼〔学名：*Dimocarpus longan* Lour.〕无患子科龙眼属植物，为常绿乔木，高达10m以上。幼枝被锈色柔毛。双数羽状复叶，互生，小叶2～5对，通常互生，革质，椭圆形至卵状披针形。先端短尖或钝，基部偏斜，全缘或波浪形，暗绿色，嫩时褐色，下面通常粉绿色。顶生或腋生的圆锥花序，花两性，或单性花与两性花共存；花小，黄白色，直径4～5cm，被锈色星状小柔毛；花萼5深裂，裂片卵形；花瓣5，匙形，内面有毛。核果球形，外皮黄褐色，粗糙，假种皮白色肉质，内有黑褐色光亮种子1颗。花期3～4月。果期7～9月。

【性味归经】 性温，味甘。入心、肾二经。

【功效】 具有补益心脾、养血安神的功能。主治气血不足、心悸不宁、健忘失眠、血虚萎黄等症，以及中老年虚弱、高血压、高血脂和冠心病等。

【地理分布】 热带水果，喜温暖湿润气候。分布于广东、台湾、广西、福建、海南、云南、四川等省（区），主产于福建、广西等地。

279. 何首乌

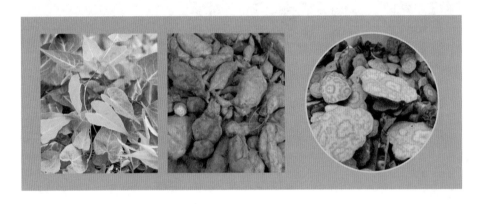

【别名】 赤首乌、夜合根、桃柳藤根、赤葛根、地精、赤敛、陈知白、红内消、山奴、乌肝石、马肝石、山哥、山伯、山翁、山精、九真藤根、芮草根、首乌、黄花乌根、小独根、野苗根、交茎根、交藤根、蛇草根、伸头草根、多花蓼根、紫乌藤根、野番薯。

【药源】 何首乌的干燥块根。叶枯萎时采挖，削去两端，洗净，个大的切成块，干燥，称何首乌，炮制加工品，称制何首乌。

【植物识别】 何首乌〔学名：*Fallopia multiflora*（Thunb.） Harald.〕是蓼科何首乌属植物，多年生缠绕藤本植物，块根肥厚，长椭圆形，黑褐色。茎缠绕，多分枝，具纵棱，无毛，微粗糙，下部木质化。叶卵形或长卵形，顶端渐尖，基部心形或近心形，两面粗糙，边缘全缘。花序圆锥状，顶生或腋生，分枝开展；苞片三角状卵形，每苞内具2~4花；花梗细弱，下部具关节，果时延长；花被5，深裂，白色或淡绿色，花被片椭圆形，大小不相等；雄蕊8。瘦果卵形，具3棱，黑褐色，有光泽，包于宿存花被内。花期8～9月，果期9～10月。

【性味归经】 苦、甘、涩，温。归肝、心、肾经。

【功效】 补肝、益肾、养血、祛风、截疟、解毒、润肠通便。主治肝肾阴亏、发须早白、血虚头晕、腰膝软弱、筋骨酸痛、遗精、崩带、久疟、久痢、慢性肝炎、痈肿、瘰疬、肠风、痔疾。

【地理分布】 生于山谷灌丛、山坡林下、沟边石隙，海拔200～3000m。产于陕西南部、甘肃南部、华东、华中、华南、四川、云南及贵州等地。

四、补阴药

280. 玉竹

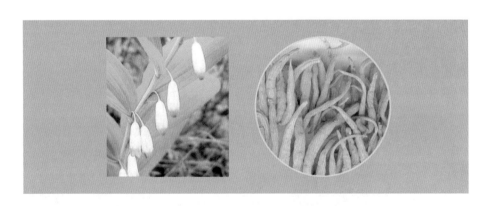

【别名】 玉参、玉术、百解药、山铃子草、山玉竹、竹节黄、黄脚鸡、萎香、虫蝉、荧、葳蕤、委萎、女萎、萎慈、王马、节地、萎蕤、乌萎、乌女、宵粘、黄芝、地节、马熏、女草、娃草、丽草、葳参、尾参、小笔管菜、十样错、竹七根、

铃铛菜、铃当菜、灯笼菜、山苞米、山姜、黄蔓菁、芦莉花、连竹、西竹、甜草根、靠山竹、肥玉竹、明玉竹。

【药源】 玉竹的干燥根茎。秋季采挖，除去须根，洗净，晒至柔软后，反复揉搓、晾晒至无硬心，晒干；或蒸透后，揉至半透明，晒干。

【植物识别】 玉竹〔学名：*Polygonatum odoratum*（Mill.）Druce.〕是百合科黄精属植物，多年生草本，高40~60cm。地下根茎横走，黄白色，直径0.5~1.3cm，密生多数细小的须根。茎单一，自一边倾斜，光滑无毛，具棱。叶互生于茎的中部以上，无柄；叶片略带革质，椭圆形或狭椭圆形，全缘，上表面绿色，下表面淡粉白色，叶脉隆起。花腋生，花被筒状，白色，先端6裂，裂片卵圆形成广卵形；雄蕊6，花药狭长圆形，黄色；子房上位。浆果球形，成热后紫黑色。花期4~5月。果期8~9月。

【性味归经】 味甘，性微寒。归肺、胃经。

【功效】 养阴润燥，生津止渴。用于肺胃阴伤，燥热咳嗽，咽干口渴，内热消渴。

【地理分布】 生于林下及山坡阴湿处。分布于东北、华北、华东及陕西、湖北、青海、台湾、河南、甘肃、湖南、广东等地。

281. 麦冬

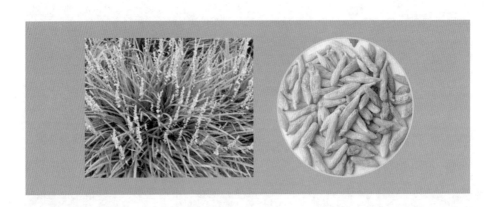

【别名】 麦冬、不死草、仆垒、寸冬、寸麦冬、川麦冬、忍冬草根、葱冬草根、杭寸冬、浙麦冬、葱根、不死药、随脂、阶前草、书带草、秀墩草、马粪草、家边草、韭叶麦冬、野韭菜根、大麦冬、大叶麦冬、羊薯、禹葭、沿阶草根、乌韭根、羊韭根、马韭根、羊荠根、爱韭根、禹韭根、忍陵根、花园子、提青、青堤、苏大、火冬、甘冬。

【药源】 麦冬（沿阶草）的干燥块根。夏季采挖，洗净，反复暴晒、堆置，至七八成干，除去须根，干燥。

【植物识别】 麦冬〔学名：*Ophiopogon japonicus*（Linn. f.）Ker-Gawl.〕百合科沿阶草属植物，多年生常绿草本。根较粗，中间或近末端常膨大成椭圆形或纺锤形的小块根；小块根长1.0～1.5cm，或更长些，淡褐黄色；地下茎细长，直径1～2mm，节上具膜质的鞘。叶基生成丛，禾叶状，具3～7条脉，边缘具细锯齿。花葶通常比叶短，总状花序，具几朵至十几朵花；花单生或成对着生于苞片腋内；苞片披针形，先端渐尖；花被片常稍下垂而不展开，披针形，白色或淡紫色；花药三角状披针形；花柱长约4mm，花柱基部宽阔，较粗，略呈圆锥形。种子小球形。花期5～8月，果期8～9月。

【性味归经】 味甘，微苦，性微寒。归心、肺、胃经。

【功效】 养阴生津，润肺止咳：用于肺胃阴虚之津少口渴、干咳咯血；心阴不足之心悸易惊及热病后期热伤津液等症。配沙参、川贝可治肺阴虚干咳。

【地理分布】 分布于广东、湖北、四川、江苏、江西、广西、福建、台湾、浙江、湖南、云南、贵州、安徽、河南、陕西（南部）和河北（北京以南）等地均有栽培。生于海拔2000m以下的山坡草丛阴湿处、林下或溪旁。

282. 天冬

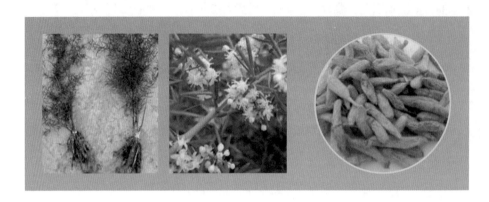

【别名】天冬草、倪铃、天门冬、赶条蛇、明天冬、丝冬、多仔婆。

【药源】天门冬的干燥块根。秋、冬二季采挖，洗净，除去茎基和须根，置沸水中煮或蒸至透心，趁热除去外皮，洗净，干燥。

【植物识别】天门冬〔学名：*Asparagus cochinchinensis*（Lour.）Merr.〕百合科天门冬属植物，为攀援状多年生草本。根部纺锤状，茎细，有纵槽纹。叶状枝2~3枚簇生叶腋，线形，扁平，叶退化为鳞片，主茎上的鳞状叶常变为下弯的短刺。花1~3朵簇生叶腋，绿色、黄白色或白色，花被片6，雌蕊1，子房3室。浆果球形，熟时红色。花期5月。

【性味归经】味甘、苦，性寒。归肺、肾经。

【功效】养阴润燥，清肺生津。用于肺燥干咳，顿咳痰黏，腰膝酸痛，骨蒸潮热，内热消渴，热病津伤，咽干口渴，肠燥便秘。

【地理分布】生于山野，亦栽培于庭园。分布于我国中部、西北、长江流域及南方各地。

283. 北沙参

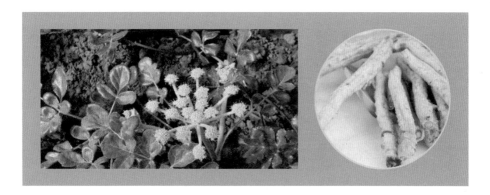

【别名】 辽沙参、海沙参、莱阳沙参、条沙参。

【药源】 珊瑚菜的干燥根。夏、秋二季采挖，除去须根，洗净，稍晾，置沸水中烫后，除去外皮，干燥。或洗净直接干燥。

【植物识别】 珊瑚菜，又名北沙参〔学名：*Glehnia littoralis Fr. Schmidt ex Miq.*〕，伞形科珊瑚菜属植物，多年生草本，高5～35cm。主根细长圆柱形。茎大部埋在沙中，一部分露出地面。叶基出，互生；叶柄长，基部鞘状；叶片卵圆形，3出式分裂至2回羽状分裂，最后裂片圆卵形，质厚。复伞形花序顶生，具粗毛；无总苞，小总苞由数个线状披针形的小苞片组成；花白色，每1小伞形花序有花15～20朵；花萼5齿裂，狭三角状披针形，疏生粗毛；花瓣5，卵状披针形；雄蕊5，与花瓣互生；子房下位，花柱基部扁圆锥形。果实近圆球形，具绒毛，果棱有翅。花期5～7月。果期6～8月。

【性味归经】 性微寒，味甘、微苦。入肺、脾经。

【功效】 养阴清肺，益胃生津。用于肺热燥咳，劳嗽痰血，热病津伤口渴。

【地理分布】 生于海边沙滩，或为栽培。分布于广东、辽宁、河北、山东、江苏、浙江、福建、台湾等地（渐危种）。

284. 南沙参

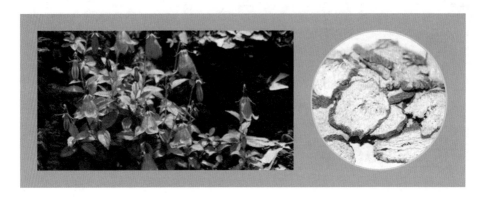

【别名】 土人参、知母、白沙参、沙参、泡参、白参。

【药源】 轮叶沙参或多种同属植物亦同等入药的干燥根。春、秋二季采挖，除去须根，洗后趁鲜刮去粗皮，洗净，干燥。

【植物识别】 轮叶沙参〔学名：*Adenophora tetraphylla*（Thunb.） Fisch.〕，桔梗科沙参属多年生草本植物，又名铃儿草，多年生草木。根粗壮，胡萝卜形，具皱纹。茎直立，单一，高60~150cm。叶通常4片轮生，无柄或有短柄，叶片椭圆形或披针形，边缘有锯齿，上表面绿色，下表面淡绿色，有密柔毛。圆锥状花序大形，有不等长的花梗，每1花梗上有1小苞片；萼齿5，绿色微带黑色；花冠钟形，蓝紫色，狭小壶状；雄蕊5，黄色；子房下位，花柱伸出花冠外，蓝紫色。蒴果3室，卵圆形。花期7~8月。

【性味归经】 味甘，性微寒。归肺、胃经。

【功效】 养阴清肺，化痰，益气。用于肺热燥咳，阴虚劳嗽，干咳痰黏，气阴不足，烦热口干。

【地理分布】 多生长于山野的阳坡草丛中。分布于东北和广东、河北、河南、山东、安徽、江苏、浙江、江西等地。

285. 明党参

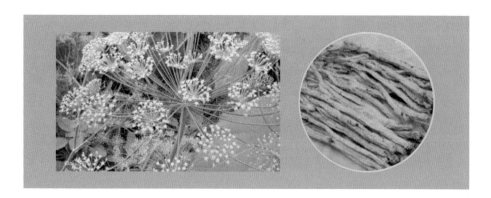

【别名】 红党参、土人参、百丈光、天瓠、金鸡爪、山萝卜、粉沙参、明沙参。

【药源】 明党参的干燥根。4~5月采挖，除去须根，洗净，置沸水中煮至无白心，取出，刮去外皮，漂洗，干燥。

【植物识别】 明党参〔学名：*Changium smyrnioides* Wolff.〕是伞形科明党参属植物，多年生草本，高50~90cm。根粗壮，圆柱形或粗短纺锤形。茎直立，中空，上部分枝。根生叶具长柄，柄长约30cm，基部扩大呈鞘状抱茎；叶片全角为广卵形，呈三出式的二至三回羽状分裂，小裂片披针形。花茎常由一侧抽出，直立；圆锥状复伞形花序顶生，无总苞，伞梗5~10枚，长2~10cm，细柔；小总苞片数枚，锥形，比小伞梗短；花小，花萼具5细齿；花瓣5，卵状披针形，白色；雄蕊5，花药椭圆形；子房下位，椭圆形；侧枝花序雌蕊常不育。双悬果广椭圆形，光滑而有纵纹，果棱不明显，胚乳腹面深凹。花期4~5月，果期5~6月。

【性味归经】 性微寒，味甘、微苦。归肺经、脾经、肝经。

【功效】 润肺化痰，养阴和胃，平肝，解毒。用于肺热咳嗽，呕吐反胃，食少口干，目赤眩晕，疔毒疮疡。

【地理分布】 生于山野稀疏灌木林下土壤肥厚的地方。分布于江苏、浙江、安徽等地。

286. 枸杞子

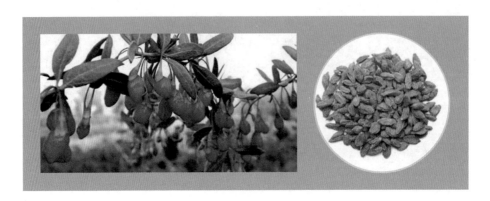

【别名】 杞果、宁夏枸杞、甘枸杞、枸杞果、枸棘子、甜枸杞、红枸杞、苦杞子、地筋子、象柴子、纯卢子、仙人仗子、却老子、血枸子、血杞子、红耳坠、红青椒、甜七七芽果、甜蓟蓟芽果、枸杞、杞子、枸茄茄、枸椎子、枸忌子、枸乳子、苟起子、甜菜子、枸蹄子、拘蹄子、狗奶子、枸地芽子、枸杞豆、狗地芽子、地骨子、羊奶子、却暑子、天精子、地仙子、红榴榴棵子、石寿树子、山枸杞、枣杞、贡果。

【药源】 枸杞的干燥成熟果实。夏、秋二季果实呈红色时采收，热风烘干，除去果梗。或晾至皮皱后，晒干，除去果梗。

【植物识别】 枸杞〔*Lycium barbarum* L.〕是茄科枸杞属植物，灌木或经栽培后而成小乔木状，可高达2~3m。主枝数条，粗壮，果枝细长；外皮淡灰黄色，刺状枝短而细，生于叶腋，长1~4cm。叶互生，或数片丛生于短枝上，叶柄短；叶片狭倒披针形、卵状披针形或卵状长圆形，全缘，上表面深绿色，下表面淡绿色，无毛。花腋生，通常1~2朵簇生，或2~5朵簇生于短枝上；花萼钟状，花冠漏斗状，先端5裂，裂片卵形；粉红色或淡紫红色，具暗紫色脉纹，管内雄蕊着生处之上方有一轮柔毛；雄蕊5，雌蕊1，子房长圆形，2室，花柱线形，柱头头状。浆果卵圆形、椭圆形或阔卵形，红色或橘红色。种子多数，近圆肾形而扁平。花期5~10

月。果期6~10月。

【性味归经】 味甘，性平。归肝、肾经。

【功效】 滋补肝肾，益精明目。用于虚劳精亏，腰膝酸痛，眩晕耳鸣，内热消渴，血虚萎黄，目昏不明。

【地理分布】 生长于沟岸及山坡或灌溉地埂和水渠边等处。野生和栽培均有。分布于甘肃、宁夏、新疆、内蒙古、青海等地。

287. 墨旱莲

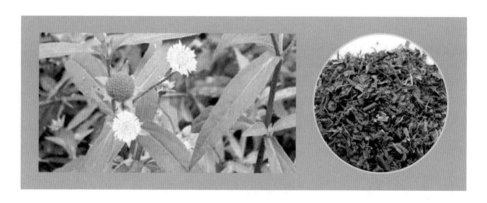

【别名】 墨水草、墨汁草、莲子草、野向日葵、墨斗草、旱莲草、水旱莲、白花蟛蜞草、黑墨草、墨菜、乌心草。

【药源】 鳢肠的干燥地上部分。花开时采割，晒干。

【植物识别】 鳢肠〔学名：*Eclipta prostrata* L.〕是菊科鳢肠属植物，一年生草本。茎柔弱，直立或匍匐，高达30~60cm，被毛。叶对生，近无柄，线状矩圆形至披针形，叶两面密被白色粗毛。揉搓其茎叶有黑色汁液流出。头状花序腋生或顶生，具花梗；总苞绿色，卵形至阔钟形，苞片2列，被小粗毛；花托扁平，托上着生少数舌状花及多数管状花；舌状花雌性，发育或不发育，白色，子房椭圆形而扁；管状花两性，全发育，花冠外被疏毛；雄蕊4，子房椭圆形而扁。瘦果黑色，长椭圆形而扁。花期夏季。果期9～10月。

【性味归经】 味甘酸，性凉，无毒。入肝、肾经。

【功效】 滋补肝肾，凉血止血。用于牙齿松动，须发早白，眩晕耳鸣，腰膝酸软，阴虚血热、吐血、衄血、尿血，血痢，崩漏下血，外伤出血。

【地理分布】 生长于田野、路边、溪边及阴湿地上。分布于广东、湖北、四川、广西、辽宁、河北、山东、江苏、浙江、安徽、福建、江西、湖南、贵州、云南等地。主产江苏、江西、浙江、广东等地。

288. 女贞子

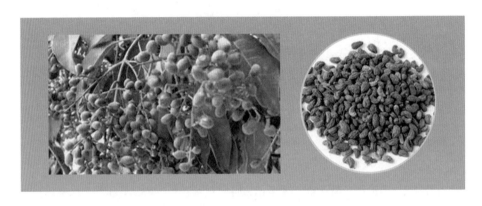

【别名】 冬青树子、水蜡树子、水瑞香子、女贞木子、蜡树子、鼠梓子、大蜡叶树子、爆格蚤、将军树子、冻青树子、女贞实、冬青子、白蜡树子、桢木子、小叶冻青子、水桢子。

【药源】 女贞的干燥成熟果实。冬季果实成熟时采收，除去枝叶，稍蒸或置沸水中略烫后，干燥，或直接干燥。

【植物识别】 女贞〔学名：*Ligustrum lucidum.*〕为木犀科女贞属植物，常绿灌木或乔木，可高达10m以上。树皮灰褐色，枝黄褐色、灰色或紫红色，枝条光滑，具皮孔。叶对生，叶柄长1～2厘米，上面有槽；叶片革质，卵形至卵状披针形，密布细小的透明腺点，主脉明显。圆锥花序顶生，长10～15cm，直径8～17cm；苞片叶状，早落，小苞卵状三角形；花萼钟状，花冠管约与裂片等长，裂片4，白色。浆果状核果，长椭圆形，幼时绿色，熟时蓝黑色。种子1～2枚，长椭圆形。花期6～7月，果期8～12月。

【性味归经】　性凉，味甘苦。归肝、肾经。

【功效】　滋补肝肾，明目乌发。用于眩晕耳鸣，腰膝酸软，须发早白，目暗不明。

【地理分布】　生长于山野，多栽植于庭园。分布于华东、华南、西南及华中各地。主产湖南、浙江、江苏、福建、广西、江西以及四川等地。

289. 桑葚

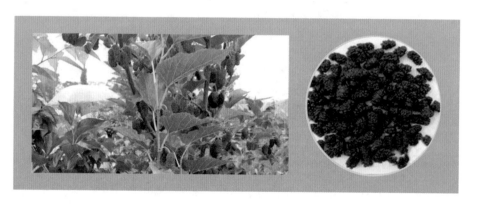

【别名】　桑果、桑椹子、桑枣、桑蔗、乌椹。

【药源】　桑树的干燥的果穗。5～6月当桑的果穗变红色时采收，晒干或蒸后晒干。

【植物识别】　桑树属荨麻目桑科桑属〔学名：*Morus alba* L.〕，落叶乔木或灌木，高可达15m。树体富含乳浆，树皮黄褐色。叶卵形至广卵形，叶端尖，叶基圆形或浅心脏形，边缘有粗锯齿，有时有不规则的分裂。叶面无毛，有光泽，叶背脉上有疏毛。幼树之叶常有浅裂、深裂，上面无毛，下面沿叶脉疏生毛，脉腋簇生毛。雌雄异株，5月开花，荑黄花序。果熟期6～7月，黑紫色或白色。聚花果（桑椹）卵圆形或圆柱形，紫黑色、淡红或白色，多汁味甜。花期4月，果熟5～7月。

【性味归经】味甘酸，性微寒。入心、肝、肾经。

【功效】滋阴养血，生津，润肠。主肝肾不足和血虚精亏的头晕目眩，腰酸耳鸣，须发早白，失眠多梦，津伤口渴，消渴，肠燥便。

【地理分布】生于丘陵、山坡、村旁、田野等处，多为人工栽培。分布于全国各地。

290. 黑芝麻

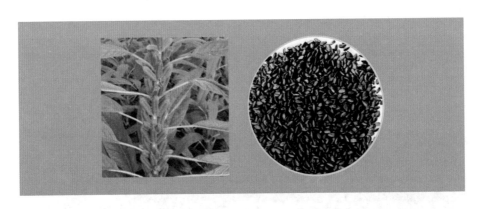

【别名】乌芝麻、狗虱、黑油麻、乌麻、油麻、油麻子、胡麻、乌麻子、巨胜、脂麻、巨胜子、黑脂麻、小胡麻。

【药源】黑芝麻的干燥成熟种子。秋季果实成熟时采割植株，晒干，打下种子，除去杂质，再晒干。

【植物识别】黑芝麻〔*Semen Sesami Nigrum.*〕为胡麻科胡麻属植物，一年生草本，高达1m。茎直立，四棱形，稍有柔毛。叶对生或上部叶互生；上部叶披针形或狭椭圆形，全缘，中部叶卵形，有锯齿，下部叶3裂。花单生或2～3朵生叶叶腋；

花萼长约6mm，裂片披针形；花冠白色或淡紫色，长约2.5cm。蒴果四棱状长椭圆形，种子多数。花期5~7月，果期7~9月。

【性味归经】 味甘，性平。归肝经、肾经、大肠经。

【功效】 补肝肾，益精血，润肠燥。用于头晕眼花，耳鸣耳聋，须发早白，病后脱发，肠燥便秘。

【地理分布】 常栽培于夏季气温较高，气候干燥，排水良好的沙壤土或壤土地区。我国除西藏高原外，各地区均有栽培。

291. 楮食子

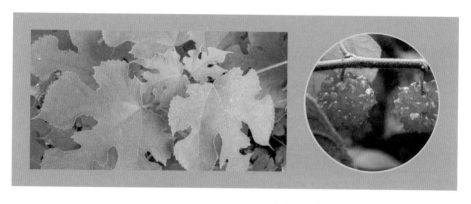

【别名】 构树子、彀木子、壳树、纱纸树、鹿仔树。

【药源】 构树的干燥成熟果实。秋季果实成熟时采收，洗净，晒干，除去灰白色膜状宿萼及杂质。

【植物识别】 构树的干燥成熟果实。构树〔学名：*Broussoneria papyrifera* (L.) Vent.〕桑科构属植物，落叶乔木，高10~15m。树皮暗灰色，小枝密生柔毛。树冠张开，卵形至广卵形；树皮平滑，浅灰色或灰褐色，不易裂，全株含乳汁。叶互生，叶片卵形，边缘锯齿状，上表面暗绿色，具粗糙伏毛，下表面灰绿色，密生柔毛。托叶膜质，早落。花单性，雌雄异株；雄花为腋生菜黄花序，下垂，萼4裂，雄蕊4；雌花为球形头状花序，有多数棒状苞片，雌蕊散生于苞片间。聚花果肉质，成球形，橙红色。花期5月，果期9月。

【性味归经】味甘，性寒。归肝经、肾经。

【功效】补肾清肝，明目，利尿。用于腰膝酸软，虚劳骨蒸，头晕目昏，目生翳膜，水肿胀满。

【地理分布】野生生于山坡、山谷或平地村舍旁，可栽培。全国大部分地区有分布。主产于河南、湖南、湖北、山西、甘肃。此外，浙江、福建、四川、江西、山东、安徽、江苏、陕西、广西等地亦产。

292. 百合

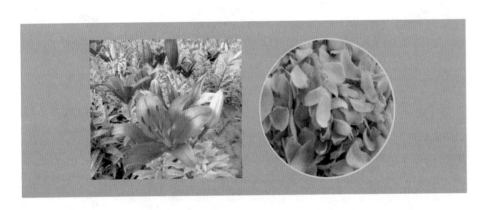

【别名】百合蒜、倒仙、重迈、蒜脑薯、摩罗、中逢花、强蜀、重箱、番韭、山丹、中庭、大师傅蒜、夜合花等。

【药源】百合的干燥肉质鳞叶。秋季采挖，洗净，剥取鳞叶，置沸水中略烫，干燥。

【植物识别】百合〔学名：*Lilium brownii var.* viridulum Baker.〕是百合科百合属植物，多年生草本，高60～100cm。鳞茎球状，白色，肉质，先端常开放如荷花状，下面着生多数须根。茎直立，圆柱形，常有褐紫色斑点。叶4～5列互生，无柄，叶片线状披针形至长椭圆状披针形，先端渐尖，基部渐狭，叶脉5条，平行。花大，常单生于茎顶；花被6片，乳白色或带淡棕色，倒卵形；雄蕊6，花药线形，丁字着生；雌蕊1，子房圆柱形，3室，柱头膨大，盾状。蒴果长卵圆形，室间开裂，绿色；种子多数。花期6~8月，果期9月。

【性味归经】 味微苦，性微寒。归心、肺经。

【功效】 养阴润肺，清心安神。用于阴虚久咳，痰中带血，虚烦惊悸，失眠多梦，精神恍惚。

【地理分布】 生长于土壤深肥的林边或草丛中。分布几乎遍布全国，主产于湖南、四川、河南、江苏、浙江，全国各地均有种植。

293. 石斛

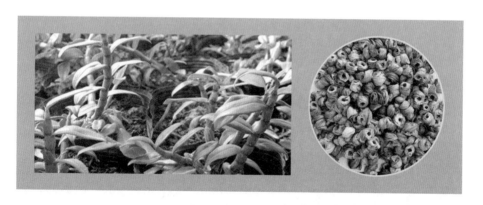

【别名】 枫石斛、木斗、鸡爪兰石斛、铜皮石斛、细黄草、林兰、禁生、吊兰草、金钗石斛、杜兰、石遂、黄草、铁皮石斛、广东石斛、细叶石斛、石蓄、金钗花、千年润、罗河石斛、长爪石斛、细茎石斛、美花石斛、重唇石斛、钩状石斛、小美石斛、矮石斛、黑节草、金兰石解、吊兰。

【药源】 石斛的新鲜或干燥茎。全年均可采收，鲜用者除去根及泥沙；干用者采收后，除去杂质，用开水略烫或烘软，再边搓边烘晒，至叶鞘搓净，干燥。铁皮石斛是剪去部分须根后,边炒边扭成螺旋形或弹簧状,烘干,习称"耳环石斛"。

【植物识别】 石斛〔学名:*Dendrobium nobile Lindl.*〕为兰科石斛属植物,多年生附生草本,高30~50cm。茎丛生,直立黄绿色,多节,节间长2.5~3.5cm。叶片长圆形或长圆状披针形,叶鞘紧抱于节间。总状花序自茎节生出,通常具花2~3朵;苞片膜质,卵形;花甚大,下垂,花萼及花瓣白色,末端呈淡红色;萼片3,花瓣卵状长圆形或椭圆形,与萼片几等长,唇瓣生于蕊柱足的前方;合蕊柱高6~7mm,连足部长约12mm;雄蕊呈圆锥状,花药2室,花粉块4,蜡质。蒴果。花期5~6月。

【性味归经】 性微寒,味甘。归胃经、肾经。

【功效】 益胃生津,滋阴清热。用于阴伤津亏,口干烦渴,食少干呕,病后虚热,目暗不明。

【地理分布】 附生于高山岩石或森林中的树干上。分布于四川、贵州、云南、湖北、广西等地(随着花卉产业的兴起,石斛兰也成为了深受各地喜爱一种观赏植物。石斛兰的栽培方式一般为盆栽。由于石斛兰具有秉性刚强、祥和可亲的气质,被誉为"父亲之花")。

294. 黄精

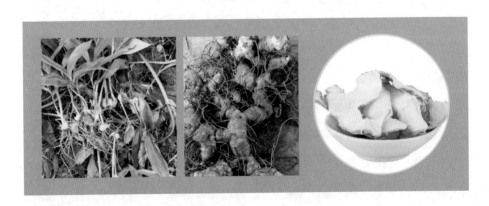

【别名】 爪子参、笔管菜、老虎姜、黄鸡菜、鸡头黄精、鸡爪参。

【药源】 黄精是为百合科黄精属植物黄精*Polygonatum sibiricum* Red.、多花黄精*Polygonatum cyrtonema* Hua或滇黄精*Polygonatum kingianum* Coll.et Hemsl.的干燥根茎。春、秋季采挖，除去须根，洗净，置沸水中略烫或蒸至透心，捞出晒干或烘干。

【植物识别】 百合科黄精属植物。①黄精〔学名：*Polygonatum sibiricum* Red.〕：多年生草本，高50~90cm，偶达1m以上。根茎横走，圆柱状，结节膨大。叶轮生，无柄，每轮4~6片；叶片条状披针形，长8~15cm，宽4~16mm，先端渐尖并拳卷。花腋生，下垂，2~4朵成伞形花丛，总花梗长1~2cm，花梗长4~10mm，基部有膜质小苞片，钻形或条状披针形，具1脉；花被筒状，白色至淡黄色，全长9~13mm，裂片6，披针形，长约4mm；雄蕊着生在花被筒的1/2以上处，花丝短，长0.5~1mm；子房长3mm，花柱长5~7mm。浆果球形，直径7~10mm，成熟时紫黑色。花期5~6月，果期7~9月。②多花黄精〔学名：*Polygonatum cyrtonema* Hua.〕：本种与黄精的区别在于，植株高大粗壮。根茎通常稍带结节状或连珠状。叶互生。花序通常有花3~7朵，总花梗长1~4cm。③滇黄精〔学名：*Polygonatum kingianum* Coll.et Hemsl.〕：本种与黄精的区别在于，植株高1~3m。顶端常作缠绕状。叶片轮生，每轮通常4~8叶；叶片线形至线状披针形，长6~20cm，宽3~30mm，先端渐尖并拳卷。花腋生，下垂，通常2~4朵成短聚伞花序；花被较大，筒状，长18~25mm，常带粉红色。浆果，成熟时红色。

【性味归经】 性平，味甘。归脾、肺、肾经。

【功效】 补中益气，润心肺，强筋骨。治虚损寒热，肺痨咳血，病后体虚食少，筋骨软弱，风湿疼痛，风癞癣疾。

【地理分布】 ①黄精：生于山地林下、灌丛或山坡的半阴处。主产于河北、内蒙古、陕西、辽宁、吉林、河南、山西等地。②多花黄精：生于山林、灌丛、沟谷旁的阴湿肥沃土壤中，或人工栽培。主产于浙江、安徽、湖南、贵州等地。③滇黄精：生于林下、灌丛或阴湿草坡。主产于广西、云南、贵州等地。

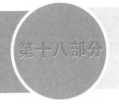

第十八部分　　　收涩类

一、固表止汗药

295. 麻黄根

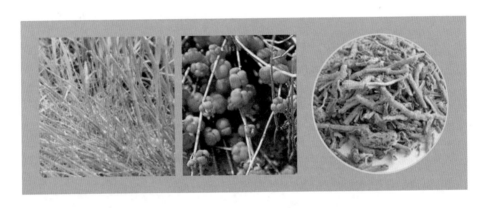

【别名】　山麻黄根、川麻黄根、田麻黄根、草麻黄根、狗骨根、苦椿菜、龙沙根、卑相根、色道麻根、结力根、木麻黄根、麻黄草根、中麻黄根、木贼麻黄根、华麻黄根、西麻黄根、朱芯麻根。

【药源】　草麻黄的干燥根及根茎。秋末采挖，除去残茎、须根及泥沙，干燥。

【植物识别】　草麻黄〔学名：*Ephedra sinica Stapf.*〕别名麻黄草、华麻黄，是麻黄科麻黄属植物，草本状灌木，高20～40cm。木质茎匍匐卧土中，小枝直伸或微曲，绿色，长圆柱形，细纵槽纹常不明显，节明显。鳞叶膜质鞘状。花成鳞球花序，通常雌雄异株；雄球花多成复穗状，常具总梗；雌球花单生，有梗，成熟时苞片增大，肉质，红色，成浆果状。种子2，包于苞片内，不露出，黑红色或灰褐色，三角状卵圆形或宽卵圆形，表面有细皱纹。花期5~6月，种子成熟期7~8月。

【性味归经】 辛，微苦，温。归肺、膀胱经。

【功效】 发汗散寒，宣肺平喘，利水消肿。用于风寒感冒，胸闷喘咳，风水浮肿，支气管哮喘。蜜炙麻黄润肺止咳，多用于表症已解，气喘咳嗽。

【地理分布】 生于干山坡、平原、干燥荒地、河床、干草原、河滩附近及固定沙丘，常成片丛生。产于辽宁、吉林、内蒙古、河北、山西、河南西北部及陕西等省区。

296. 浮小麦

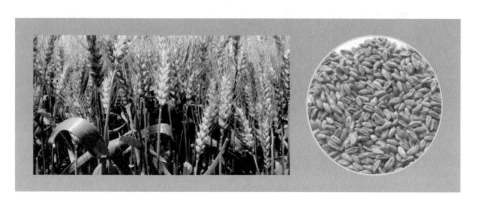

【别名】 浮水麦（《本草蒙筌》）、浮麦（《纲目》）。

【药源】 小麦的干燥轻浮瘪瘦的果实。果实成熟时采收，取瘪瘦轻浮与未脱净皮的麦粒，去杂质，筛去灰屑，用水漂洗，晒干。

【植物识别】 小麦〔学名：*Triticum aestivum* L.〕是禾本科小麦属植物，一年生或越年生草本，高60~100cm。秆直立，中空，通常6~9节。叶鞘光滑，常较节间为短；叶舌膜质，短小；叶片长披针形。穗状花序直立，长3~10cm；小穗两侧扁平，在穗轴上平行排列或近于科行，每小穗具3~9花，仅下部的花结实；颖短，第1颖较第2颖为宽，两者背面均具有锐利的脊，有时延伸成芒；外稃膜质，微裂成3

齿状，中央的齿常延伸成芒，内稃与外稃等长或略短，脊上具鳞毛状的窄翼；雄蕊3；子房卵形。颖果长圆形或近卵形，浅褐色。花期4～5月，果期5～6月。

【性味归经】味甘，性凉。归心经。

【功效】止虚汗，养心安神。用于体虚多汗，脏躁症。

【地理分布】全国各地均有栽培，为我国主要食粮之一。

297. 糯稻根须

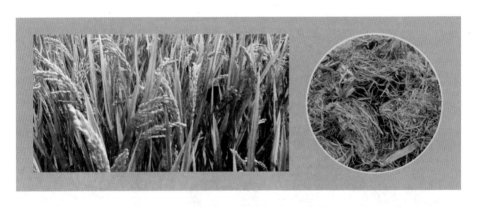

【别名】糯谷根、稻根须、糯稻根须、糯稻草根。

【药源】糯稻的根及根茎。稻子收割后采挖。除去残茎，洗净，晒干。

【植物识别】糯稻〔学名：*Oryza sativa L. var. Glutinosa* Matsum.〕是禾本科稻属植物的黏性变种，一年生禾本。秆直立，叶鞘松弛，无毛，叶舌披针形，长10～25mm，两侧基部下延长成叶鞘边缘，具2枚镰形抱茎的叶耳；叶片线状披针形，无毛，粗糙。圆锥花序大型疏展，长约30cm，分枝多，棱粗糙，成熟期向下弯垂，小穗含1成熟花。颖极小，仅在小穗柄先端留下半月形的痕迹，退化外稃2枚，锥刺状；两侧孕性花外稃质厚，厚纸质，遍布细毛端毛较密，有芒或无芒；内稃与外稃同质，具3脉，先端尖而无喙；雄蕊6枚，花柱2柱头帚刷状，自小花两侧伸出。胚小，约为颖果长的1/4。稻花期5～6月，果期6～7月（花果期与播种期有关）。

【性味归经】 味甘，性平。归肺、肾经。

【功效】 具有养阴除热，止汗之功效，常用于阴虚发热，自汗盗汗，口渴咽干，肝炎，丝虫病。

【地理分布】 我国南方为主要产稻区，北方各省亦有栽种。

二、敛肺涩肠药

298. 五味子

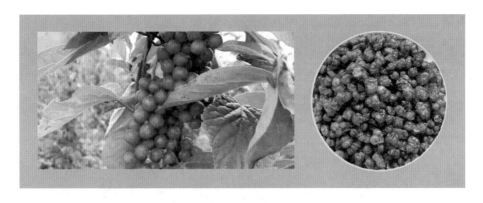

【别名】 辽五味、五味、北五味、玄及、五梅子。

【药源】 五味子或华中五味子的干燥成熟果实。前者习称"北五味子"，后者习称"南五味子"。秋季果实成熟时采摘，晒干或蒸后晒干，除去果梗及杂质。

【植物识别】 五味子〔学名：*Schisandra chinensis*（Turcz.）Baill.〕为木兰科五味子属 植物，落叶木质藤本。幼枝红褐色，老枝灰褐色，稍有棱角。叶柄长2～4.5cm，叶互生，膜质；叶片倒卵形或卵状椭圆形，上面光滑无毛，下面叶脉上幼时有短柔毛。花多为单性，雌雄异株，稀同株，花单生或丛生叶腋，乳白色或粉红色，花被6~7片；雄花花被片粉白色或粉红色，长圆形或椭圆状长圆形，雄蕊通常5枚；雌花花被片和雄花相似，雌蕊群近卵圆形，花后花托渐伸长为穗状。小浆果球形，成熟时红色。种子1~2，肾形，淡褐色有光泽。花期5~6月，果期8~9月。

【性味归经】酸、甘，温。归肺，心、肾经。

【功效】收敛固涩，益气生津，补肾宁心。用于久嗽虚喘，梦遗滑精，遗尿尿频，久泻不止，自汗，盗汗，津伤口渴，短气脉虚，内热消渴，心悸失眠。

【地理分布】生于海拔1500m以下的向阳山坡杂林中、林缘及溪旁灌木中。分布于东北、华北及河南等地。

299. 乌梅

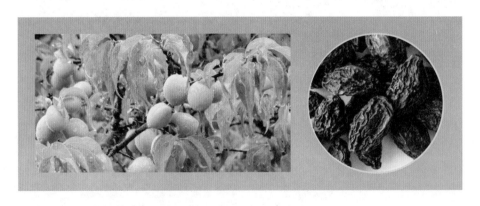

【别名】黄仔、酸梅、合汉梅。

【药源】梅的干燥近成熟果实。夏季果实近成熟时采收，低温烘干后闷至变黑色。

【植物识别】梅〔学名：*Armeniaca mume* Sieb.〕是蔷薇科杏属植物，落叶小乔木，高可达10m。树皮淡灰色或淡绿色，多分枝。单叶互生，有叶柄，通常有腺体；嫩枝上叶柄基部有线形托叶2片，托叶边缘具不整齐细锐锯齿；叶片卵形至长圆状卵形，先端长尾尖，基部阔楔形，边缘具细锐锯齿，沿脉背有黄褐色毛。花单生或2朵簇生，白色或粉红色，芳香，通常先叶开放，有短梗；苞片鳞片状，褐色；萼筒钟状，裂片5，基部与花托合生；花瓣单瓣或重瓣，通常5片，阔倒卵形。核果球形，绿色，一侧有浅槽，被绒毛，熟时黄色。花期1～2月，果期5月。

【性味归经】　味酸、涩，性平。归肝、脾、肺、大肠经。

【功效】　敛肺，涩肠，生津，安蛔。用于肺虚久咳，久痢滑肠，虚热消渴，蛔厥呕吐腹痛，胆道蛔虫症。

【地理分布】　梅作为水果在全国各地均有栽培。主产于广东、湖北、四川、福建、湖南、浙江、贵州。此外，云南、陕西、安徽、江苏、广西、江西、河南等地亦产。

300. 五倍子

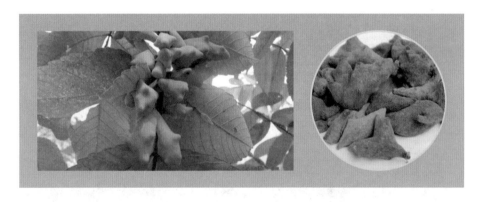

【别名】　红盐果、角倍（四川）、乌桃叶、乌盐泡、倍子柴（江西）、肤杨树（湖南）、五倍柴（湖南）、山梧桐（辽宁）、乌烟桃（武汉）、乌酸桃、红叶桃、盐树根（浙江）、土椿树、木五倍子（四川）、酸酱头（山东）、盐肤子（开室本草、图考）、盐酸白（广东、福建）。

【药源】 盐肤木叶上的虫瘿，主要由五倍子蚜寄生而形成。秋季采摘，置沸水中略煮或蒸至表面呈灰色，杀死蚜虫，取出，干燥。按外形不同，分为"肚倍"和"角倍"。

【植物识别】 盐肤木〔学名：*Rhus chinensis Mill.*〕是漆树科、盐肤木属植物，落叶小乔木或灌木，可高达10m。小枝棕褐色，叶片多形，卵形或椭圆状卵形或长圆形，先端急尖，基部圆形，顶生小叶基部楔形，叶面暗绿色，叶背粉绿色，小叶无柄。圆锥花序宽大，多分枝，雌花序较短，密被锈色柔毛；苞片披针形，花白色，裂片长卵形，花瓣倒卵状长圆形，开花时外卷；花丝线形，花药卵形，子房不育；核果球形，略扁，成熟时红色。花期8~9月，果期10月。

【性味归经】 味酸、涩，性寒。归肺、大肠、肾经。

【功效】 敛肺降火，涩肠止泻，敛汗，止血，收湿敛疮。用于肺虚久咳，肺热痰嗽，久泻久痢，盗汗，消渴，便血痔血，外伤出血，痈肿疮毒，皮肤湿烂。

【地理分布】 生于海拔350~2000m的山区和丘陵地带的灌丛、疏林中。分布于全国各地（除新疆、青海外）。

301. 罂粟壳

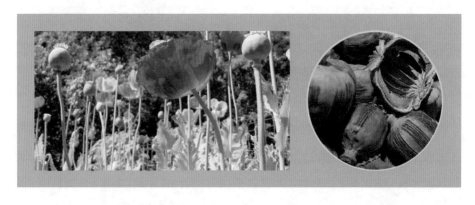

【别名】 鸦片烟果果、象谷壳、烟斗斗、莺粟壳、大烟壳、大烟蓇葖、米囊、

米囊子壳、囊子壳、粟壳、米壳、罂子粟、罂子粟壳、御米壳、大烟蔕茶。

【药源】　罂粟的干燥成熟果壳。秋季将已割取浆汁后的成熟果实摘下，破开，除去种子及枝梗，干燥。

【植物识别】　罂粟〔学名：*Papaver somniferum* subsp. *somniferum* L.〕是罂粟科罂粟属植物，高30～100cm，栽培者可达1.5m。主根近圆锥状，垂直。茎直立，不分枝，无毛，具白粉。叶互生，叶片卵形或长卵形，两面无毛，具白粉；下部叶具短柄，上部叶无柄、抱茎。花单生，无毛或稀散生刚毛。花蕾卵圆状长圆形或宽卵形，无毛；萼片2，宽卵形，绿色；花瓣4，近圆形或近扇形，白色、粉红色、红色、紫色或杂色；雄蕊多数，子房球形，绿色。蒴果球形或长圆状椭圆形，成熟时褐色。种子多数，黑色或深灰色，表面呈蜂窝状。花果期3~11月。

【性味归经】　味酸、涩，性平，有毒。归肺、大肠、肾经。

【功效】　敛肺、涩肠、止痛。用于久咳、久泻，脱肛，脘腹疼痛。

【地理分布】　我国许多地区有关药物研究单位有栽培（青海、西藏、陕西、甘肃、北京、四川、贵州、河北、广东、福建、广西、海南、江苏、上海、云南、新疆、浙江、吉林、江西）。

302. 诃子

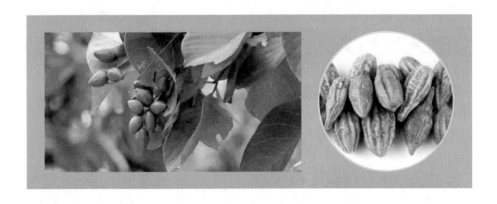

【别名】 大金果、诃黎勒、麻来、诃梨。

【药源】 诃子的果实。秋末冬初果实成熟时采摘，晒干。

【植物识别】 诃子〔学名：*Terminalia chebula* Retz.〕是使君子科诃子属植物，乔木，高达20~30m。叶互生或近对生，卵形或椭圆形，全缘，两面均秃净，幼时叶背薄被微毛；叶柄粗壮，有时于顶端有2个腺体。穗状花序生于枝顶或叶腋，花两性，黄色；萼杯状，长约3mm，先端5裂，内面被毛；花瓣缺，雄蕊10，着生于萼管上，花药黄色；子房下位。核果倒卵形或椭圆形，绿色，熟时黑褐色，表面光滑，干时有5棱。种子1颗。花期6~8月。果期8~10月。

【性味归经】 味苦、酸、涩，性平。归肺、大肠经。

【功效】 涩肠敛肺，降火利咽。用于久泻久痢，便血脱肛，肺虚喘咳，久嗽不止，咽痛音哑。

【地理分布】 多栽于路旁或村落附近。分布于我国西藏、广东、云南、广西等地。原产印度、缅甸等处。

303. 石榴皮

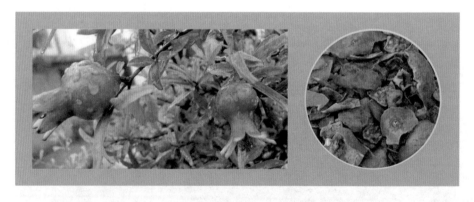

【别名】 酸榴皮、酸石榴皮、安石榴酸实壳、石榴壳、西榴皮 。

【药源】 石榴的干燥果皮。秋季果实成熟后收集果皮，晒干。

【植物识别】 石榴〔学名：*Punica granatum* L.〕是石榴科石榴属植物，落叶乔木或灌木，高通常3~5m。枝顶常成尖锐尖长刺，幼枝有棱角，无毛，老枝近圆柱形。单叶，对生或簇生，叶柄短，无托叶。叶片长圆状披针形，纸质，全缘，上面光亮，侧脉稍细密。花1~5朵生枝顶，花梗长2~3mm；萼筒钟状，长2~3cm，通常红色或淡黄色，6裂；花瓣6，红色、黄色或白色，与萼片互生，倒卵形，先端圆钝；雄蕊多数，着生于萼管中部；雌蕊1，子房下位。浆果近球形，淡黄褐色、淡黄绿色或带红色，果皮肥厚，先端有宿存花萼裂片。种子多数，钝角形，红色至乳白色。花期5~6月，果期7~8月。

【性味归经】 味酸、涩，性温。归大肠经。

【功效】 涩肠止泻，止血，驱虫。用于久泻，久痢，便血，崩漏，白带，脱肛，虫积腹痛。

【地理分布】 生于山坡向阳处或栽培于庭园。作为水果在我国大部分地区有栽培。

三、固精缩尿止带药

304. 山茱萸

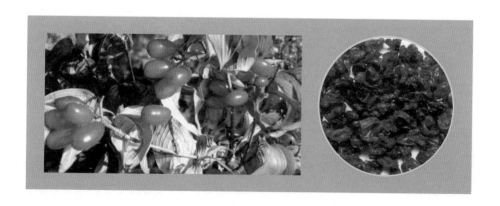

【别名】 山茱萸肉、杭萸肉、山芋肉、山于肉、杭芋肉、山萸，蜀枣、蜀酸枣、鼠矢、肉枣、净萸肉山萸肉、药枣、寇思、思益、萸肉、鸡足、实枣儿、于内、枣皮、芋肉。

【药源】 山茱萸的干燥成熟果肉。秋末冬初果皮变红时采收果实，用文火烘或置沸水中略烫后，及时除去果核，干燥。

【植物识别】 山茱萸〔学名：*Cornus officinalis* Sieb. et Zucc.〕是山茱萸科山茱萸属植物，落叶乔木或灌木，高4m左右。枝皮灰棕色，小枝无毛。单叶对生，叶片椭圆形或长椭圆形，全缘，上面近光滑，偶被极细毛，下面被白色伏毛，脉腋有黄褐色毛丛，弧形平行排列。花先叶开放，成伞形花序，簇生于小枝顶端，其下具数片芽鳞状苞片；花小，花萼4，花瓣4，黄色；雄蕊4，房下位。核果长椭圆形，无毛，成熟后红色。种子长椭圆形，两端钝圆。花期5~6月，果期8~10月。

【性味归经】 酸、涩，微温。归肝、肾经。

【功效】 补益肝肾，涩精固脱。用于眩晕耳鸣，腰膝酸痛，阳痿遗精，遗尿尿频，崩漏带下，大汗虚脱。内热消渴。

【地理分布】 杂生于山坡灌木林中，亦有人工栽培。分布于陕西、河南、山西、山东、安徽、浙江、四川等地。

305. 金樱子

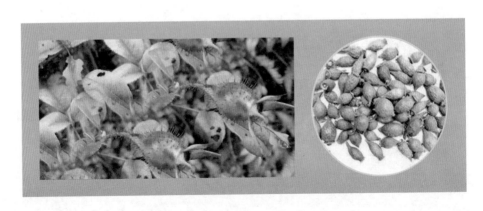

【别名】 蜂糖罐、金壶瓶、藤勾子、螳螂果、糖橘子、山鸡头子、糖莺子、黄茶瓶、糖罐、刺榆子、刺梨子、金罂子、山石榴、糖果、槟榔果、糖刺果、灯笼果。

【药源】 金樱子的干燥成熟果实。10~11月果实成熟变红时采收，干燥，除去毛刺。

【植物识别】 金樱子〔学名：*Rosa laevigat a* Michx.〕是蔷薇科蔷薇属植物，常绿攀援灌木，高达5m。茎红褐色，有倒钩状皮刺。三出复叶互生，小叶革质，椭圆状卵圆形至卵圆状披针形，侧生小叶较小，叶柄有褐色腺点细刺，托叶中部以下与叶柄合生，其分离部线状披针形。花单生于侧枝顶端，花梗粗壮，有直刺；花托膨大，有细刺，萼片5，卵状披针形，被腺毛；花瓣5，雄蕊多数，花药丁字形着生，雌蕊，离生，被绒毛。果梨形、倒卵形，稀近球形，紫褐色，外面密被刺毛，果梗长约3cm，萼片宿存。花期4~6月，果期7~11月。

【性味归经】 味酸、甘、涩，性平。归肾、膀胱、大肠经。

【功效】 固精缩尿，涩肠止泻。用于遗精滑精，遗尿尿频，崩漏带下，久泻久痢。

【地理分布】 生长于荒废山野多石地方。分布于华中、华南、华东及四川、贵州等地，主产于广东、湖南、浙江、江西等地。

306. 覆盆子

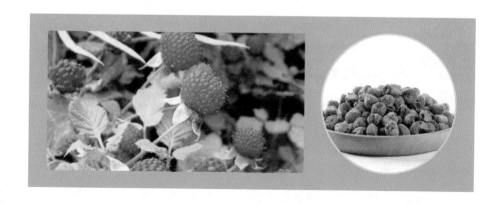

【别名】 悬钩子、覆盆莓、树梅、覆盆、树莓、野莓、木莓。

【药源】 覆盆子干燥果实。夏初果实由绿变绿黄时采收，除去梗、叶，置沸水中略烫或略蒸，取出干燥。

【植物识别】 覆盆子〔学名：*Rubus idaeus* L.〕蔷薇科悬钩子属的植物，落叶灌木，高2～3m。枝细圆，红棕色，幼枝绿色，有白粉，具稀疏、微弯曲的皮刺。叶单生，掌状5裂，长卵形或长椭圆形，先端渐尖；主脉5出，上被柔毛；叶柄有极小的刺；托叶2枚，线状披针形。花单生于小枝顶端，花萼5，宿存，卵状长圆形，两面有毛；花瓣5，卵圆形；雄蕊多数，花药丁字着生，2室；雌蕊多数，着生在凸出的花托上。聚合果近球形，红色，多汁液，密被灰白色柔毛；核有皱纹。花期4月，果期6～8月。

【性味归经】 味甘、酸，性温。归肝、肾、膀胱经。

【功效】 益肾，固精，缩尿。用于肾虚遗尿，小便频数，阳痿早泄，遗精滑精，目暗昏花。

【地理分布】 产于安徽、福建、江苏、浙江、江西、广西。生于低海拔至中海拔地区，在山坡、路边阳处或阴处灌木丛中常见。

307. 莲子

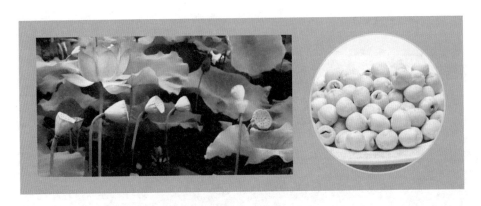

【别名】 藕实、莲房、白玉蝉、水芝丹、莲蓬子、玉蛹、石莲子、湖目、莲

实、莲肉、蓬籽、蓬蓬瓢等。

【药源】 莲的干燥成熟种子。除去莲心者称莲肉。秋季果实成熟时采割莲房，取出果实，除去果皮，干燥。

【植物识别】 莲〔学名：*Nelumbo* Adans.〕，又名荷花，属莲科莲属植物，多年生挺水草本。根茎横生，肥厚，节间膨大，内有多数纵行通气孔洞，外生须状不定根。节上生叶，露出水面；叶柄着生于叶背中央，粗壮，圆柱形，多刺；叶片圆形，上表面粉绿色，下面叶脉从中央射出，有1~2次叉状分枝。花单生于花梗顶端，芳香；花瓣椭圆形或倒卵形；雄蕊多数，心皮多理藏于膨大的花托内，子房椭圆形，花柱极短。花后结莲蓬，倒锥形，直径5~10cm，有小孔25~30个，每孔内含果实1枚；坚果椭圆形或卵形，果皮革质，坚硬，熟时黑褐色。种子卵形，或椭圆形，种皮红色或白色。花期6~8月，果期9~10月。

【性味归经】 性平，味甘、涩。归脾经、肾经、心经。

【功效】 补脾止泻，益肾涩精，养心安神。用于脾虚久泻，遗精带下，心悸失眠。

【地理分布】 生于海拔2000m以下池、沼、浅水中。分布遍布全国。主产于湖北、湖南、福建、江苏、浙江、江西。以湖南产品最佳，福建产量最大。此外，山东、安徽、山西、河南、辽宁、黑龙江、云南、贵州、陕西等地亦产。

308. 芡实

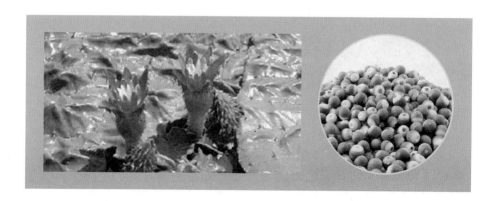

【别名】 鸡头实、鸡头米、卵菱、鸡瘫、雁喙实、乌头、鸿头、水流黄、水鸡头、刺莲蓬实、刀芡实、鸡头果、鸡头、雁头、苏黄、黄实。

【药源】 芡实的干燥成熟种仁。秋末冬初采收成熟果实，除去果皮，取出种子，洗净，再除去硬壳（外种皮），晒干。

【植物识别】 芡实〔学名：*Euryale ferox* Salisb. ex Konig et Sims.〕是睡莲科芡属植物，一年生水生草本，具白色须根及不明显的茎。初生叶沉水，箭形，后生叶浮于水面，叶柄长，圆柱形中空，表面生多数刺，叶片椭圆状肾形或圆状盾形，表面深绿色，有蜡被，背面深紫色，叶脉突起，有绒毛。花单生，花梗粗长，多刺，伸出水面；萼片4，披针形，肉质，外面绿色，有刺，内面带紫色；花瓣多数，分3轮排列，带紫色；雄蕊多数。浆果球形，海绵质，紫红色，外被皮刺，上有宿存萼片。种子球形，黑色，坚硬，具假种皮。花期6~9月，果期7~10月。

【性味归经】 味甘，涩，性平。归脾，肾经。

【功效】 益肾固精，补脾止泻，祛湿止带。用于梦遗滑精，遗尿尿频，脾虚久泻，白浊，带下。

【地理分布】 生于池沼湖泊中。分布于湖北、黑龙江、广东、吉林、福建、江西、辽宁、河北、河南、山东、江苏，安徽、浙江、台湾、广西、湖南、四川、云南及贵州等地。

309. 椿皮

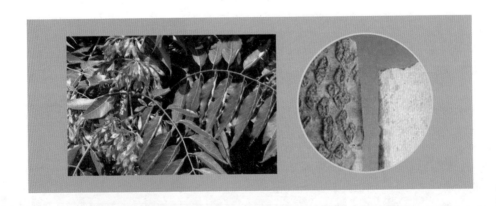

【别名】椿根皮、苦椿皮、樗白皮、臭椿、樗根皮。

【药源】臭椿的干燥根皮或干皮。全年均可剥取，晒干，或刮去粗皮晒干。

【植物识别】臭椿〔学名：*Ailanthus altissima*（Mill.）Swingle.〕是苦木科臭椿属植物，落叶乔木，高可达30m，树冠呈扁球形或伞形。树皮灰白色或灰黑色，椿皮稍有浅裂纹。小枝粗壮，叶痕大，倒卵形，内具9个维管束痕。奇数羽状复叶，互生，小叶13~25枚，卵状披针形，中上部全缘，近基部有1~2对粗锯齿，齿顶有腺点，叶总柄基部膨大，有臭味。圆锥花序顶生，花白色，微臭。蒴果椭圆形，种子多数，有扁平膜质的翅。

【性味归经】性寒，味苦、涩。归大肠经、胃经、肝经。

【功效】清热燥湿，收涩止带，止泻，止血。用于赤白带下，湿热泻痢，久泻久痢，便血，崩漏。

【地理分布】在石灰岩地区生长良好，常作石灰岩地区的造林树种和园林风景树和行道树栽种。我国东北、西北和海南外，各地均有分布。

310. 鸡冠花

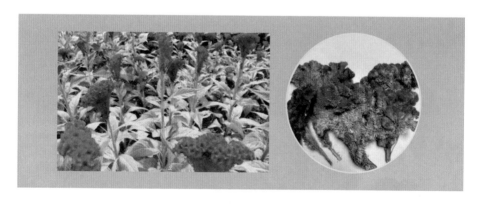

【别名】大鸡公花、芦花鸡冠、笔鸡冠、凤尾鸡冠、小头鸡冠、鸡髻花、老来红、鸡角根、红鸡冠。

【药源】 鸡冠花的干燥花序。秋季花盛开时采收，晒干。

【植物识别】 鸡冠花〔学名：*Celosia cristata* L.〕是苋科青葙属植物，一年生草本，高60~90cm，全体无毛。茎直立，粗壮。单叶互生，长椭圆形至卵状披针形。穗状花序多变异，生于茎的先端或分枝的末端，常呈鸡冠状，色有紫、红、淡红、黄或杂色；花密生，每花有3苞片；花被5，广披针形，透明；雄蕊5，花丝下部合生成环状；雌蕊1，柱头2浅裂。胞果成热时横裂，内有黑色细小种子2至数粒。花期7~9月，果期9~10月。

【性味归经】 甘、涩，凉。归肝、大肠经。

【功效】 收敛止血，止带，止痢。用于吐血，崩漏，便血，痔血，赤白带下，久痢不止。

【地理分布】 作为绿化花卉在我国大部分地区均有栽培。

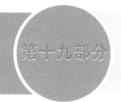

涌吐药

311. 瓜蒂

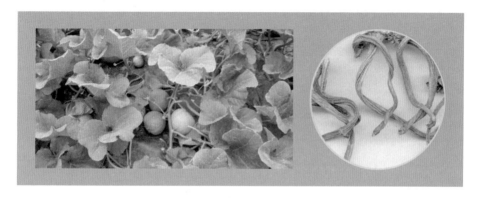

【别名】 苦丁香、甜瓜蒂、香瓜蒂。

【药源】 甜瓜的果柄。甜瓜盛产期，剪取青绿色瓜蒂（果柄）阴干即可。

【植物识别】 甜瓜〔学名：*Cucumis melo* L.〕，葫芦科甜瓜属植物，又称香瓜、哈密瓜等。一年生蔓性草本植物。茎、枝有棱。卷须纤细，被微柔毛。叶柄长具槽沟及短刚毛；叶片厚纸质，上面粗糙，被白色糙硬毛。花单性，雌雄同株。雄花数朵簇生于叶腋，花梗纤细，花冠黄色；雌花单生，花梗粗糙，被柔毛；子房长椭圆形。果实的形状、颜色因品种而异，通常为球形或长椭圆形，果皮平滑，有纵沟纹，或斑纹，果肉白色、黄色或绿色，有香甜味；果柄细圆柱形，常扭曲。种子多白色。花果期夏季。

【性味归经】 味苦，性寒，有毒。入脾、胃经。

【功效】 吐风痰宿食，泻水湿停饮。治痰涎宿食，壅塞上脘，胸中痞梗，风痰癫痫，湿热黄疸，四肢浮肿，鼻塞，喉痹。

【地理分布】 作为水果在我国大部地区均有栽培。

312. 藜芦

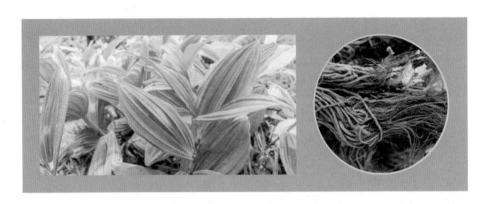

【别名】 山棕榈、山白菜、毒药草、芦莲、药蝇子草、七厘丹、蕙葵、公苒、梨卢、葱苒、葱葵、丰芦、山葱、憨葱、鹿葱、黑藜芦、旱葱、山苞米、大叶藜芦、棕包头、利芦。

【药源】 藜芦以根部或带根全草入药。5～6月末抽花茎前采挖根部，除去地上部分，洗净晒干。

【植物识别】 藜芦〔学名：*Veratrum nigrum* L.〕，百合科藜芦属植物，多年生草本，高60～100cm。根多数，细长，带肉质。茎直立。叶互生，叶片广卵形、椭圆形至卵状披针形，上表面青绿色，下表面灰绿色，两面均无毛，平行脉隆起。顶生大圆锥花序，花两性或杂性，雄花常生于花序轴下部，两性花多生于中部以上；花被6，紫黑色，卵形，上面光滑，下面被绵毛；雄蕊6，花丝丝状；子房卵形。蒴果卵状三角形，熟时2裂。种子多数。花期7～8月，果期8～9月。

【性味归经】 味辛、苦，性寒，有毒。归肝、肺、胃经。

【功效】 祛痰，催吐，杀虫。用于中风痰壅，癫痫，疟疾，骨折；外用治疥疮、头癣，灭蛆、蝇。

【地理分布】 生于山野、林内或灌木丛间。分布于山西、河南、山东、河北、辽宁、陕西、四川、江苏等地。

313. 常山

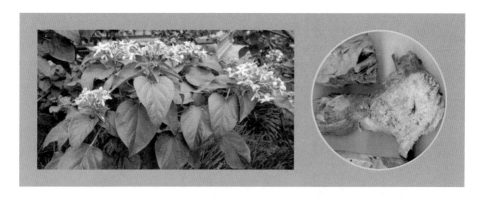

【别名】 鸡骨常山、一枝蓝、鸡骨风、黄常山、互草、翻胃木、恒山、七叶、土常山、大金刀、大常山、树盘根、风骨木、白常山、摆子药。

【药源】 常山的干燥根。其嫩叶称"蜀漆",亦供药用。根秋季采挖,除去须根,洗净,晒干。枝叶夏季采集,晒干。

【植物识别】 常山〔学名:*Dichroa febrifuga* Lour.〕是虎耳草科常山属植物,落叶灌木,可高达2m。茎枝圆形,有节,幼时被棕黄色短毛,叶对生,椭圆形,广披针形或长方状倒卵形,幼时两面均疏被棕黄色短毛。伞房花序,着生于枝顶或上部的叶腋;花萼管状,淡蓝色,花瓣蓝色,长圆状披针形或卵形;雄蕊10~12,花药蓝色;雌蕊1,蓝色,子房半下位,1室。浆果圆形,有宿存萼和花柱。花期6~7月,果期8~9月。

【性味归经】 味苦、辛,性寒。归肺、肝、心经。

【功效】 截疟,劫痰。主治疟疾。

【地理分布】 生于林荫湿润山地,或栽培于林下。分布于江西、湖北、湖南、陕西、四川、贵州、云南、广东、广西、福建等地。

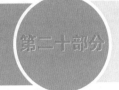

第二十部分　攻毒杀虫止痒药

314. 樟脑

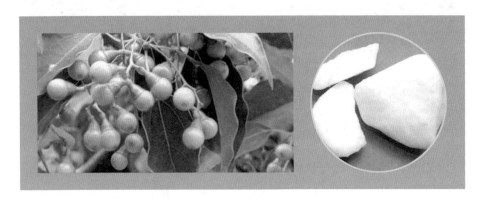

【别名】 树脑、樟木脑、乌樟脑、樟公脑、脑子、樟脑块、潮脑、油樟脑、油脑、杜樟脑、韶脑、樟冰、洋冰、香蕊脑、香通脑、香樟脑、芳樟脑、樟脑粉。

【药源】 樟以根、枝、叶及废材经蒸馏所得的颗粒状结晶。除春分至立夏期间含油较少外，其余时间均可采叶，用蒸馏法提取樟脑油。根含樟脑油最多，茎次之，叶更次。

【植物识别】 樟〔学名：*Cinnamomum camphora*（L.）Presl.〕为樟科樟属植物，常绿乔木，高20~30m。树皮灰褐色或黄褐色，纵裂；小枝淡褐色，光滑；枝和叶均有樟脑味。叶互生，革质，卵状椭圆形以至卵形，全缘或呈波状，上表面深绿色有光泽，下表面灰绿色或粉白色，无毛，幼叶淡红色，脉在基部以上3出，脉腋内有隆起的腺体；圆锥花序腋生，花小，绿白色或淡黄色；花被6裂，椭圆形，内面密生细柔毛；能育雄蕊9，花药4室；子房卵形，光滑无毛，花柱短。核果球形，熟时紫黑色，基部为宿存、扩大的花被管所包围。花期4～6月，果期8～11月。

【性味归经】 味辛，性温。入心、脾经。

【功效】 通窍辟秽，温中止痛，利湿杀虫。用于寒湿吐泻，胃腹疼痛，外用治疥、癣、龋齿作痛。

【地理分布】 栽培或野生于河旁，或生于较为湿润的平地。主产于台湾、贵州、广西、福建、江西、四川。此外，广东、浙江、安徽、云南、湖南等地亦产。

315. 木鳖子

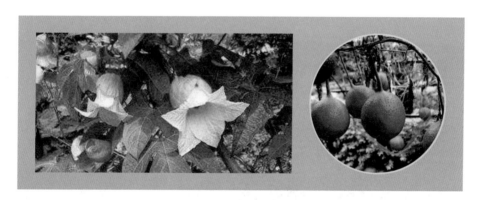

【别名】 藤桐子、木蟹、土木鳖、藤桐、壳木鳖、木别子、鸭屎瓜子、漏苓子、地桐子、木鳖瓜。

【药源】 木鳖的干燥成熟种子。冬季采收成熟果实，剖开，晒至半干，除去果肉，取出种子，干燥。

【植物识别】 木鳖子〔学名：*Momordica cochinchinensis*（Lour.）Spreng.〕是葫芦科苦瓜属植物，多年生草质藤木，具膨大的块状根。茎有纵棱，卷须粗壮，与叶对生，单一，不分枝。叶互生，圆形至阔卵形，上面光滑，下面密生小乳突，3出掌状网脉。花单性，雌雄同株。雄花单生于叶腋或有时3～4朵着生在极短的总状花序轴上，花萼筒漏斗状，有短柔毛；花冠黄色，裂片卵状长圆形。雌花单生于叶腋，花冠、花萼同雄花，子房卵状长圆形，密生刺状毛。果实卵球形，成熟时红色，肉质。种子多数。花期6~8月，果期8~10月。

【性味归经】 苦、微甘，凉，有毒。归肝、脾、胃经。

【功效】 散结消肿，攻毒疗疮。用于疮疡肿毒，乳痈，瘰疬，痔漏，干癣，秃疮。

【地理分布】 生长于山坡、林缘，土层较深厚的地方。也有栽培。分布于广东、广西、四川、湖北、浙江、福建、河南、安徽、贵州、云南等地。

316. 蛇床子

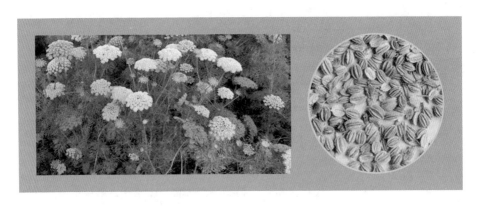

【别名】 野茴香、蛇珠、蛇粟、蛇床仁、蛇米、野胡萝卜子。

【药源】 蛇床的干燥成熟果实。夏、秋二季果实成熟时采收，除去杂质，晒干。

【植物识别】 蛇床〔学名：*Cnidium monnieri*（L.）Cuss.〕，为伞形科蛇床属植物，一年生草本，高20~80cm。根细长，圆锥形。茎直立或斜上，圆柱形，多分枝，中空，表面具深纵条纹，棱上常具短毛。根生叶具短柄，叶鞘短宽，边缘膜质，上部叶几全部简化鞘状；叶片轮廓卵形至三角状卵形，二至三回三出式羽状全裂。复伞形花序顶生或侧生，小总苞片多数，小伞形花序具花15~20；萼齿不明显，花瓣白色，先端具内折小舌片。分生果长圆形，横剖面的五角形，主棱5，胚乳腹面平直。花期4~6月，果期5~7月。

【性味归经】 味辛、苦，性温。归脾、肾经。

【功效】 温肾壮阳，燥湿，祛风，杀虫。用于阳痿，宫冷，寒湿带下，湿痹腰痛，外治外阴湿疹，妇人阴痒，滴虫性阴道炎。

【地理分布】 生于低山坡、田野、路旁、沟边、河边湿地。分布几乎遍及全国各地。

317. 土荆皮

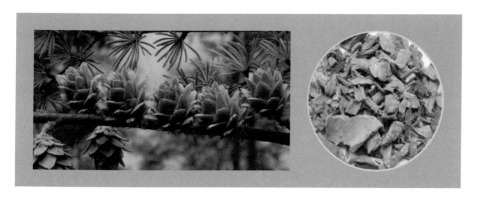

【别名】 罗汉松皮、荆树皮、土槿皮、金钱松皮。

【药源】 金钱松的干燥根皮或近根树皮。夏季剥取，晒干。

【植物识别】 金钱松〔学名：*Pseudolarix amabilis*（Nelson.） Rehd.〕为松科金钱松属植物，落叶乔木，高20~40m。茎干直立，枝轮生平展；长枝有纵纹细裂，叶散生其上，短枝有轮纹密生，叶簇生其上，作辐射状。叶线形，先端尖，基部渐狭，至秋后叶变金黄色。花单性，雌雄同株；雄球花黄色，圆柱状，下垂；雌球花紫红色，直立，椭圆形。球果卵形，直立，鳞片木质。种子每鳞2个，富油脂，有膜质长翅，与鳞片等长或梢短。花期4~5月，果期10~11月。

【性味归经】 味辛，性温。归肺、脾经。

【功效】 杀虫，止痒。用于疥癣瘙痒。

【地理分布】 喜生于多阳光处。江苏、浙江、安徽、江西、湖南、广东等地多有栽培。

318. 大蒜

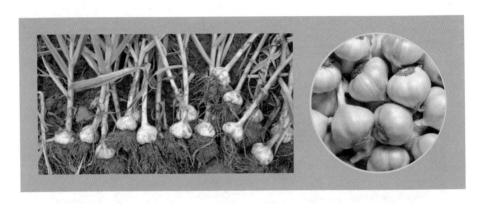

【别名】 大头蒜、紫皮大蒜、独头蒜、蒜头、胡蒜、独蒜、白皮大蒜、大蒜头。

【药源】 蒜以鳞茎入药。春、夏二季采收，扎把，悬挂通风处，阴干备用。

【植物识别】 蒜〔学名：*Allium sativum* L.〕是百合科葱属植物，为多年生草本，有浓烈的蒜辣气，味辛辣。鳞茎大形，叶基生，实心，扁平，线状披针形。春夏间抽生肉质圆柱状花葶（蒜薹），花葶直立，伞形花序，小而稠密；花小形，一般不孕，花间多杂以淡红色珠芽（蒜珠或气生鳞茎），7月开花。

【性味归经】 味辛，性温。归脾、胃、肺经。

【功效】 健胃，止痢，止咳，杀菌，驱虫。预防流行性感冒、流行性脑脊髓膜炎。治肺结核，百日咳，食欲不振，消化不良，细菌性痢疾，阿米巴痢疾，肠炎，蛲虫病，钩虫病，外用治滴虫性阴道炎，急性阑尾炎。

【地理分布】 作为蔬菜在全国各地均有栽培。